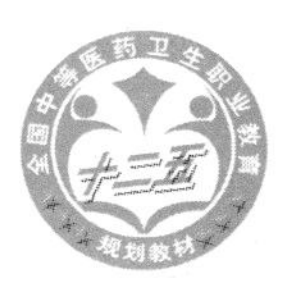

全国中等医药卫生职业教育“十二五”规划教材

健 康 评 估

（供护理、助产等专业用）

主　　编　林　彬（无锡卫生高等职业技术学校）
　　　　　岑惠红（广州医科大学卫生职业技术学院）

副 主 编　沈良辉（绍兴护士学校）
　　　　　姚　英（安阳职业技术学院）
　　　　　贺一革（四川护理职业学院）
　　　　　邹艳玲（郑州市卫生学校）
　　　　　张　玲（重庆市医药卫生学校）

编　　委　（以姓氏笔画为序）
　　　　　刘　艳（西安市卫生学校）
　　　　　汤春菊（淮阴卫生高等职业技术学校）
　　　　　陈　军（江西省赣州卫生学校）
　　　　　周肖英（无锡卫生高等职业技术学校）
　　　　　周明瑶（哈尔滨市卫生学校）

学术秘书　周肖英（无锡卫生高等职业技术学校）

中国中医药出版社

·北　京·

图书在版编目（CIP）数据

健康评估／林彬，岑惠红主编．—北京：中国中医药出版社，2013.8（2018.8重印）
全国中等医药卫生职业教育“十二五”规划教材
ISBN 978-7-5132-1522-0

Ⅰ.①健…　Ⅱ.①林…②岑…　Ⅲ.①健康—评估—中等专业学校—教材
Ⅳ.①R471

中国版本图书馆 CIP 数据核字（2013）第 133510 号

中国中医药出版社出版
北京市朝阳区北三环东路 28 号易亨大厦 16 层
邮政编码　100013
传真　010 64405750
山东百润本色印刷有限公司印刷
各地新华书店经销
*
开本 787×1092　1/16　印张 16.5　字数 368 千字
2013 年 8 月第 1 版　2018 年 8 月第 4 次印刷
书　号　ISBN 978-7-5132-1522-0
*
定价　35.00 元
网址　www.cptcm.com

如有印装质量问题请与本社出版部调换（010 64405510）

社长热线　010 64405720
购书热线　010 64065415　010 64065413
书店网址　csln.net/qksd/
官方微博　http://e.weibo.com/cptcm

全国中等医药卫生职业教育“十二五”规划教材
专家指导委员会

前　言

“全国中等医药卫生职业教育‘十二五’规划教材”由中国职业技术教育学会教材工作委员会中等医药卫生职业教育教材建设研究会组织，全国120余所高等和中等医药卫生院校及相关医院、医药企业联合编写，中国中医药出版社出版。主要供全国中等医药卫生职业学校护理、助产、药剂、医学检验技术、口腔修复工艺专业使用。

《国家中长期教育改革和发展规划纲要（2010－2020年）》中明确提出，要大力发展职业教育，并将职业教育纳入经济社会发展和产业发展规划，使之成为推动经济发展、促进就业、改善民生、解决“三农”问题的重要途径。中等职业教育旨在满足社会对高素质劳动者和技能型人才的需求，其教材是教学的依据，在人才培养上具有举足轻重的作用。为了更好地适应我国医药卫生体制改革，适应中等医药卫生职业教育的教学发展和需求，体现国家对中等职业教育的最新教学要求，突出中等医药卫生职业教育的特色，中国职业技术教育学会教材工作委员会中等医药卫生职业教育教材建设研究会精心组织并完成了系列教材的建设工作。

本系列教材采用了“政府指导、学会主办、院校联办、出版社协办”的建设机制。2011年，在教育部宏观指导下，成立了中国职业技术教育学会教材工作委员会中等医药卫生职业教育教材建设研究会，将办公室设在中国中医药出版社，于同年即开展了系列规划教材的规划、组织工作。通过广泛调研、全国范围内主编遴选，历时近2年的时间，经过主编会议、全体编委会议、定稿会议，在700多位编者的共同努力下，完成了5个专业61本规划教材的编写工作。

本系列教材具有以下特点：

1. 以学生为中心，强调以就业为导向、以能力为本位、以岗位需求为标准的原则，按照技能型、服务型高素质劳动者的培养目标进行编写，体现“工学结合”的人才培养模式。

2. 教材内容充分体现中等医药卫生职业教育的特色，以教育部新的教学指导意见为纲领，注重针对性、适用性以及实用性，贴近学生、贴近岗位、贴近社会，符合中职教学实际。

3. 强化质量意识、精品意识，从教材内容结构、知识点、规范化、标准化、编写技巧、语言文字等方面加以改革，具备“精品教材”特质。

4. 教材内容与教学大纲一致，教材内容涵盖资格考试全部内容及所有考试要求的知识点，注重满足学生获得“双证书”及相关工作岗位需求，以利于学生就业，突出中等医药卫生职业教育的要求。

5. 创新教材呈现形式，图文并茂，版式设计新颖、活泼，符合中职学生认知规律及特点，以利于增强学习兴趣。

6. 配有相应的教学大纲，指导教与学，相关内容可在中国中医药出版社网站

（www. cptcm. com）上进行下载。本系列教材在编写过程中得到了教育部、中国职业技术教育学会教材工作委员会有关领导以及各院校的大力支持和高度关注，我们衷心希望本系列规划教材能在相关课程的教学中发挥积极的作用，通过教学实践的检验不断改进和完善。敬请各教学单位、教学人员以及广大学生多提宝贵意见，以便再版时予以修正，使教材质量不断提升。

中等医药卫生职业教育教材建设研究会
中国中医药出版社
2013 年 7 月

编写说明

《健康评估》是“全国中等医药卫生职业教育‘十二五’规划教材”之一。本教材根据“全国中等职业教育教学改革创新工作会议”精神，为适应我国中等医药卫生职业教育发展的需要，全面推进素质教育，培养21世纪技能型高素质中等卫生劳动者而编写。

本书强调以学生为中心、以就业为导向、以能力为本位、以岗位需求为标准的原则，按照技能型、服务型高素质劳动者的培养目标编写；坚持“以能力为本位，以发展技能为核心”的职业教育办学理念，力求体现中等医药卫生职业教育的特色，贴近社会、贴近岗位、贴近学生，以培养适应社区、农村的技能型、服务型的高素质卫生技术人才。

本书的编写特点为，强调突出整体护理理念，以搭建基础医学和临床护理学的“桥梁”为准则。在教材编写结构上以护理程序为框架，使学生学会用与医学诊断不同的整体护理评估的思维模式进行健康评估，为各临床护理学科学习打下坚实的基础，使本课程真正起到“桥梁”的作用。

全书由绪论、常见症状评估、健康史评估、心理评估、社会评估、身体评估、实验室检查、心电图检查、影像学检查、护理病历书写、资料分析与护理诊断共十一章组成，最后附有实践指导。

本教材的编写得到中国职业技术教育学会教材工作委员会中等医药卫生职业教育教材建设研究会、中国中医药出版社的大力支持；得到编者所在单位领导的关心和支持，在此表示衷心感谢。

由于编者水平有限，书中难免出现错误之处，敬请广大师生批评指正，并提出宝贵意见和建议，以便再版时改进和提高。

《健康评估》编委会

2013年7月

目 录

第一章　绪　论

健康评估（health collection）是从护理的角度研究诊断个体对健康问题反应的基本理论、基本技能和临床思维方法的学科。它既论述疾病的临床表现和发生机制，又讲解健康史评估和身体评估的基本方法与技能，以及如何运用科学的临床思维方法去识别健康问题，为作出正确的护理诊断或判断，制订相应的护理措施提供依据。评估的目的在于了解个体在健康和生命过程中的经历，包括健康、疾病和康复；寻找促进健康或增进最佳身体功能的有利因素；识别护理需要或临床问题，作出护理诊断，以此作为选择护理干预方案的基础；评价治疗和护理的效果。

知识链接

健康评估与护理程序的关系

护理程序是由评估、诊断、计划、实施和评价所组成的循序渐进的、不断循环的动态过程。健康评估是护理程序的第一阶段，是最重要、最关键的环节，它既是执行护理程序的基础，又贯穿于整个护理过程中，正确、全面、完整的评估是确保高质量护理的先决条件。

一、健康评估的主要内容

健康评估的内容广泛，包括如何与病人交流并建立良好的护患关系，学习健康史评估的内容和方法、身体评估的内容和方法、辅助检查的内容和意义，以及如何运用诊断性推理分析、综合资料，对资料进行分组，以发现其中的意义并得出合乎逻辑的结论。

（一）症状评估

症状（symptom）是指个体患病后对机体功能异常的主观感觉或自身体验，如疼痛、眩晕、乏力、恶心等。症状作为评估对象健康状况的主观资料，是健康史的重要组成部分。研究症状的发生、发展和演变以及由此而发生的病人生理、心理和社会适应等方面的反应，对形成护理诊断、指导临床护理监测起着至关重要的作用。

（二）健康史评估

健康史评估（health history collection）是收集评估对象目前、过去健康状况及其影响因素等有关资料的过程。健康史评估是健康评估的第一步，据此可获取确立护理诊断的有关资料，也可为随后对评估对象有针对性地选择身体评估、各种辅助检查等其他健康评估方法提供线索。交谈是健康史采集的最重要手段。

（三）身体评估

身体评估（physical assessment）是指评估者通过自己的感官或借助听诊器、血压表、体温表等简单的辅助工具对个体进行细致观察与系统检查，找出机体正常或异常征象的评估方法，是获取护理诊断依据的重要手段。通过身体评估所发现的异常征象称为体征（sign），体征和症状均为护理诊断提供重要依据。身体评估以解剖、生理和病理学等知识为基础，且具有很强的技术性。正确、娴熟的操作可获得明确的评估结果；反之，则难以达到评估的目的。

（四）心理、社会评估

心理、社会评估是从心理、社会的角度对评估对象在疾病发生过程中的心理、社会状况进行评估，从而发现影响评估对象身心健康的心理、社会因素，为制订有针对性、个性化的护理措施，解决评估对象现存的或潜在的心理、社会问题，恢复评估对象的身心健康提供支持和依据。由于心理、社会资料主观成分居多，评估过程中无论是收集还是分析和判断资料均较困难，其结果亦不可简单地用正常和异常来划分。

（五）辅助检查

常用的辅助检查包括心电图检查、影像学检查和实验室检查。辅助检查的结果作为客观资料的重要组成部分，可协助指导护理人员观察、判断病情，作出护理诊断。

（六）护理病历

护理病历（health care record）是护理人员为护理对象解决健康问题、提供护理服务全过程的系统记录。护理病历的书写是临床护理工作的重要环节，体现着护理质量和专业水平。它既是护理活动的重要文件，也是病人病情的法律文件。护理人员必须以高度负责的精神和实事求是的科学态度，认真、及时、准确地书写病历，并妥善保存。

（七）资料分析与护理诊断

资料分析是健康资料的解释和推理过程，牵涉到对评估过程、观察结果和临床判断的评判性思维能力。这种推理关系到作出准确的护理诊断和病情判断的能力。护理诊断（nursing diagnosis）是护理人员针对个体、家庭、社区，对现存或潜在健康问题或生命过程的反应所作出的临床判断。资料分析与护理诊断的提出是健康评估的重要环节。

二、健康评估的方法

健康评估是一个有计划地、系统地、连续地收集评估对象健康资料，并对资料整理分析判断的过程。要使所收集的资料全面、准确和客观，评估者必须掌握有关的健康评估的方法和技巧。健康评估的常用方法有：

（一）观察

观察是一种有意识的行为，应按照一定顺序或有重点地进行系统观察，要力求全面，避免疏忽遗漏。观察是一个连续的过程，评估者一开始接触评估对象观察便随之开始，此时评估对象的外貌、体位、步态、精神状态等首先给评估者留下初步印象，而后随时随地地动态观察延续在评估对象整个住院过程中。通过这个过程，可收集到支持或否定护理问题的信息，并发现新信息。观察是通过努力锻炼才能发展的技能，不断的护理实践是提高观察能力的关键。

（二）交谈

交谈是通过评估者与评估对象或知情人之间的交流而进行评估的一种方法，是一个双向交流的过程，是收集主观资料的主要方法。目的是获得健康史的资料并为进一步的身体评估提供线索，评价治疗和护理的效果，了解病人对医疗和护理的需求。评估者必须具有高尚的道德情操，良好的职业形象，较高的文化科学素养，掌握一定的社交基本理论和技巧，善于人际沟通。成功的交谈是健康评估的基础，是每位护理人员必须掌握的基本功。

（三）身体评估

身体评估是评估者应用自己的感官或借助简单的医学检查工具，对评估对象机体进行详细的观察和系统的检查，以了解其身体状况的一种评估方法，是采集客观资料的主要方法。基本方法有视诊、触诊、叩诊、听诊、嗅诊，操作性及技巧性很强。

（四）查阅资料

主要查阅评估对象的目前或以往的健康记录或病历、实验室和其他器械检查资料、医护记录或其他的医学文献等，以补充和完善评估资料。

三、健康评估学习目的及要求

（一）目的

健康评估的学习目的是使学生掌握健康评估的基本理论、基本知识和基本技能，能从护理的角度评估护理对象的健康状况，发现健康问题，提出护理诊断。重在培养学生科学的临床思维方法以及分析问题和解决问题的能力。

（二）要求

健康评估是一门实践性很强的课程，教学方法与基础课程有很大的不同。学习场所不仅在学校，更重要的是在医院和社区，学习方法要灵活多样，既要注意基本理论、基本知识的学习，更要注重基本技能的训练。要注意理论联系实际，反复实践，勤学苦练，强化巩固，不断提高专业理论水平和护理实践能力。学会以护理程序的思维模式确认评估对象的健康问题和护理需求。

通过本课程的学习，要求学生掌握健康评估的基本方法，熟悉身体评估的内容、结果判断及临床意义，具有独立进行健康史和身体评估的能力；能正确采集各种健康资料；熟悉常用实验检查的标本采集方法、参考值及临床意义；学会心电图检查的操作方法，能初步识别正常心电图和常见异常心电图；能进行常用影像学检查前后的准备与护理指导；具有将健康资料进行综合分析、作出初步护理诊断的能力；了解护理评估单的种类，能规范填写各种护理评估单并能正确书写护理病历；同时具有良好的职业道德修养和维权意识。

知识链接

健康评估发展简史

早在南丁格尔（Florence Nightingale）时期，人们就已经意识到评估在护理中的重要性。Nightingale 视评估为“对疾病的观察”，她强调护理观察的重要性，是因为护士较医生更多地在病人床边。Nightingale 认为护士需要发展收集资料的技能，如观察和记录生命体征的能力。同时她强调与病人交谈以获取有关健康和疾病相关信息的重要性。在她的著作中，还提及评估需要收集、分析和解释资料。

随着护理的发展，护理的工作范围不断扩展，尤其是在家庭和社区从事独立工作的护士的出现，对护理评估的技能有了更高的要求，护士开始在收集病人资料的基础上提供护理。护士是否应实施全面的身体检查，资料的结果是否有助于实现护理目标，目前仍是医学界广为争议的问题。

20 世纪 50 年代，Lydia Hall 第一次提出了护理程序的概念。1967 年，Yara 和 Walsh 将护理程序划分为评估、计划、实施和评价 4 个部分。此后，护理程序在护理作为拥有自己知识体系的独立学科的背景下迅速发展起来。评估被进一步分为评估和诊断两个部分。

1967 年，Black 在有关护理程序的国际会议上提出护理评估的重点在于评估病人的需要。如果这样的评估是准确和有效的，护士就需要更多的教育。但仅仅说病人有生理、心理、社会和精神的需要，而未能提出如何对需要进行具体的评估是不够的。Black提议采用Maslow“人的需要论”作为评估框架，指导护理评估。会议最终确立了护理评估的如下原则：①评估是护理程序的第一步。②评估是一个系统的、有目的的护患互动过程。③护理评估的重点在于个体的身体功能和日常生活能力。④评估过程包括收集资料和临床判断。

诸多护理理论模式产生于20世纪60年代和70年代，其目标在于明确护理的实质性内容并将其视为独立的学科。新模式的另一目的是对护理教学大纲进行结构性调整以支持专业教育。虽然这些理论模式有助于护理作为独立学科的发展，但并未能在很大程度上规范护理实践及促进有意义的研究的进展。

20世纪70年代早期，护理界开始寻求另一种方法以便将护理所特有的内容定义为一个专业。这种方法注重的不再是发展广义的护理理论，而在于对护理实践中护士能独立进行的、无需医生等其他专业人员监督和指导的临床判断进行定义和分类，以进一步明确护理的独立性。此即美国护理史中著名的“护理诊断运动”，这次运动的目的是对“病人的护理需要”、“护理问题”以及“病人问题”进行正式分类和命名。

美国自20世纪70年代以来，开始重视在教学计划中培养护士收集资料的方法和技巧，包括全面的体格检查。大部分学士学位课程使用医学的模式培养护士的健康评估能力，这一模式的重点在于评估机体系统状况、并发症及治疗的效果。医学的评估模式已被很好地标准化了，它包括以主诉、现病史、既往史、家族史、系统回顾等特定的问诊形式收集资料，随之是系统的体格检查。尽管医学的评估模式使护士能够辨认和监测疾病的过程，在当今的护理教育和护理实践中仍占着主导的地位，但并不能为评估个体的护理需要提供系统的工具。

同步训练

1. 收集主观资料的方法是：

A. 交谈　　B. 观察　　C. 触诊

D. 听诊　　E. 查阅

2. 护士采集客观资料的主要方法是：

A. 交谈　　B. 检查身体状况　　C. 实验室检查

D. 心电图检查　　E. 影像学检查

第二章 常见症状评估

学习目标

1. 掌握常见症状的临床特点、护理评估要点与相关护理诊断。
2. 熟悉常见症状的病因与发病机制。
3. 了解常见症状的相关身心反应与伴随症状。

第一节 发 热

正常人体温受体温调节中枢控制，在神经体液的调节下，机体体温保持在相对恒定的范围。正常成人体温一般为36.3℃～37.2℃。受个体之间以及体内外因素影响稍有波动，如24小时之内，下午体温较上午体温略高，运动后、餐后及女性在月经期、妊娠期稍有升高，但一日之间体温相差一般不超过1℃。老年人由于代谢降低，体温相对低于青壮年。任何原因使机体产热过多或散热减少，导致体温超出正常范围，称为发热（fever）。

一、病因与发生机制

1. 感染性发热 各种病原体如细菌、病毒、肺炎支原体、立克次体、真菌、螺旋体及寄生虫等感染人体均可引起发热，是引起发热的最常见原因。

2. 非感染性发热 病原体以外的原因引起的发热。

（1）无菌坏死物质吸收 又称吸收热，常见于大面积烧伤、内出血、创伤或大手术后的组织损伤；心、脑等器官梗死或肢体坏死；恶性肿瘤、白血病、急性溶血反应等。

（2）抗原－抗体反应 如类风湿、血清病、输液反应等。

（3）内分泌与代谢障碍 如甲状腺功能亢进、严重脱水等。

（4）皮肤散热障碍 如慢性心力衰竭、广泛性皮炎、鱼鳞病等，多为低热。

（5）体温调节中枢功能障碍 又称中枢性发热，常见于中暑、脑出血、颅脑外伤、颅内肿瘤及颅内压增高等。

（6）自主神经功能紊乱 多为低热，常伴自主神经功能紊乱的其他表现，包括原发性低热、感染后低热、夏季低热、生理性低热。

致热原是引起发热的最常见因素，在外源性致热原或内源性致热原的作用下，通过体温调节中枢，使体温调定点上移，最终导致产热增加，散热减少，体温升高，引起发热。由于自主神经功能紊乱，影响正常的体温调节过程，使产热大于散热而引起发热，称为非致热原性发热。

二、临床表现

（一）临床特点

1. 发热程度　以口腔温度为例，按发热高低分为：低热 37.3℃ ~38℃，中等度热 38.1℃ ~39℃，高热 39.1℃ ~41℃，超高热 >41℃。老年人、营养不良者因机体反应性差，可仅有低热或不发热。

2. 热期　发热时间在 2 周以内的为急性发热，大多由感染所致。体温在 38℃以上，持续 2 周或更长时间的称长期中、高热，主要与感染、恶性肿瘤及风湿性疾病和变态反应性疾病有关。低热持续 1 个月以上的，称长期低热，可见于慢性感染如结核病、慢性肾盂肾炎、甲状腺功能亢进等，也可见于月经前低热、妊娠期低热、夏季低热、感染后低热等功能性发热。

3. 热程　发热的经过大致可分为三个阶段：

（1）体温上升期　体温可在几小时内急剧上升达高峰，如败血症、急性肾盂肾炎等；或于数日内逐渐上升达高峰，如伤寒、结核病等。

（2）高热期　指体温上升达高峰后保持一定时间，持续时间的长短可因病因不同而异，数小时、数日、数周不等。

（3）体温下降期　体温下降并恢复正常水平，可在数小时内骤然降至正常，如急性肾盂肾炎、输液反应等；也可在数天内逐渐降至正常，如伤寒、风湿热等。

4. 热型　病人发热时绘制体温单上的体温曲线呈现出的形态，称为热型。不同的发热性疾病常可具有相对应的热型，故热型常有助于鉴别发热的原因。但应用抗生素、肾上腺皮质激素、解热药等可使热型变得不典型。常见热型有稽留热、弛张热、间歇热、波状热、回归热、不规则热等。

知识链接

体温计的常见种类

1. 水银体温计　最常见的玻璃体温计，它可使随体温升高的水银柱保持原有位置，便于使用者随时观测。由于玻璃的结构比较致密，水银的性能非常稳定，所以玻璃体温计具有示值准确、稳定性高的特点，还有价格低廉、不用外接电源的优点，深受人们特别是医务工作者的信赖。可分为肛温表（身圆头粗）、腋温表（身扁头细）、口温表（身圆头细）三种。这种体温计所测得的体温是最准确的。

2. 电子体温计　电子体温计利用某些物质的物理参数（如电阻、电压、电流等）与环境温度之间存在的确定关系，将体温以数字的形式显示出来，读数清晰，携带方便。使用时应避免重摔，避免电路受损而失灵。

3. 耳式体温计（耳温枪）　耳式体温计是通过测量耳朵鼓膜的辐射亮度，非接触地实现对人体温度的测量。只需将探头对准内耳道，按下测量钮，仅有几秒钟就可得到测量数据，非常适合急重病病人、老人、婴幼儿等使用。

4. 额温体温计　额温是通过红外线照射到额头表面反射回来的情况与光谱温度对应表对照，从而得出准确的温度值。也有很多红外线体温计可以同时兼有测量耳温、额温功能。

（二）身心反应

1. 身体反应　体温上升期病人常有乏力、肌肉酸痛、皮肤无汗、畏寒或寒战等现象；高热期病人常出现口渴、皮肤干燥、颜面潮红、呼吸急促，可致烦躁不安、谵妄、幻觉等意识改变；在体温下降期，由于末梢血管扩张出现出汗、血压轻度下降，部分病人可因直立性低血压而发生晕厥。

2. 心理反应　发热时，病人全身酸痛不适、头痛、头晕，可出现烦躁不安；当发热原因不明或持续高热不退，因担心疾病预后不良，可出现焦虑、恐惧等。

（三）伴随症状

发热伴寒战见于败血症、急性胆囊炎、流行性脑脊髓膜炎、疟疾、药物热、急性溶血、输血反应或输液反应等；发热伴结膜充血见于麻疹、流行性出血热等。发热伴单纯疱疹见于流行性感冒、大叶性肺炎等。发热伴肝、脾、淋巴结肿大，见于白血病、淋巴瘤等；发热伴出血见于流行性出血热、败血症、急性白血病等。发热伴关节肿痛见于败血症、风湿性疾病等；发热伴皮疹见于麻疹、猩红热、水痘、风疹、风湿性疾病、药物热等。发热伴意识障碍见于急性脑血管疾病、中枢性感染、中毒、中暑等。

三、护理评估要点

1. 一般资料　病人的年龄、性别、职业、居住的地区、接受免疫接种的情况以及发病的季节、近期旅游和接触感染史等。

2. 诱发因素　有无受凉、过劳、饮食不洁、精神紧张、高温环境及服用某些药物如抗肿瘤药、免疫抑制剂、抗生素等。

3. 诊断、治疗及护理经过　各项临床检查结果如何，有无用药，药名药量及疗效；有无采取降温措施及效果。

4. 疾病地理学　有无疫水接触史，如血吸虫病主要流行于我国长江以南；钩端螺旋体病与流行性出血热病人大多来自农村，城市发病者应注意野外作业史。

四、相关护理诊断

1. 体温过高　与感染、组织损伤、体温调节中枢功能障碍等有关。

2. 体液不足　与体温下降期出汗过多和/或液体摄入不足有关。

3. 营养失调：低于机体需要量　与长期发热、代谢率升高及营养物质摄入不足有关。

4. 潜在并发症　意识障碍，惊厥。

第二节　疼　　痛

疼痛（pain）是机体组织受到损害的警戒信号，能促使机体避开损害的刺激，对机体具有一定的保护作用。但强烈或持久的疼痛，会造成机体生理功能紊乱，甚至导致休克，使其失去保护意义。

一、病因与发生机制

（一）头痛

头痛是指额、顶、颞及枕部的疼痛。

1. 颅脑病变　颅内感染、颅内占位性病变、脑血管病变、颅脑损伤等。

2. 颅外病变　颅骨病变、颈椎病变及其他颈部疾病、神经痛、眼耳鼻和牙疾病等所致的头痛。

3. 全身性疾病　急性感染、心血管疾病、中毒、尿毒症、低血糖、肺性脑病、中暑等。

4. 其他　如神经症、偏头痛等。

（二）胸痛

胸痛主要由胸部疾病引起。

1. 胸壁疾病　皮肤、肌肉、肋骨及肋间神经的炎症和损伤。

2. 呼吸系统疾病　胸膜炎、自发性气胸、肺炎、肺梗死等。

3. 心血管疾病　心绞痛、急性心肌梗死、急性心包炎、心脏神经官能症等。

4. 食管与纵隔疾病　反流性食管炎、食管癌、纵隔脓肿、纵隔肿瘤等。

5. 其他　膈下脓肿、肝脓肿等。

（三）腹痛

腹痛由腹部或腹外器官疾病引起。腹痛按病程可分为急性腹痛和慢性腹痛：

1. 急性腹痛　①腹腔脏器的急性炎症：如急性胃炎、急性肠炎、急性胰腺炎等。②腹腔内脏器急性穿孔或破裂或扭转：如肠扭转、卵巢囊肿蒂扭转等。③空腔脏器梗阻或扩张：如肠梗阻、胆道或泌尿系结石梗阻等。④腹腔内急性血管病变：如肠系膜动脉栓塞。⑤胸部疾病引起的牵涉痛：如心肌梗死等。

2. 慢性腹痛　①腹腔内脏器的慢性炎症或溃疡性病变：如消化性溃疡、溃疡性结肠炎等。②肿瘤性病变。③胃肠神经功能紊乱：如肠易激综合征等。④中毒与代谢障碍。

各种物理、化学刺激作用于机体达到一定程度时，受损组织释放乙酰胆碱等致痛物质，作用于痛觉感受器，经传入纤维，冲动传入脊髓、丘脑，最后达到大脑皮层，产生痛感。

二、临床表现

（一）临床特点

1. 头痛　急性头痛见于发热、蛛网膜下腔出血、高血压脑病、脑膜炎、颅脑外伤等；慢性头痛见于颅内占位性病变、原发性高血压、颈椎病、眼源性头痛等；搏动性头痛多为血管性如偏头痛；脑肿瘤多为强烈钝痛。

2. 胸痛　急骤发生的剧烈胸痛、呼吸困难常见于自发性气胸。心绞痛和心肌梗死常发生在胸骨后或心前区，且同时向左肩和左上臂放射，呈压榨、紧缩或窒息感。胸膜炎的疼痛常在胸廓的下侧部或前部。肋间神经痛呈刀割样、触电样或灼痛。

3. 腹痛　急性起病并在短时间内腹痛加剧者，多见于急性腹腔内炎症、结石或肠梗阻等，若同时伴有休克的多提示腹腔内出血、消化性溃疡穿孔、出血坏死性胰腺炎、急性肠扭转等。消化性溃疡疼痛多呈周期性、节律性。胆道蛔虫症常发生剑突下，呈钻顶样疼痛。

（二）身心反应

1. 身体反应　颅内压增高引起的头痛可出现呼吸及脉搏减慢、血压升高、剧烈呕吐，可造成水、电解质紊乱。由于深呼吸、咳嗽可使胸痛加剧，病人会因不敢深呼吸和咳嗽而出现缺氧、分泌物潴留。腹痛伴剧烈呕吐者可引起水、电解质及酸碱平衡紊乱；有些腹痛性疾病如胃肠穿孔、肠梗阻等可引起休克，出现血压下降、脉搏增快、面色苍白、四肢发冷等；慢性腹痛病人常伴有食欲减退、食量减少，引起体重下降。

2. 心理反应　急性剧烈头痛可使病人有恐惧感；长期慢性头痛可造成病人失眠、健忘、思想不集中、烦躁，甚至出现兴趣爱好改变；胸痛可使病人感到烦躁、精神不振，剧烈胸痛还可产生焦虑、恐惧感；急性腹痛者常痛苦不堪，尤其是急腹症发病急骤，可出现紧张、恐惧情绪；慢性腹痛者因长时间痛苦折磨，可出现焦虑、抑郁等心理反应。

（三）伴随症状

1. 头痛　伴发热见于病毒性脑炎、全身感染性疾病等；伴剧烈呕吐见于颅内压增高；头痛在呕吐后减轻者见于偏头痛；伴脑膜刺激征见于脑膜炎、蛛网膜下腔出血。

2. 胸痛　伴吞咽困难见于食管疾病；伴呼吸困难见于肺炎球菌肺炎、自发性气胸、肺梗死等；伴血压下降、大汗、面色苍白，见于急性心肌梗死、主动脉瘤破裂。

3. 腹痛　伴寒战、发热见于急性胆囊炎、胆道感染等；伴黄疸见于肝胆胰疾病，急性溶血性贫血也可出现腹痛与黄疸；伴休克见于腹腔脏器破裂、绞窄性肠梗阻、急性出血坏死性胰腺炎等。

三、护理评估要点

1. 评估病人情况时应注意疼痛的部位、性质、程度，发生及持续的时间，有无可使疼痛加重与缓解的因素。

2. 疼痛的反应和表达。

3. 疼痛对个体的影响，如有无因剧烈疼痛影响睡眠；有无因疼痛影响工作和社会交往；有无因急慢性疼痛引起恐惧、焦虑、抑郁、愤怒等；有无疼痛所致肢体功能障碍或强迫体位等。

4. 诊断、治疗和护理经过，重点注意止痛措施及效果。

四、相关护理诊断

1. 急性/慢性疼痛　与有害刺激作用于机体引起的不适有关。

2. 焦虑　与疼痛迁延不愈有关。

3. 恐惧　与急性腹痛、腹痛程度剧烈、担心疾病预后等有关。

第三节　水　　肿

组织间隙有过多液体积聚，称为水肿（edema）。若体重增加在10%以下，指压凹陷不明显时，称隐性水肿；若体重增加在10%以上，指压凹陷明显者，称显性水肿。水肿可呈全身分布或局限性分布，通常意义的水肿不包括脑水肿、肺水肿等内脏器官的水肿。

一、病因与发生机制

1. 全身性水肿　当液体在组织间隙呈弥漫性分布时，称全身性水肿。

（1）心源性水肿　主要见于右心衰竭。

（2）肾源性水肿　主要见于各型肾炎。

（3）肝源性水肿　主要见于肝硬化失代偿期。

（4）营养不良性水肿　主要见于长期热量摄入不足、蛋白质丢失过多或慢性消耗性疾病。

（5）其他　如甲状腺功能低下、经前期综合征、药物性水肿、特发性水肿等。

2. 局部性水肿　液体积聚在局部组织间隙，称局部性水肿，见于局部炎症、肢体静脉血栓形成或栓塞性静脉炎、上腔或下腔静脉阻塞综合征以及由丝虫病所致的象皮肿等。

水肿的发生主要与水钠潴留、组织液生成增多有关。肾小球疾病、继发性醛固酮增多症等，引起球-管平衡失调，导致水钠潴留；右心衰竭等可导致毛细血管静水压增高；局部炎症、过敏等可导致毛细血管通透性增高；肝硬化或重度营养不良时血液中蛋白降低，导致血浆胶体渗透压下降。

二、临床表现

（一）临床特点

1. **心源性水肿** 首先发生在身体的下垂部位，严重者可发生全身性水肿并伴有胸腔积液、腹腔积液和心包积液。

2. **肾源性水肿** 早期出现于眼睑与颜面部等组织疏松部位，晨起时明显，可发展为全身性水肿。肾病综合征病人水肿明显，多为全身性，常伴有胸腔积液和腹腔积液。

3. **肝源性水肿** 以腹水为主要表现，也可出现踝部水肿，逐渐向上发展，但头面部常无水肿。

4. **营养不良性水肿** 水肿分布从组织疏松处开始，然后扩展至全身，以低垂部位显著。发生水肿前常有消瘦病史，可伴有维生素缺乏所致的贫血、口炎、夜盲等表现。

5. **其他** 黏液性水肿以口唇、眼睑及下肢胫前较为明显，为非凹陷性水肿。经前期综合征为眼睑、踝部、手部的轻度水肿，多于经前7~14天出现，行经后水肿逐渐消退。药物性水肿一般发生在肾上腺皮质激素、性激素、胰岛素等应用过程中。特发性水肿一般只见于女性，主要发生在身体的下垂部位，于直立或劳累后出现，休息后减轻或消失。

（二）身心反应

1. **身体反应** 全身性水肿病人，可因体内液体潴留而导致体重增加，常伴尿量减少。水肿严重时，心脏的容量负荷增加，表现脉搏增快、血压升高，重者可发生急性肺水肿。大量胸、腹腔积液时，可出现胸闷、呼吸困难，日常活动常受限。长期水肿者，水肿区域组织营养不良，局部抵抗力下降，易发生皮肤溃疡和继发感染，伤口不易愈合。

2. **心理反应** 严重全身水肿、胸水、腹水，可出现气短、呼吸困难等症状，病人不能平卧，异常痛苦，易产生烦躁不安、焦虑等情绪。

（三）伴随症状

水肿伴心脏扩大、肝脏肿大、颈静脉怒张、肝颈静脉回流征阳性等，见于右心功能不全。水肿伴高血压，见于肾脏疾病。水肿伴有腹水、蜘蛛痣、肝掌、黄疸、肝脾肿大者，见于肝硬化。

三、护理评估要点

1. 有无与水肿发生有关的疾病及用药史。

2. 水肿的特点、程度，使之加重或减轻的因素。

3. 每日的饮食、饮水、钠摄入情况，体重及尿量的变化。

4. 注意水肿对个体活动及运动形态的影响，检查有无皮肤受压破损及有无继发皮肤黏膜溃疡或感染的危险。

5. 诊疗及护理经过，有无利尿剂使用，所用利尿剂的种类、剂量及疗效。

四、相关护理诊断

1. 体液过多　与组织间隙液体潴留有关。

2. 皮肤完整性受损/有皮肤完整性受损的危险　与长期、严重水肿导致皮肤血供差、抵抗力下降有关。

3. 活动无耐力　与体重增加、组织供血供氧不足或胸、腹腔积液导致呼吸困难有关。

第四节　呼吸困难

呼吸困难（dyspnea）是指病人主观上感到空气不足，呼吸费力，客观上表现为呼吸活动费力，同时伴有呼吸频率、节律和深度的改变，严重者可有端坐呼吸、鼻翼扇动、张口耸肩及呼吸辅助肌参与呼吸运动。

一、病因与发生机制

1. 呼吸系统疾病　由于气道阻塞、肺部病变、胸廓及胸膜病变、呼吸肌病变等，引起肺通气、换气功能障碍，导致缺氧和（或）二氧化碳潴留所致。

2. 心血管系统疾病　由于各种心脏疾病引起的左心或右心衰竭所致，其中以左心衰竭所致的呼吸困难更常见、更严重。左心衰竭发生呼吸困难主要原因是肺淤血和肺泡弹性降低。右心衰竭引起的呼吸困难主要原因是体循环淤血。

3. 中毒性疾病　尿毒症、酮症酸中毒、感染时，毒素或酸性代谢产物刺激呼吸中枢所致。药物中毒直接抑制了呼吸中枢所致。

4. 血液系统疾病　常见于严重贫血、白血病、异常血红蛋白血症、输血反应等，因红细胞携氧减少，血氧含量下降所致。

5. 神经精神性疾病　常见于脑血管病变、颅脑外伤、脑炎及脑膜炎等，因颅内压增高，局部血流减少，刺激呼吸中枢所致。

二、临床表现

（一）临床特点

1. 肺源性呼吸困难

（1）吸气性呼吸困难　由喉或大气管狭窄与阻塞所致，特点为吸气显著困难，吸气时间明显延长，严重者吸气时出现胸骨上窝、锁骨上窝、肋间隙及腹上角明显凹陷，称“三凹征”，见于喉头水肿、气管异物等疾病。

（2）呼气性呼吸困难　因支气管、细支气管狭窄或肺泡弹性减退所致，特点为呼气费力，呼气时间延长，常伴有哮鸣音，见于支气管哮喘、阻塞性肺气肿等疾病。

（3）混合性呼吸困难　由于肺部广泛病变使换气面积减少和通气障碍所致，特点为吸气和呼气均感费力，呼吸频率增快，呼吸变浅，见于重症肺炎、胸腔积液等疾病。

2. 心源性呼吸困难　主要由左心衰竭导致肺淤血所致。特点为活动时出现或加重，休息后减轻或缓解；仰卧时加重，半卧位或坐位时减轻，严重时病人取端坐位。呼吸困难发生在夜间睡眠时，称夜间阵发性呼吸困难，病人常因此而憋醒，轻者起床后不久胸闷、气促缓解；重者气喘明显，面色青紫、大汗、咳粉红色泡沫痰，听诊肺部有广泛湿啰音和哮鸣音，又称“心源性哮喘”。

3. 中毒性呼吸困难　代谢性酸中毒时，呼吸深而规则，称为酸中毒大呼吸（Kussmaul 呼吸）。急性感染时，呼吸加快。吗啡、巴比妥类药物中毒时，呼吸浅慢。

4. 神经精神性呼吸困难　严重颅脑疾病引起的呼吸困难，呼吸深而慢，常有呼吸节律的改变。精神因素引起的呼吸困难，呼吸频速而浅表，常因换气过度而发生呼吸性碱中毒。

5. 血源性呼吸困难　严重贫血、异常血红蛋白血症、急性大出血或休克时，因缺血缺氧，致呼吸急促、心率加快。

（二）身心反应

1. 身体反应　呼吸困难的程度与病人日常生活自理能力的维持有很大关系，严重呼吸困难时，常使病人部分或完全丧失生活自理能力，需要提供帮助与支持，应加以正确评估。

2. 心理反应　呼吸困难与心理反应间可以相互作用、相互影响，焦虑不安、极度紧张等可使呼吸困难加重。严重的呼吸困难，可使病人紧张、焦虑，甚至产生恐惧、惊慌或濒死感。

（三）伴随症状

呼吸困难伴胸痛，常见于大叶性肺炎、急性胸膜炎、自发性气胸、急性心肌梗死等；呼吸困难伴发热、咳嗽咳痰，常见于呼吸道感染性疾病；咳大量粉红色泡沫痰见于急性肺水肿；咳果酱色痰见于肺吸虫病、肺阿米巴病；呼吸困难伴意识障碍、严重发绀、大汗、面色苍白、四肢厥冷、脉搏细数、血压下降等，常提示病情严重。

三、护理评估要点

1. 有无与呼吸困难相关的疾病病史及诱因。
2. 呼吸困难的特点、程度及对日常生活、运动、交流是否产生影响。
3. 诊断、治疗及护理经过，有无使用氧疗，用氧浓度、流量及疗效。

四、相关护理诊断

1. 气体交换受损　与气道阻塞、肺部广泛病变导致有效呼吸面积减少、肺弹性减弱等因素有关。

2. 低效性呼吸形态　与肺泡弹性减退、通气/血流比例失调、呼吸肌麻痹等因素有关。

第五节　咳嗽与咳痰

咳嗽（cough）是喉部或气道受到刺激产生的一种剧烈快速的吸气、呼气现象。咳嗽可以排出气道内异物，具有清理呼吸道的保护性作用。但长期剧烈咳嗽可影响工作和休息，甚至加重心肺负担。咳痰（expectoration）是将呼吸道内分泌物，借助咳嗽反射排出口腔的动作。

一、病因与发生机制

1. 感染　呼吸道感染如上呼吸道感染、急慢性支气管炎、支气管扩张、肺炎、肺结核、肺肿瘤、胸膜炎等，以及全身性感染如流感、麻疹、百日咳、急性血吸虫病等，均可导致咳嗽、咳痰。

2. 理化因素　呼吸道异物、胸腔积液、气胸等引起气道阻塞或受压，高温气体或寒冷空气、吸烟及吸入化学性气体、过敏性鼻炎、支气管哮喘等过敏性疾病，膈下脓肿、肝脓肿等刺激膈神经，外耳道异物或炎症刺激迷走神经。

3. 药物　血管紧张素转化酶抑制剂等药物不良反应。

咳嗽是延髓咳嗽中枢直接受到刺激引起的神经反射过程。正常的支气管黏液腺和杯状细胞只分泌少量黏液，以保持气道的湿润。当咽喉、气管和肺受到刺激时，组织充血、水肿，毛细血管通透性增高，腺体分泌增加，渗出物、黏液及坏死组织等混合形成痰液。

二、临床表现

（一）临床特点

1. 咳嗽性质　干咳或刺激性呛咳见于急性上呼吸道感染、急性支气管炎、呼吸道异物、慢性咽喉炎、肺结核和支气管肺癌早期等；咳嗽多痰见于慢性支气管炎、支气管扩张、肺脓肿、肺寄生虫病、肺结核有空洞者。

2. 咳嗽时间 晨间咳嗽多见于上呼吸道慢性炎症、慢性支气管炎、支气管扩张等；夜间咳嗽多见于肺结核、心力衰竭。

3. 咳嗽音色 咳嗽伴声音嘶哑是由于喉炎、喉结核、喉癌等压迫喉返神经所致。犬吠样咳嗽见于喉头和会厌疾病；鸡鸣样咳嗽见于百日咳；高音调金属样咳嗽见于纵隔肿瘤、主动脉瘤或支气管肺癌。

4. 咳嗽与体位 支气管扩张、肺脓肿的咳嗽与体位改变有明显的关系。脓胸伴支气管胸膜瘘时，在一定体位、脓液进入瘘管时可引起剧烈咳嗽。纵隔肿瘤、大量胸腔积液病人，改变体位时也会引起咳嗽。

5. 痰液特征 白色黏痰见于慢性支气管炎、支气管哮喘；黄色脓性痰提示合并感染；血性痰见于支气管扩张、肺结核、支气管肺癌等；粉红色泡沫痰见于急性肺水肿；铁锈色痰见于肺炎球菌肺炎。痰液静置后有分层现象：上层为泡沫，中层为浆液，下层为坏死组织，且与咳痰和体位有关，常见于支气管扩张、肺脓肿。痰有恶臭提示厌氧菌感染。痰量增多反映支气管和肺的炎症在发展，痰量减少提示病情好转；若痰量减少，而全身中毒症状反而加重、体温升高，提示排痰不畅。

（二）身心反应

1. 身体反应 长期或剧烈的咳嗽可导致头痛、精神萎靡，并可影响进餐和睡眠。体格虚弱或咳嗽无力者、昏迷病人或痰液黏稠时，会导致排痰困难，影响治疗效果。胸腹部创伤或手术后咳嗽常可引起损伤部位疼痛，以致不敢咳嗽。

2. 心理反应 长期或剧烈的咳嗽，可引起精神紧张、焦虑；常年反复的咳嗽、咳痰，容易使病人对治疗丧失信心，产生抑郁等不良情绪。

（三）伴随症状

咳嗽伴高热考虑肺炎、急性渗出性胸膜炎等；咳嗽伴胸痛考虑胸膜病变或肺部病变累及胸膜，如肺炎、支气管肺癌、肺梗死等；咳嗽伴大量咯血考虑支气管扩张、肺结核等。

三、护理评估要点

1. 有无咳嗽、咳痰相关疾病史。
2. 咳嗽的发生时间、频率、音色、诱发因素及缓解方式。
3. 痰液的性质、量、颜色，有无特殊气味，是否黏稠，咳痰与体位的关系。
4. 诊疗及护理情况，是否服用过止咳、祛痰药，所用药物的种类、剂量及效果。

四、相关护理诊断

1. 清理呼吸道无效 与痰液黏稠、无力或无效咳嗽等有关。

2. 睡眠形态紊乱 与夜间频繁咳嗽影响睡眠有关。

3. 潜在并发症 窒息。

第六节 咯 血

喉以下的呼吸道（气管、支气管或肺组织）出血，随咳嗽经口排出的现象称为咯血（hemoptysis）。

一、病因与发生机制

1. 呼吸系统疾病 常见于肺结核、支气管扩张、肺癌、支气管炎、肺炎、肺吸虫病等。

2. 循环系统疾病 常见于风湿性心瓣膜病、肺梗死、肺动脉高压、左心衰竭等。

3. 外伤 常见于胸部刺伤、肋骨骨折、枪弹伤等，以及因胸腔或肺的穿刺与活检、支气管镜检查等引起的损伤。

4. 全身性疾病

（1）血液病 常见于白血病、再生障碍性贫血、血小板减少性紫癜、DIC 等。

（2）急性感染性疾病 常见于流行性出血热、肺出血型钩端螺旋体病等。

（3）其他 常见于遗传性毛细血管扩张症、子宫内膜异位症、氧中毒等。

肺部感染等因素可造成血管壁通透性增加、血管壁侵蚀和破裂、血管瘤破裂、肺血管内压力增高、止血与凝血功能障碍和机械性损伤等，均可导致咯血。

知识链接

食用小龙虾小心肺吸虫病

小龙虾在南方的河流湖泊中随处可见，水田、溪沟、脏水中也有很多，其繁殖力极强，捕捉十分容易。近年来，香辣小龙虾红遍大江南北，有些地方还出现专吃小龙虾的餐馆。但由于小龙虾生活水质较差，体内多寄生着肺吸虫，所以食用小龙虾要小心肺吸虫病。

人若是生食或半生不熟地吃了小龙虾，就极有可能感染这种寄生虫，从而引起肺吸虫病。肺吸虫主要寄生于人的肺部，轻者可表现为咳嗽、胸痛、咯血，严重者可能引起肺部大出血，使器官阻塞，导致死亡。曾有 3 名北京人因为食用小龙虾中毒而出现了“急性骨骼肌溶解症”，险些危及生命。

专家提醒：食用前把小龙虾背部的筋去除，烹饪时必须煮熟煮透，吃的时候最好不要吃小龙虾的头部。

二、临床表现

（一）临床特点

1. 咯血量　咯血常骤然发生，所以较难准确估计出血量。一般将24小时内咯血量<100ml称小量咯血；100～500ml称中等量咯血；>500ml或一次咯血>300ml称大量咯血。咯血量的多少与疾病的严重程度不完全一致，但可作为判定咯血严重程度和预后的重要依据。肺结核、支气管扩张、二尖瓣狭窄是咯血最常见的原因。

2. 与呕血的鉴别　两者区别见表2－1。

表2－1　咯血与呕血的鉴别

鉴别项目	咯血	呕血
病因	肺结核、支气管扩张、肺癌、心脏病等	消化性溃疡、肝硬化食管胃底静脉曲张等
出血前症状	咽部痒感、胸闷、咳嗽等	上腹部不适、恶心呕吐等
出血方式	咯出	呕出，可呈喷射状
血中混有物	痰、泡沫	食物残渣、胃液
血液pH值	碱性	酸性
黑粪	无，如血液咽下可有	有，呕血停止后仍可持续数日
出血后痰性状	痰中带血，常持续数日	无痰

（二）身心反应

1. 身体反应　中等量以上的咯血，咯血前病人可有咽痒、胸闷等先兆症状；咯血时可伴呛咳，病人出冷汗、脉搏细数、呼吸急促与浅表、颜面苍白。

2. 心理反应　无论咯血量多少，均会产生不同程度的焦虑与恐惧。若病人情绪高度紧张、年老体弱或肺功能低下，可使窒息的危险性增大。

（三）伴随症状

长期低热、盗汗、消瘦伴咯血者考虑肺结核；咯血伴慢性咳嗽、大量脓痰者考虑支气管扩张；咯血伴发热或大量脓臭痰，考虑肺脓肿或支气管扩张合并感染；咯血伴胸痛见于肺炎、肺癌；原有房颤或静脉炎者突然咯血，伴有胸痛或休克，考虑肺梗死。

三、护理评估要点

1. 年龄、既往病史与生活习惯：如幼年曾患麻疹或百日咳者，考虑有无支气管扩张。长期吸烟者应警惕肺癌；喜生食石蟹与蝲蛄者应考虑有无肺吸虫感染。

2. 咯血量、性状及咯血持续时间。

3. 咯血产生的影响，如有无窒息、肺不张、休克等并发症。

四、相关护理诊断

1. 有窒息的危险　与大量咯血有关。

2. 恐惧 与大量咯血致情绪改变有关。

第七节 发 绀

当皮肤或黏膜毛细血管内血液中的脱氧血红蛋白（旧称还原血红蛋白）浓度增高或出现高铁血红蛋白血、硫化血红蛋白等异常血红蛋白衍生物时，皮肤及黏膜呈现弥漫性青紫色，称为发绀（cyanosis）。发绀在皮肤较薄、色素较少和毛细血管丰富的部位如唇、舌、两颊、鼻尖、耳垂、甲床等处较明显，易于观察。当皮肤有显著色素沉着、黄疸或水肿时，可能会掩盖发绀的存在。

一、病因与发生机制

（一）血中还原血红蛋白增多

1. 中心性发绀 由于心、肺功能不全所致。可分为：①肺性发绀：见于通气与换气功能障碍、肺氧合作用不足等疾病，如慢性阻塞性肺病、肺炎、胸部外伤，胸膜腔内大量积气、积液等。②心性发绀：见于发绀型先天性心脏病，如 Fallot 四联症等。

2. 周围性发绀 常由于周围循环血流障碍、动脉缺血、血流缓慢所致，可分为：①淤血性周围性发绀：常见于引起体循环淤血、周围血流缓慢的疾病，如右心衰竭、心包填塞、缩窄性心包炎等。②缺血性周围性发绀：常见于引起心排出量减少的疾病和局部血流障碍性疾病，如严重休克、长期暴露于寒冷中和血栓闭塞性脉管炎、雷诺（Raynaud）病等。

3. 混合性发绀 常见于左心衰竭、全心衰竭等疾病。

（二）异常血红蛋白衍生物

1. 高铁血红蛋白血症 由于血红蛋白分子的亚铁被氧化成三价铁，使其失去带氧功能所致；少数先天性的高铁血红蛋白血症病因不清，预后较好。

2. 硫化血红蛋白血症 硫化血红蛋白血症是由于病人血中含有硫化血红蛋白所引起，病因和机制尚未明了。部分病人与服用硫化物或便秘有关。硫化血红蛋白一经形成，不能逆转为血红蛋白，临床便可出现发绀。

周围血液中脱氧血红蛋白含量增多超过 50g/L 时，或周围血液中含有高铁血红蛋白、硫化血红蛋白等异常血红蛋白时，部分血红蛋白丧失携氧能力，皮肤黏膜可呈青紫色。但临床所见发绀，有时并不一定能确切反映动脉血氧下降的情况，如严重贫血的病人（Hb <60g/L），即使血红蛋白都处于还原状态，也不足以引起发绀。

二、临床表现

（一）临床特点

1. 中心性发绀 表现为全身性发绀，除四肢及颜面外，也累及躯干和黏膜的皮肤，但受累部位的皮肤是温暖的。

2. 周围性发绀　表现为肢体的末端与下垂部位发绀，受累部位皮肤是冷的，若给予按摩或热敷，使皮肤转暖，发绀可消退。

3. 混合性发绀　中心性发绀与周围性发绀同时存在。

4. 高铁血红蛋白血症　起病急骤，病情严重，氧疗无效，静脉血呈深棕色，接触空气不能转为鲜红，静注亚甲蓝或大量维生素 C 可使发绀消退。常见于药物或化学物质（如伯氨喹啉、亚硝酸盐、磺胺类、硝基苯、苯胺等）中毒。因大量进食含亚硝酸盐的变质蔬菜所致发绀称“肠源性青紫症”；先天性高铁血红蛋白血症，病人自幼即有发绀，而无心、肺疾病及引起异常血红蛋白的其他原因。

5. 硫化血红蛋白血症　很少见，发绀持续时间长，可达数月或更长，血液呈蓝褐色。在便秘或服用硫化物条件下，凡能引起高铁血红蛋白血症的药物或化学物质，均能引起此类发绀。

（二）身心反应

1. 身体反应　由于缺氧，病人可出现意识改变、脉搏增快、呼吸困难等全身症状。

2. 心理反应　突发而严重的发绀患者常可出现恐惧。

（三）伴随症状

伴有意识障碍者，见于药物或化学品中毒以及休克、急性肺部感染、急性肺水肿等。伴呼吸困难，见于心肺疾病及呼吸道阻塞。伴杵状指（趾），主要见于先天性心脏病、支气管扩张、慢性肺脓肿等。有明显发绀而呼吸困难不明显者，提示异常血红蛋白血症。

三、护理评估要点

1. 有无发绀相关疾病的病史及误食药物或变质蔬菜的情况。
2. 发绀范围、程度、进展速度，发绀部位的温度及皮肤完整情况。
3. 发绀对病人活动的影响，有无焦虑及恐惧。

四、相关护理诊断

1. 活动无耐力　与心肺功能减退、机体缺氧有关。
2. 气体交换受损　与心肺功能不全导致肺淤血有关。
3. 焦虑/恐惧　与缺氧及担心疾病预后有关。

第八节　黄　　疸

黄疸（jaundice）是指血清胆红素浓度高于正常范围，表现为巩膜、皮肤及黏膜黄染的征象。正常人血清总胆红素为 1.7～17.1μmol/L，血清胆红素升高至 17.1～34.2μmol/L 时，临床不易察觉，称为隐形黄疸，超过 34.2μmol/L 时，可出现明显的黄疸现象。

一、病因与发生机制

胆红素是构成血红蛋白的重要成分，当衰老红细胞被破坏后可分解出非结合（游离）胆红素，血中非结合胆红素经血循环到达肝细胞，经葡萄糖醛酸转移酶作用，转化为结合胆红素。结合胆红素随胆汁排入肠道，被肠道细菌转化为尿胆原或粪胆素。小部分尿胆原被重吸收入肝，再次形成结合胆红素，此过程称为胆红素的“肠肝循环”。胆红素生成过多，转化及排泄障碍都可引起黄疸。常见黄疸类型有3种：

1. 溶血性黄疸　可见于不同血型输血后发生的溶血反应、遗传性球形细胞增多症、珠蛋白生成障碍等。溶血时，因红细胞破坏增加导致非结合胆红素生成过多，超过了肝细胞摄取、合成和排泌的最大能力，在血中堆积导致黄疸。

2. 肝细胞性黄疸　肝炎、肝硬化、肝癌等疾病时，转化非结合胆红素的能力下降，血中非结合胆红素堆积，同时因肝内细胞水肿、毛细胆管梗阻等原因使生成的结合胆红素及少许胆盐不能顺利排泌而反流入血引起黄疸现象。

3. 胆汁淤积性黄疸　胆道梗阻、胰头癌等导致胆道梗阻时，结合胆红素及胆汁不能通过肠道排出体外而反流至血窦，故早期血中结合胆红素增加，后期肝细胞肿胀坏死则结合、非结合胆红素都可增高。

二、临床表现

（一）临床特点

1. 溶血性黄疸　皮肤颜色较浅，可呈浅柠檬色，便色深，尿呈酱油色。急性期常有发热、寒战及腰背疼痛，重者可出现肺水肿及肾功能衰竭。慢性溶血病人可发现贫血和脾大。血中以非结合胆红素升高为主。

2. 肝细胞性黄疸　皮肤黏膜黄色可浅可深，可有皮肤瘙痒，尿色深，常有食欲减退、肝区不适或疼痛表现。血中非结合胆红素和结合胆红素都有增高。

3. 胆汁淤积性黄疸　皮肤黏膜色深，呈暗黄色，皮肤痒感重。尿色可深如浓茶。粪便颜色变浅，如胆道完全梗阻可出现状如白陶土样的粪便。病人血中结合胆红素升高为主。

知识链接

蚕豆病

遗传性葡萄糖-6-磷酸脱氢酶（G6PD）缺乏症是最常见的一种遗传性酶缺乏病，俗称蚕豆病。全世界约2亿人罹患此病。我国是本病的高发区之一，呈南高北低的分布特点，患病率为0.2%～44.8%。主要分布在长江以南各省，以海南、广东、广西、云南、贵州、四川等省为高。G6PD缺乏症发病原因是由于G6PD基因突变，导致该酶活性降低，红细胞不能抵抗氧化损伤而遭受破坏，引起溶血性贫血，病情严重者可出现黄疸。

（二）身心反应

1. **身体反应** 皮肤瘙痒常可影响病人休息与睡眠，反复搔抓也可导致皮肤黏膜的损伤甚至继发感染。

2. **心理反应** 皮肤色泽改变常可使病人对自我形象产生不安或消极情绪。黄疸持续时间长且原因不明时，可因担忧疾病预后而产生焦虑。

（三）伴随症状

1. **发热** 黄疸伴发热见于感染、肝细胞坏死、急性溶血或癌症。肝炎和急性溶血的发热一般出现在黄疸之前；胆总管结石合并化脓性胆管炎者常有高热并有寒战；癌性黄疸多为低热。

2. **腹痛** 胆道结石、胆道感染时可伴有上腹部阵发绞痛及胆囊区压痛；肝脓肿及肝炎病人可有明显的右上腹疼痛。胰头癌、壶腹癌早期仅黄疸进行性加重，后期常有持续性上腹部剧烈疼痛。

3. **皮下出血** 梗阻性黄疸特别是完全性梗阻的病人肠道生成维生素 K 常不足，且因胆盐刺激皮肤导致瘙痒，常可出现皮下出血，亦可继发感染。

三、护理评估要点

1. 确定是否有胆红素升高，以鉴别黄疸和胡萝卜素血症等由使皮肤发黄的食物或药物所致。
2. 注意观察皮肤黏膜色泽及粪尿颜色。
3. 注意评估有无皮肤瘙痒及程度，有无对睡眠的影响，病人是否了解减轻瘙痒的方法。
4. 了解病人对皮肤黏膜变黄导致自身形象改变的重视情况，有无自卑及焦虑。

四、相关护理诊断

1. **有皮肤完整性受损的危险** 与皮肤瘙痒有关。
2. **自我形象紊乱** 与黄疸所致的皮肤黏膜色泽改变有关。
3. **焦虑** 与黄疸持久不退、皮肤瘙痒影响休息、睡眠等有关。

第九节　恶心与呕吐

恶心（nausea）为紧迫欲吐的感觉，常为呕吐的前期表现，多伴有迷走神经兴奋的症状，如面色苍白、流涎、出冷汗、血压降低、心率减慢等。呕吐（vomiting）是胃和小肠的内容物通过食管逆流经口腔排出体外的现象。

一、病因与发生机制

1. **反射性呕吐** 指由来自内脏末梢神经的冲动刺激呕吐中枢引起的呕吐。

（1）口咽部刺激 如咽喉肿物及异物、剧烈咳嗽等。

（2）消化系统疾病 胃肠疾病如急性胃肠炎、慢性胃炎、消化性溃疡、幽门梗阻、肠梗阻等。肝、胆、胰疾病如急性肝炎、急性胆囊炎、急性胰腺炎等。

（3）其他 如急性心肌梗死、急性肾盂肾炎、急性腹膜炎、迷路病变、青光眼、屈光不正等。

2. 中枢性呕吐

（1）中枢神经系统病变 颅内感染、脑血管病、颅内占位性病变、颅脑外伤等引起颅内压增高。

（2）全身性疾病 急性感染性疾病、妊娠、尿毒症、糖尿病酮症酸中毒、甲状腺危象等。

（3）药物反应 洋地黄、抗菌药物、抗肿瘤药物等。

（4）中毒 一氧化碳、有机磷、铅、砷等中毒。

（5）精神因素 如胃肠神经症、神经性厌食等。

呕吐是延髓呕吐中枢支配的复杂反射，可经神经反射或化学感受器的刺激发生。典型呕吐过程可分为恶心、干呕、呕吐三个阶段。恶心时胃张力和蠕动减弱，十二指肠张力增强；干呕时胃窦部短暂收缩，胃上部放松。呕吐时胃窦持续收缩，贲门开放，腹肌与膈收缩，腹压增高，胃内容物迅速反流经食管和口排出。

二、临床表现

（一）临床特点

1. 呕吐特点 反射性呕吐常有恶心，胃内容物排空后仍有干呕。颅内压增高者无恶心先兆，呕吐剧烈呈喷射状，吐后不感轻松。精神因素引起的呕吐可在餐后即刻发生。

2. 呕吐时间 育龄期女性于晨间呕吐考虑早孕反应，尿毒症病人的呕吐有时也发生在晨间。鼻窦炎及咽炎病人常表现为晨起恶心与干呕，为咽部受到刺激所致。幽门梗阻常常在餐后较久或于数餐之后才出现呕吐，多发生在夜间。

3. 呕吐物的性质 十二指肠溃疡活动期呕吐物中含大量酸性胃液；幽门梗阻的呕吐物可见隔餐或隔日食物，呈腐酵气味，一般不含胆汁；小肠低位梗阻、麻痹性肠梗阻病人，其呕吐物带有粪臭；呕吐物中有多量胆汁见于频繁剧烈呕吐、小肠高位梗阻、胃空肠吻合术后等；病程较长的幽门梗阻或急性胃扩张病人，呕吐量大，一次可超过1000ml。

（二）身心反应

1. 身体反应 剧烈的呕吐可导致食管贲门黏膜撕裂综合征（Mallory－Weiss syndrome），导致疼痛甚至出血。呕吐频繁、持续时间较久者，可导致水、电解质和酸碱平衡紊乱以及消瘦和营养不良，但神经性呕吐的全身状况基本稳定。儿童、老人和意识障碍者，易发生误吸而导致肺部感染，甚至窒息。

2. 心理反应　频繁呕吐者常有紧张、焦虑等情绪反应。

（三）伴随症状

呕吐伴腹痛，常见于与急腹症相关的疾病，如消化性溃疡、高位肠梗阻等，有时腹痛可在呕吐之后得到暂时缓解，但在胆囊炎、胆石症、急性胰腺炎等，呕吐多不能使腹痛得到缓解。胆囊炎和胆石症伴腹痛的同时还常伴发热、寒战或黄疸；呕吐伴有头痛者，除应考虑引起颅内压增高的疾病外，还应想到偏头痛、鼻窦炎、青光眼、屈光不正等；呕吐伴有眩晕及耳鸣者应考虑迷路病变，也应考虑是否因氨基糖甙类药物引起。

三、护理评估要点

1. 有无恶心呕吐相关疾病及诱发因素。

2. 呕吐发生及持续时间、发生频率、与进食的关系，对进食水的影响。

3. 注意呕吐的剧烈程度，有无呛咳及误吸。观察呕吐物的性状、量、有无特殊气味等。

4. 诊疗及护理的情况。

四、相关护理诊断

1. 体液不足/有体液不足的危险　与呕吐导致体液丢失和（或）摄入减少有关。

2. 营养失调：低于机体需要量　与频繁恶心呕吐导致摄入食物不足有关。

3. 有误吸的危险　与呕吐时发生呛咳及呕吐物误吸入气道有关。

第十节　呕血与黑便

呕血（hematemesis）和黑便（melena）是上消化道出血时的主要表现。上消化道指屈氏韧带以上的消化道，包括食管、胃、十二指肠、胰管和胆道。当出血量较多时可自口腔呕出，称为呕血。一日内出血量在 50～70ml 以上时，进入肠道的血液经肠道细菌的作用，使血红蛋白所含的铁转变为硫化铁，粪便呈黑色，称为黑粪，因其黏稠发亮似沥青，故又称柏油样便。

一、病因与发生机制

1. 食管疾病　食管异物、食管炎、食管癌等。

2. 胃、十二指肠疾病　消化性溃疡、非甾体抗炎药及应激等引起的急性胃黏膜病变。

3. 肝、胆、胰疾病　肝硬化门脉高压导致的食管－胃底静脉曲张破裂出血；肝癌、肝脓肿或肝动脉瘤破裂入胆管；胆管或胆囊结石、胆道蛔虫症、胆囊或胆管癌以及壶腹癌等引起的出血；胰腺炎合并脓肿破裂出血、胰腺癌出血等。

4. 全身性疾病 出血性疾病如白血病、再生障碍性贫血、血小板减少性紫癜等；重型感染如败血症、重症肝炎、流行性出血热等；其他如尿毒症、结节性多动脉炎等。

上述病因中，以消化性溃疡引起出血者最为常见，其次是肝硬化食管－胃底静脉曲张破裂出血，再次为急性胃黏膜病变。

胃及食管出血较快、较多时，胃内的血液经口呕出，因血液在胃内与酸性的胃液混合可形成酸化正铁血红蛋白，故呕血颜色常呈咖啡色。进入肠道的血液中的铁与肠道内的硫化物结合形成黑色硫化铁，故粪便呈黑色。

二、临床表现

（一）临床特点

1. 呕血与黑便的性状 消化道出血时的表现取决于出血的部位、出血量及速度。通常呕血者均伴有黑便，而黑便不一定伴有呕血。若出血量大、且速度快，血液在胃内停留时间短，呕出物呈红色或暗红色；若出血量小或出血较慢，呕出物可呈咖啡色或褐色。上消化道出血量大、速度快时，粪便可呈暗红或鲜红色，需与下消化道出血鉴别。

2. 出血量及程度的估计 上消化道出血症状的轻重与失血量和失血速度有关，一般出血量达5ml以上粪便隐血试验可呈阳性；出血达50ml以上可见黑粪；胃内积血250～300ml时可出现呕血。当一次出血量不超过400ml时，血容量虽有轻度减少，但可由组织间液和脾脏储血补充而一般不出现全身症状；出血量在1000ml以上，尤其是失血较快者，多有头晕乏力、面色苍白、四肢厥冷、脉搏细数、血压下降等低血容量性休克的表现。

3. 出血是否停止估计 如有下列征象提示出血未停止或有再次出血：①反复呕血或黑便次数增加，呕出物转为暗红色，肠鸣音亢进。②经足量补充血容量，周围循环衰竭现象仍未改善。③血红细胞计数、血红蛋白量和红细胞比积继续下降。④网织红细胞计数及血尿素氮持续增高。

（二）身心反应

1. 身体反应 呕血发生时，常因失血较多且迷走神经兴奋而有头晕、心悸等表现。且出血后胃肠蠕动常可增快，可有肠鸣音亢进。出血后一般在24小时内可出现发热，大多在38.5℃以下。

2. 心理反应 由于突然出现呕血或黑便，病人常可表现为紧张、恐惧。

（三）伴随症状

呕血伴有咽下困难或疼痛者，见于食管癌、反流性食管炎等；伴有全身出血倾向者，见于血液病、尿毒症等；伴有肝病面容、蜘蛛痣等体征，提示肝硬化门脉高压所致的食管－胃底静脉曲张破裂出血；伴有黄疸进行性加深者，见于胰头癌、胆管癌、重症肝炎等。

三、护理评估要点

1. 确定是否为消化道出血，排除口、鼻、咽喉部出血或呼吸道出血经口排出及进食动物血、红肉、铁剂、药物导致的粪便变黑。

2. 有无可引发消化道出血的相关疾病或相关药物。

3. 呕血及黑便的次数、量、颜色及性状。

4. 有无循环衰竭的表现，有无紧张、焦虑、恐惧。

5. 诊疗、护理经过及效果。

四、相关护理诊断

1. 组织灌流量不足　与上消化道大量出血导致血容量不足有关。

2. 活动无耐力　与出血导致组织供血、供氧不足有关。

3. 恐惧　与大量呕血和黑便有关。

4. 潜在并发症　休克。

第十一节　意识障碍

意识障碍（disturbance of consciousness）是指机体对周围环境及自身状态的识别和觉察能力出现障碍。任何原因引起高级中枢神经功能损害时均可出现意识障碍，表现为人体对自身及外界认识状态以及记忆力、定向能力等精神活动不同程度的异常。

一、病因与发生机制

1. 颅脑疾病　脑外伤、急性脑血管病、颅内感染、颅内占位性病变、癫痫等。

2. 内分泌及代谢疾病　尿毒症、肝性脑病、糖尿病酮症酸中毒、甲状腺危象等。

3. 中毒　镇静安眠药、麻醉镇痛药、有机磷农药中毒、一氧化碳中毒等。

4. 严重感染　败血症、中毒性菌痢、中毒性肺炎等。

5. 缺血、缺氧性脑病　窒息、休克、阿-斯综合征、DIC 等。

6. 物理损害　如中暑、高热等。

意识状态的正常有赖于大脑皮质和皮质下网状结构的功能正常，任何原因导致大脑皮层弥漫性损害或网状结构上行系统被阻断时，均可产生意识障碍。

二、临床表现

（一）临床特点

意识障碍根据言语对答、疼痛刺激、反射情况等不同，一般分为嗜睡、意识模糊、昏睡、昏迷四种。

1. 嗜睡　嗜睡是最轻的意识障碍，表现为一种病理性倦睡。病人呈持续性睡眠状态，易被唤醒，醒后能正确回答问题和作出各种反应，但刺激去除后很快又再次入睡。

2. 意识模糊 是较嗜睡为深的意识障碍。病人保持简单的精神活动，但对时间、地点、人物的定向能力有障碍，思维和语言不连贯，可有错觉、幻觉、烦躁不安、谵语或精神错乱等表现。

3. 昏睡 病人处于沉睡状态，不易唤醒。在压迫眶上神经、摇晃身体等强烈刺激下可唤醒，但很快又入睡，醒时回答问题含糊或答非所问。

4. 昏迷 为最严重的意识障碍。按程度不同又可分为：

（1）浅昏迷 意识大部分丧失，无自主运动，对周围事物及声、光刺激全无反应，但对疼痛刺激有痛苦表情或肢体退缩等防御反应。吞咽反射、咳嗽反射、角膜反射及瞳孔对光反射仍然存在，生命体征一般无明显改变，可有大小便失禁。

（2）中度昏迷 对周围事物及各种刺激全无反应，对强烈刺激可出现防御反应但较弱。角膜反射、瞳孔对光反射迟钝，生命体征可有改变。

（3）深昏迷 意识完全丧失，全身肌肉松弛，对任何刺激均无反应，深、浅反射均消失，生命体征不稳定，大小便失禁。

另一种以兴奋性增高为主的意识障碍称为谵妄，表现为意识模糊、定向力丧失、幻觉、错觉、躁动不安、言语杂乱等。见于急性感染高热期、循环障碍、中枢神经系统疾病等。

（二）身心反应

意识障碍者感知能力、对环境的识别能力以及生活自理能力均发生了改变，尤其是昏迷者。由于病人的咳嗽、吞咽等各种反射减弱或消失，无自主运动，病人不能控制排便、排尿以及留置导尿等多种因素，除生命体征常有改变外，可出现营养不良、肺部或泌尿系统感染、大小便失禁、口腔炎、结膜炎、压疮等，久卧者还可发生关节僵硬、肢体挛缩畸形等。

（三）伴随症状

意识障碍伴皮肤黏膜呈樱桃红色见于一氧化碳中毒。伴发热及脉搏加快，见于脑炎、败血症等感染性疾病。伴呼吸节律的改变，见于中枢神经系统病变导致呼吸中枢抑制。伴脑膜刺激征见于脑膜炎和蛛网膜下腔出血等。伴瞳孔和对光反射的改变，见于脑卒中、急性中毒、中枢神经系统病变等。

三、护理评估要点

1. 评估意识障碍发生的急缓、病因及诱因。
2. 评估意识障碍的程度。
3. 诊疗及护理经过及效果。

四、相关护理诊断

1. 急性意识障碍 与疾病本身如脑出血、肝性脑病等有关。

2. 有误吸的危险　与会厌反射减弱或消失有关。

3. 有感染的危险　与意识障碍致咳嗽、吞咽反射减弱或消失有关；与侵入性导尿装置有关。

4. 有皮肤完整性受损的危险　与意识障碍致自主运动消失有关。

5. 有受伤的危险　与无意识、躁动不安有关。

同步训练

1. “三凹征”是：

A. 胸骨上窝、锁骨上窝、肋间隙在吸气时明显下陷

B. 胸骨上窝、锁骨上窝、肋间隙在呼气时明显下陷

C. 胸骨上窝、锁骨上窝、纵隔在吸气时明显下陷

D. 胸骨上窝、锁骨上窝、纵隔在呼气时明显下陷

E. 胸骨上窝、锁骨下窝、纵隔在吸气时明显下陷

2. 发绀发生的决定性因素是：

A. 心脏由右至左的分流　B. 血压过低　C. 肺功能严重减退

D. 血液中还原血红蛋白的绝对值　E. 红细胞比容

3. 咳铁锈色痰常见于：

A. 革兰阴性杆菌肺炎　B. 肺炎支原体肺炎　C. 军团菌肺炎

D. 肺炎球菌肺炎　E. 肺真菌病

4. 大量咯血是指 24 小时咯血量超过：

A. 200ml　B. 300ml　C. 400ml

D. 500ml　E. 600ml

5. 苏先生，77 岁，有 COPD 病史 25 年。近日受凉后咳嗽加重，咳大量脓性黏痰，不易咳出。护理查体：体温 37.5℃，气促，听诊可闻及痰鸣音，伴喘息。此病人最主要的护理诊断是：

A. 清理呼吸道无效　B. 气体交换受损　C. 体温过高

D. 低效性呼吸形态　E. 活动无耐力

6. 剧烈咳嗽后，病人咯血 200ml 后表情恐怖、张口瞪目、双手乱抓。此时护士应做的首要护理措施是：

A. 准确记录咯血量　B. 指导病人有效咳嗽

C. 立即清除呼吸道内血块　D. 给予氧气吸入

E. 给予呼吸兴奋剂

7. 区别心源性、肺源性呼吸困难主要观察：

A. 是否有端坐位呼吸　B. 是否为劳力性呼吸困难

C. 是否有发绀和杵状指　D. 是否有呼吸急促和三凹征

E. 是否易在夜间发作

8. 心源性水肿一般最先发生于：

A. 胸部　B. 眼睑　C. 腹部

D. 背部　E. 踝部

9. 护理心悸明显的病人不正确的方法是：
A. 卧床休息 B. 清除焦虑 C. 不能用镇静剂
D. 心电监护 E. 调整饮食
10. 心源性水肿病人不妥的护理措施是：
A. 保持会阴部清洁 B. 观察尿量和体重的变化
C. 输液一般 20～30 滴/分为宜 D. 每日入液量 500ml 左右
E. 钠盐的限制应根据心功能情况而定
11. 喷射性呕吐常见于：
A. 前庭功能紊乱 B. 颅内压增高 C. 幽门梗阻
D. 霍乱 E. 急性胃炎
12. 腹泻时对病人不宜采取的护理措施是：
A. 摄入少渣、易消化饮食 B. 避免饮酒 C. 卧床休息，减少活动
D. 涂凡士林保护肛周皮肤 E. 腹部冷敷减少充血
13. 对呕血与黑便叙述正确的是：
A. 呕血一般不伴黑便 B. 黑便一定伴呕血
C. 上消化道出血只有呕血 D. 幽门以下上消化道出血可仅有黑便
E. 出血量在 5ml 以下也可有黑便
14. 支气管扩张及肺脓肿病人痰液的典型表现是：
A. 只有少量黏液 B. 草绿色 C. 红棕色胶冻状
D. 灰黑色 E. 痰液分层现象
15. 心源性呼吸困难最先出现的是：
A. 急性肺水肿 B. 夜间阵发性呼吸困难
C. 劳力性呼吸困难 D. 心源性哮喘
E. 端坐呼吸
16. 引起心前区疼痛最常见的病因是：
A. 心脏神经官能症 B. 结核性胸膜炎 C. 心绞痛、心肌梗死
D. 急性心包炎 E. 房室传导阻滞
17. 心源性水肿的特点是：
A. 从身体下垂部位开始 B. 从身体疏松部位开始，如眼睑
C. 久站者易有骶尾部、会阴部水肿 D. 易伴腹水
E. 易伴胸水
18. 排出黑便说明：
A. 上消化道出血 B. 痢疾 C. 直肠炎
D. 直肠癌 E. 痔
19. 上消化道出血的特征性表现是：
A. 氮质血症 B. 发热 C. 失血性周围循环衰竭
D. 呕血与黑便 E. 意识模糊
20. 肾性水肿一般首先表现出：
A. 双下肢对称性可凹性水肿 B. 胸腔积液 C. 心包积液
D. 腹水 E. 眼睑及面部水肿

21. 对头痛病人，下列护理措施哪项不妥：

A. 鼓励病人应用止痛药　B. 鼓励病人进行理疗来缓解疼痛

C. 鼓励病人进行放松训练　D. 鼓励病人卧床休息

E. 鼓励病人避免强光和噪声的刺激，处于安静的环境

22. 病人自发动作完全消失，对任何刺激均无反应，各种反射均消失，巴宾斯基征持续阳性，则此时病人意识障碍的程度是：

A. 浅昏迷　B. 嗜睡　C. 昏睡

D. 深昏迷　E. 无动性缄默症

23. 病人对压眶刺激表现出痛苦表情，没有言语应答，且不能执行简单的命令，目前病人处于的状态是：

A. 昏迷　B. 嗜睡　C. 睁眼昏迷

D. 浅昏迷　E. 深昏迷

24. 呼气性呼吸困难主要见于：

A. 喉头水肿　B. 胸腔积液　C. 支气管肺癌

D. 肺炎　E. 支气管哮喘

25. 体温降低见于：

A. 无菌性炎症　B. 大量失血　C. 组织破坏

D. 恶性肿瘤　E. 免疫反应

26. 浅昏迷和深昏迷的主要区别为：

A. 有无自主运动　B. 角膜反射及防御反射是否存在

C. 对声、光刺激的反应　D. 有无大小便失禁

E. 能否被唤醒

27. 发热最常见的病因是：

A. 无菌性物质坏死吸收　B. 抗原－抗体反应　C. 自主神经功能紊乱

D. 感染　E. 内分泌与代谢疾病

28. 带金属音调的咳嗽见于：

A. 肺结核　B. 急性支气管炎　C. 慢性支气管炎

D. 急性肺水肿　E. 原发性支气管肺癌

29. 引起咯血最常见的疾病是：

A. 慢性支气管炎　B. 肺结核　C. 急性支气管炎

D. 肺气肿　E. 肺炎

30. “肠源性青紫”是由于下述哪一项原因导致：

A. 进食含较多亚硝酸盐的食物

B. 由于便秘或其他原因导致体内硫化血红蛋白上升

C. 见于女性，与月经周期相关

D. 右心衰竭导致消化道吸收功能异常

E. 是一种混合性发绀

31. 大便呈白陶土样见于：

A. 中毒性肝炎　B. 败血症　C. 误输异型血

D. 胰头癌　E. 钩端螺旋体病

32. 下列哪种疾病可引起肝细胞性黄疸：
A. 病毒性肝炎 B. 肝内泥沙样结石 C. 溶血性贫血
D. 原发性胆汁性肝硬化 E. 胆总管狭窄
33. 阑尾炎的疼痛特点：
A. 上腹痛 B. 下腹痛 C. 左下腹痛
D. 右下腹痛 E. 转移性右下腹痛
34. 酗酒、暴饮暴食后，出现中上腹持续性刀割样剧痛阵发性加剧，多见于：
A. 急性胰腺炎 B. 急性胆囊炎 C. 胃溃疡
D. 急性胃肠炎 E. 急性胃肠穿孔
35. 先昏迷后发热常见于下列哪种疾病：
A. 流行性出血热 B. 脑出血 C. 败血症
D. 流行性脑脊髓膜炎 E. 流行性乙型脑炎
36. 下列哪项不属于胆汁淤积性黄疸：
A. 肝内泥沙样结石 B. 胆石症 C. 胰头癌
D. 壶腹癌 E. 肝硬化
37. 关于溶血性黄疸病人的胆红素代谢检查，下列哪项是错误的：
A. 总胆红素增加 B. 非结合胆红素明显减少
C. 结合胆红素轻度增加 D. 尿胆原明显增高
E. 尿胆红素阴性
38. 与胸膜炎胸痛特点相符的表现是：
A. 咳嗽时胸痛加剧
B. 胸壁局部皮肤有红肿热痛
C. 胸部皮肤有成簇水疱沿一侧肋间神经分布
D. 呈胸部闷痛
E. 进食或吞咽时加重
39. 下列关于心源性水肿的说法，不正确的一项是：
A. 行走活动后明显，休息后减轻 B. 常有肝颈静脉回流征阳性
C. 水肿的基本机制是钠水潴留 D. 可有肝肿大
E. 多呈对称性
40. 肝源性水肿的主要表现是：
A. 晨起可见颜面及眼睑浮肿 B. 颈静脉怒张 C. 腹水
D. 头面部水肿 E. 水肿前常有消瘦
41. 高血压、冠心病、妊娠病人咯血时禁用：
A. 垂体后叶素 B. 氨基己酸 C. 卡巴克络
D. 维生素 K_1 E. 云南白药
42. 对咯血病人错误的指导是：
A. 大量咯血时绝对卧床休息
B. 取患侧卧位或平卧位头偏向一侧
C. 大量咯血时应屏气以防止大量出血
D. 大量咯血者暂禁食
E. 烦躁不安者使用镇静剂

43. 女性，16 岁。经过某开花盆景旁时，突然出现呼气性呼吸困难，伴两肺广泛性哮喘音。首先考虑：

A. 气管内异物　B. 肺水肿　C. 慢性支气管炎
D. 支气管哮喘　E. 急性胸膜炎

44. 左心衰竭早期出现的呼吸困难为：

A. 叹息样呼吸　B. 夜间阵发性呼吸困难
C. 劳力性呼吸困难　D. 端坐呼吸
E. 潮式呼吸

45. 与中心性发绀不符合的一项是：

A. 发绀呈全身性分布　B. 发绀部位皮肤发冷
C. 按摩和加温后发绀不消失　D. 血中还原血红蛋白增多而引起
E. 心肺功能改善后发绀缓解或消失

46. 关于胸痛特点，不正确的说法是：

A. 胸膜炎时有患侧腋前线及腋中线附近尖锐刺痛或撕裂样痛
B. 带状疱疹的胸痛为沿肋间神经分布的刀割样或烧灼痛
C. 心绞痛多为心前区压榨感
D. 食管炎胸痛多为胸骨后烧灼样疼痛
E. 肋间神经炎胸痛为沿肋间神经分布的刺痛

47. 夜间或晨起吐出隔宿食物，吐后舒服，见于：

A. 幽门梗阻　B. 妊娠　C. 尿毒症
D. 精神性呕吐　E. 食物中毒

48. 恶心、呕吐伴上腹部钻顶样剧痛，提示：

A. 胆道蛔虫症　B. 急性胆囊炎　C. 急性胰腺炎
D. 急性阑尾炎　E. 异位妊娠破裂

49. 呕血是指以下哪个部位的出血经口腔排出：

A. 屈氏韧带以上的消化道　B. 喉以上的呼吸道
C. 喉以下的呼吸道及肺部　D. 下消化道
E. 口腔、牙龈

50. 引起呕血的最常见的病因是：

A. 急性糜烂性胃炎　B. 食管 - 胃底静脉曲张破裂出血
C. 胃癌　D. 消化性溃疡
E. 白血病

51. 出现呕血，提示上消化道出血已超过：

A. 5ml　B. 60ml　C. 250 ~ 300ml
D. 800 ~ 1000ml　E. 1500ml

52. 急性腹泻最常见的病因为：

A. 肠道感染及细菌性食物中毒
B. 急性动植物中毒
C. 某些药物中毒
D. 伤寒
E. 变态反应性肠炎

53. 与溶血性黄疸不符合的表现为：

A. 皮肤呈浅柠檬色，无瘙痒

B. 伴发热、寒战、腰痛

C. 血清总胆红素增高而结合胆红素正常

D. 粪便色浅或呈白陶土色

E. 尿呈酱油色

54. 关于头痛，不正确的说法是：

A. 头痛伴发热、脑膜刺激征多见于急性颅内感染

B. 头痛伴呕吐、视神经乳头水肿提示颅内占位

C. 短暂性头痛多为功能性，持续性头痛多为器质性

D. 头痛越严重提示病情越严重

E. 过度疲劳、紧张、睡眠不足可加重或诱发偏头痛

55. 与浅昏迷不符合的表现是：

A. 无自主运动　　B. 对声、光刺激无反应

C. 大、小便失禁　　D. 强刺激下可被唤醒

E. 生理反射存在

56. 某昏迷病人呼气有蒜臭味，呼吸 10 次/分，瞳孔缩小呈针尖样。首先考虑为：

A. 吗啡类中毒　　B. 有机磷杀虫剂中毒　　C. 毒蕈中毒

D. 阿托品中毒　　E. 大蒜素中毒

57. 呕吐伴腹泻常见于：

A. 肠梗阻　　B. 急性肝炎　　C. 腹膜炎

D. 急性肾盂肾炎　　E. 急性胃肠炎

58. 慢性腹痛，每于冬季发作，进食后缓解，应考虑：

A. 胆道蛔虫症　　B. 胆石症　　C. 慢性胰腺炎

D. 消化性溃疡　　E. 结核性腹膜炎

59. 下列哪种疾病可引起肝细胞性黄疸：

A. 病毒性肝炎　　B. 肝内泥沙样结石　　C. 溶血性贫血

D. 原发性胆汁性肝硬化　　E. 胆总管狭窄

60. 先发热后头痛，下列疾病中最可能是：

A. 化脓性脑膜炎　　B. 小脑肿瘤　　C. 蛛网膜下腔出血

D. 三叉神经痛　　E. 听神经瘤

61. 发作性偏侧头痛最可能的诊断是：

A. 颅内高压　　B. 三叉神经痛　　C. 偏头痛

D. 高血压病　　E. 面神经炎

62. 白先生，70 岁，活动后气短 7 年，3 天前受凉后咳痰、夜间不能平卧，伴双下肢水肿。白先生的水肿应首先考虑是：

A. 营养不良性　　B. 肝源性　　C. 心源性

D. 肾性　　E. 其他原因

第三章　健康史评估

学习目标

1. 掌握交谈的方法与注意事项。
2. 掌握健康史与内容。
3. 熟悉资料的来源与分类。
4. 熟练进行健康史采集并能规范书写。

健康史评估是收集评估对象目前、过去健康状况及其影响因素等有关资料的过程。健康史评估是健康评估的第一步，据此可获取确立护理诊断的有关资料，也可为随后对评估对象有针对性地选择身体评估、各种辅助检查等其他健康评估方法提供线索。

第一节　概　　述

一、健康资料的来源

评估者在收集健康资料过程中，其资料来源可分为以下两类：

（一）主要来源

主要来源即评估对象本人提供的资料，如患病后的感受、对健康的认识及需求、求医的目的与要求、对治疗及护理的期望等，只有评估对象本人最清楚、最能准确地加以表述，因而最为可靠。

（二）次要来源

次要来源主要包括以下几个方面：

1. 评估对象的家庭成员或其他与之关系亲密者　如父母、亲友、同事、邻居等，他们对评估对象生活或工作的环境、生活习惯、身心健康状况等有较全面的了解，他们提供的资料有重要的参考价值。

2. 事件目击者　指目睹评估对象发病过程的人员，可提供有关评估对象发病当时的状况及病因和病情进展等资料。

3. 其他卫生保健人员 与评估对象有关的主管医师、营养师、心理医师及责任护士等，可了解评估对象相关的诊疗、护理措施，对治疗、护理的反应等身心方面的资料。

4. 既往健康记录 如儿童预防接种记录、健康体检记录、病历记录等。

5. 各种辅助检查报告 指各种实验检查结果、影像学检查、心电图检查报告等。

二、健康资料的分类

健康评估所收集的资料可以是评估对象或有关人员的主观描述，也可以是身体评估、实验室或器械检查的客观结果。为了更好地分析和利用资料，可根据其不同特点进行分类，其中最常用的是根据收集资料的方法不同，将其分为主观资料和客观资料。

（一）主观资料

主观资料是通过与评估对象交谈获得的资料，是评估对象对健康状态的主观感觉和情绪体验，包括评估对象的主诉、亲属的代诉及经提问而获得的有关评估对象健康状况的描述。其中评估对象患病后对机体生理功能异常的自身体验和感受称为症状，如恶心、疼痛等。症状是主观资料的重要组成部分。

（二）客观资料

客观资料是指通过身体评估或借助各种实验室、医疗仪器检查等所获得的有关评估对象健康状态的资料。其中评估对象患病后机体的体表或内部结构发生了可觉察的改变，称为体征，如肝大、心脏杂音、黄疸等。

知识链接

美国护理专家索伦森和拉克曼曾说：“如果病人的资料不详细、不准确，那么在这些资料上作出的诊断也就是不正确的，护理计划将是错误的，同时护理措施也将是不恰当的，或者是有害的。”这段精辟的表述强调了健康评估能力是实施整体护理的关键技术能力。

第二节 健康史评估方法

健康史评估的基本方法是交谈，成功的交谈是确保获得的资料完整、真实、系统的关键，因此评估者应灵活应用交谈的方法和技巧。

一、交谈的目的

交谈的目的主要是为了获取有关病人的健康观念、身体功能状况以及其他与健康、治疗和疾病相关的信息，为提出护理诊断提供重要依据，也为身体评估的重点提供线索。同时交谈也为护士和病人之间建立积极的治疗性关系提供了机会。

二、交谈的方式与技巧

（一）交谈方式

1. 正式交谈　是指事先通知评估对象，进行有目的、有计划、有层次、有顺序的交谈。

（1）准备阶段　①确定交谈目的及内容。②安排合适的时间：一般在评估对象入院事项安排就绪后进行，不宜在评估对象就餐或其他不便时交谈，同时应考虑评估对象的情绪状态。③安排良好的环境：安排舒适、安静、光线温度适宜的交谈环境，避免干扰，并保证有一定的私密性。④参阅必要的资料：查阅门诊、急诊病史资料，了解评估对象的基本情况和相关的医学知识，预测交谈中可能遇到的问题及需采取的相应措施。

（2）交谈阶段　交谈开始，应礼貌地称呼对方并做自我介绍，讲明自己的职责、交谈目的、交谈所需要的时间。然后根据健康史评估内容从一般情况、主诉开始逐步深入地进行交谈。要创造融洽的气氛，不可使评估对象有被审问的感觉。

（3）结束阶段　当已获得必要的资料，达到交谈目的时，对重要资料可向评估对象简单复述，再次确认，并感谢评估对象的合作，结束交谈。

2. 非正式交谈　指评估者在护理工作中与评估对象的随意交谈，谈话内容不受限制，让评估对象自由表达，从了解到的多种信息中选择有价值的资料记录。

（二）交谈的技巧

1. 应用合适的提问方式　一般由简单问题开始，逐步深入地进行询问。提问一般分为：

（1）开放式提问　开放式提问一般问题比较笼统，范围比较广，问句中没有可供选择的答案，可以使评估对象对有关问题进行更详细地描述。如“您哪里不舒服？”“您因为什么来住院？”这样的提问方式多用于交谈开始或转换话题时，有利于评估对象主动、自由地诉说，评估者能获得更客观、更完整的资料。

（2）封闭式提问　是一种将评估对象的回答限制在特定范围之内的提问，评估对象回答问题时选择性较少，甚至有时只回答“是”或“不是”即可，如“您睡眠好不好？”“您经常胸痛吗？”这种提问方式会带有一定的暗示性，回答内容已包含在问句中，评估者难以获得较多真实的资料。

2. 灵活应用肢体语言　评估者在交谈过程中应灵活应用肢体语言向评估对象传递信息，如评估者整洁的服饰，友善的表情，良好的仪表、姿势，以及目光的对视，适时的微笑、点头，必要的手势、触摸等。和评估对象保持合适的距离，理想的交谈距离约50～120cm，这也是比较亲近的交谈距离，使评估对象感到温和、亲切、可信，因而消除紧张情绪，使交谈顺利进行。

3. 控制主题　一般应多听少问，让评估对象按自己的方式和程序把情况讲出来。

不应轻易打断评估对象的谈话，若评估对象抓不住重点、离题，或试图避免谈及某项问题等情况时，评估者可插入与评估内容相关的问题，使话题重回主题。

4. 及时核实资料 核实是评估者在倾听过程中，为校对自己理解是否正确时采取的方法。及时核实交谈资料的真实性，可使评估者获得确切而具体的信息，弄清问题的关键。常用的核实方法有：

（1）澄清 要求评估对象对模棱两可或模糊不清的内容做进一步的解释和说明。

（2）复述 以不同的表达方式重复评估对象所说的内容。

（3）反问 以询问的口气重复评估对象所说的话。

（4）质疑 用于评估对象叙述的情况与评估者所观察到的内容不一致或评估对象前后所说的情况不一致时。

（5）解析 对评估对象提供的信息进行分析和推论，并与其交流。

第三节 交谈的注意事项

一、尊重病人

评估者应和蔼、耐心，以真情实感去同情、体贴、关心评估对象；对外观异常者不显露惊奇，对难以相处者不厌恶，对评估对象的错误观点不要直接批评。尊重评估对象的隐私权，回避其不愿提及的问题；避免使用有不良刺激的语言。另外，在与癌症病人交流时，防止出现阻碍沟通的行为。

知识链接

阻碍沟通行为

护理专业对阻碍沟通行为（blocking behavior）概念的认识，源于对护士和癌症病人在临床护理中存在沟通困难这一现象及其原因的研究。Quint 采用参与性观察法发现，一旦病人被确诊患有癌症，护士就会在病人面前变得沉默寡言，不愿给病人提供信息，常采用以下 4 种方式阻止病人谈论相关问题：转介问题，改变谈话主题，保持沉默，敷衍塞责、想办法脱身。

二、避免套问及诱问

当回答问题不确切时，评估者应耐心启发，不应暗示或诱导。如：“您是不是下午发热？”应问：“您发热多在什么时间？”不应问：“您咳嗽是不是在夜间较严重？”而是问：“您咳嗽什么时间较严重？”以免评估对象随声附和，导致信息错误，使获得的资料缺乏真实性。

三、避免使用医学术语

正确应用人际交往与沟通技巧，语言要通俗易懂，问题要具体、简单明了，避免使用医学术语，如黄疸、发绀、里急后重等，这些医学术语，评估对象难以理解，易导致获得的资料不确切。

四、注意文化和年龄的差异

不同文化背景的人在人际交流的方式及对疾病的反应方面存在着差异。评估者要学会理解其他文化的信仰和价值观，了解自己与评估对象之间的文化差异，灵活应用交谈方式。不同年龄阶段的评估对象，由于其所处的生理及心理发展阶段不同，参与交流的能力也不同。评估者应根据评估对象的年龄特征，采取合适的交谈方式。

第四节　健康史的内容

一、一般资料

一般资料包括姓名、性别、年龄、民族、职业、婚姻状况、籍贯、文化程度、工作单位、医保情况、家庭住址及电话、入院日期、入院方式、入院诊断、主管医师、主管护士（师）、收集资料时间、病史供述人、可靠程度等。

二、主诉

主诉是评估对象本次就诊最主要的症状、体征及其持续时间，也就是本次就诊最主要的原因，包括评估对象就诊时感觉最明显的症状或体征及其性质和持续时间。

主诉的描述与记录：简明扼要，一般不超过 20 个字，或不超过 3 个主要症状。症状在前，持续的时间在后，若主诉包括前后不同时间出现的几个症状，应按其发生的先后顺序记录，如“发热 1 天，活动后心慌气短 2 年，下肢水肿 1 个月”。

三、现病史

现病史是病史中的主体部分，是围绕主诉详细描述病人自患病后疾病的发生、发展、演变、诊疗、护理的全过程。其内容如下：

（一）起病情况

起病情况包括发病的时间、地点、起病缓急、原因或诱因等。询问起病情况对病因有鉴别作用。

（二）主要症状及其特点

主要症状的部位、性质、持续时间、发作频率及严重程度、发作的形态（渐进性或突发性）、有无加重或缓解的因素等。

（三）病情的发展、演变情况

病情的发展、演变情况包括患病过程中主要症状的变化及有无新症状的出现。应按症状发生的先后进行描述。

（四）伴随症状

伴随症状是与主要症状同时或随后出现的其他症状，应询问其发生的时间、演变情况、与主要症状之间的关系等，常可为确定病因提供重要价值。

（五）诊疗和护理经过

患病后曾在何时何地就诊，做过哪些检查，接受了哪些治疗和护理，效果如何。

（六）目前健康状况对评估对象的影响

包括评估对象对自己目前健康状况的评价及患病对生理、心理、社会各方面的影响，如精神状况、自理能力、体重变化、睡眠、食欲与食量、大小便等情况。

四、既往史

既往史包括评估对象既往的健康状况、曾患疾病及求医经过，主要包括以下内容：

（一）一般评价

一般评价是评估对象对自己既往健康状况的评价。

（二）既往病史

既往病史包括既往患病史、外伤手术史等。注意询问所患疾病的时间、诊断、治疗与护理经过及转归情况（应特别询问急、慢性传染病及常见慢性病病史）；有无手术史，手术的时间、原因及名称；有无外伤史，外伤的时间、诊疗与转归等。

（三）预防接种史

预防接种史包括预防接种的种类、次数及时间。

（四）过敏史

过敏史指有无食物和其他接触物过敏史等。有过敏史者应询问过敏时间及表现等情况。

五、用药史

用药史包括评估对象过去及目前使用药物的名称、剂型、用法、用量、效果及不良反应等。

特别要询问是否有药物过敏史，对过敏者，应记录过敏时间、过敏反应情况等。了解用药史有助于正确适时指导用药，避免发生药物过敏反应及因使用不当或过量而致的毒性反应。

六、个人史

（一）出生及成长情况

包括出生时情况、出生地、居住地、有无疫区和地方病流行区居住史、成长过程中有无特殊问题等。

（二）日常生活形态

主要了解评估对象的生活习惯和行为方式，包括受教育情况、经济和社交状况、职业及工作条件、生活习惯与嗜好、活动与休息情况等。有烟酒嗜好者，应询问持续时间、摄入量和是否戒除等。

（三）月经史

包括初潮年龄、月经周期、行经期、月经量、颜色、末次月经（闭经）时间、绝经年龄、有无痛经等。记录格式如下：

$$\text{初潮年龄}\frac{\text{行经日期}}{\text{月经周期}}\text{末次月经时间（或绝经年龄）}$$

$$\text{例：14 岁}\frac{4\sim6\text{ 天}}{28\sim30\text{ 天}}\text{2012 年 5 月 16 日}$$

（四）婚姻史

包括是否结婚、结婚年龄、配偶健康状况、性生活情况等。若丧偶，应询问死亡年龄、原因和时间。

（五）生育史

包括初孕年龄，妊娠及生育次数，有无人工或自然流产，有无早产、死产、难产或剖宫产及计划生育情况等。

七、家族史

包括评估对象、双亲、兄弟、姐妹、子女的健康及曾患病情况，特别要询问是否患有与评估对象类似的疾病及与遗传有关的疾病。对已死亡亲属，还要询问死亡的原因和年龄。

同步训练

1. 护理病史询问中，正确的问语是：
A. “您肚子疼，疼痛向右肩放射吗？”
B. “您感到哪里不舒服，病了多长时间了？”
C. “您腹泻时，有无里急后重？”
D. “您巩膜有无出现过黄疸？”
E. “您有无出现过夜间阵发性呼吸困难？”
2. 正确的主诉记录是：
A. 上腹部节律性疼痛　　B. 右上腹疼痛伴畏寒发热
C. 3 天前开始咳嗽，今日发热　　D. 活动后心悸、气短 2 年，全身水肿 3 天
E. 巩膜黄染 2 周，血清转氨酶升高 1 个月
3. 病人健康资料的主要来源是：
A. 病人本人　　B. 病人家属　　C. 保健人员
D. 医疗记录　　E. 各种检查报告
4. 主诉的基本内容应反映：
A. 主要症状和发病时间　　B. 主要症状或体征及其持续时间
C. 症状和发病时间不包括体征　　D. 病人就诊时的症状和体征
E. 主要症状体征及伴随症状
5. 现病史内容不包括：
A. 起病时的情况　　B. 主要症状特点　　C. 伴随症状
D. 病情发展与演变　　E. 习惯与嗜好
6. 病史的主体部分是：
A. 主诉　　B. 现病史　　C. 既往史
D. 家族史　　E. 个人史
7. 对主诉不恰当的描述方式是：
A. 不规则发热 1 个月　　B. 反复右上腹疼痛 1 年
C. 进行性吞咽困难 3 个月　　D. 发现左锁骨上肿块 5 个月
E. 劳累后心悸 2 年加重伴下肢水肿
8. 属于开放式提问的内容是：
A. 您抽烟吗　　B. 您是教师吗　　C. 您咳嗽有几天了
D. 您抽烟有多长时间了　　E. 您咳嗽时还有别的不舒服吗
9. 属于个人史范畴的内容是：
A. 传染病史　　B. 外伤史　　C. 冶游史
D. 手术史　　E. 过敏史

第四章　心理评估

学习目标

1. 掌握心理评估的目的与方法。
2. 熟悉自我概念、情绪和情感的评估方法和内容。
3. 了解常用心理健康评估表及其使用方法。

心理评估（psychological assessment）是应用多种方法获得信息，对个体某一心理现象做全面、系统和深入的客观描述的过程。

第一节　心理评估的目的、意义、方法

一、心理评估的目的

心理评估的主要目的是评估护理对象在疾病发生过程中的心理状况，以了解评估对象在心理活动方面现存的或潜在的健康问题；了解评估对象心理特征，作为护理措施和选择护患沟通方式的依据。

二、心理评估的意义

心理评估有助于了解疾病发展中病人的心理行为特点和其发生发展规律；有助于评估个体的各种心理特征、心理社会因素对疾病的发生、发展及预后的影响；有助于评估疾病康复过程中的心理护理技术的效果；有助于协调护患之间的关系，消除病人不良的心理刺激。

三、心理评估的方法

心理评估的方法较多，有调查法、观察法、心理卫生量表评定法和实验法等，其中调查法是心理评估的最基本方法。

（一）调查法

调查法（survey method）是通过晤谈、访问、座谈或问卷等方式获得资料，并加以

分析研究。

1. 晤谈法或访问法（interview method） 通过与评估对象晤谈，了解其心理信息，同时观察其在晤谈时的行为反应，以补充和验证所获得的资料，进行描述或者等级记录以供分析研究。晤谈法的效果取决于问题的性质和评估者本身的晤谈技巧。

座谈也是一种调查访问手段，此种方法可以某一群体为调查单位，较大范围内获取资料，如以班级为单位调查学生的心理健康状况。

2. 问卷法（questionnaire method） 评估者运用统一设计的问卷向被选取的调查对象了解情况或征询意见的调查方法。问卷调查是以书面提出问题的方式搜集资料的一种研究方法。评估者将所要研究的问题编制成问题表格，以邮寄方式、当面做答或者追踪访问方式填答，从而了解评估对象对某一现象或问题的看法和意见。问卷法的运用，关键在于编制问卷，选择评估对象和结果分析。例如调查住院病人对护理工作是否满意，哪些满意，哪些不满意及其等级程度。

（二）观察法

弗洛伊德（S. Freud）曾说："用眼睛看，耳朵听，相信无人再能保守他的秘密。"在心理社会评估中，离不开对评估对象的观察，观察法是评估者获得信息的常用手段。观察的结果需要经过科学而正确的描述并加以"量化"。在心理评估中观察内容常包括仪表、体形、打扮、人际交往风格、言谈举止、注意力、兴趣、爱好、各种情境下的应对行为等。实际观察中，应根据观察目的、观察方法及观察的不同阶段选择观察目标行为。对每种准备观察行为应给予明确的定义，以便准确的观察和记录。

（三）心理卫生量表评定法

在心理卫生理论研究和临床实践中，常常需要对群体或个体的心理和社会现象进行观察，并对观察结果以数量化方式进行评价和解释，这一过程称为评定（rating）。而评定决非漫无目的，需要按照标准化程序来进行，这样的程序便是量表（scales），如症状自评量表（SCL－90）、社会支持评定量表、汉密顿焦虑量表（HAMA）、自尊量表等。评定不是现场观察的直接记录，而是较长时间的纵向观察印象的综合，包含了解释和评价过程，因此收集的资料更接近实际情况。

（四）实验法

心理实验法是指有目的严格控制，或者创造一定条件来引起个体某种心理活动的产生，以进行测量的一种科学方法。但是，在心理社会和行为领域，这种方法客观条件较难把握，往往仅作为临床工作中的辅助工具。

无论使用何种方法，在评估过程中都应该注意以下几点：①重视心理评估的意义，熟悉病人的个性心理特征，以便及时、全面、准确评估。②同时进行心理评估和身体评估，提高健康评估效率。③主、客观资料综合考虑。④定量和定性指标相结合。⑤尽量鼓励其充分表达和暴露自我。⑥避免影响评估结果的一些因素，如评估者的态度、观察、偏见等。⑦注意所选评估手段的针对性和有效性。

第二节 心理评估的内容

一、自我概念评估

自我概念（self－concept）是一个人对自己的内在和外在特征，以及他人对其反应的感知与体验而形成的对自我的认识与评价，是个体在与其心理社会环境相互作用过程中形成的动态的、评价性的“自我肖像”。

（一）概述

1. 自我概念的分类 自我概念的分类方法较多，目前较为认可的是Rosenberg分类法：①真实自我：真实自我为自我概念的核心，是人们对其身体内在和外在特征以及社会状况的真实感知与评价，主要包括体像、社会自我和精神自我。②期望自我：又称理想自我，为人们对“我希望自己成为一个什么样的人”的感知，是人们获得成就、达到个人目标的内在动力。③表现自我：自我概念最富于变化的部分，指个体对真实自我的展示与暴露。

2. 自我概念的组成 护理专业中自我概念包括体像、社会认同、自我认同和自尊4部分：①体像：体像（body image）为自我概念主要组成部分之一，是个体对自己身体外形和特征的感知，如高、矮、胖、瘦等。体像是自我概念中最不稳定的部分，容易受疾病、手术或外伤的影响。②社会自我：社会自我（social identity）为个体对自身的社会人口特征如年龄、性别、职业、社会团体成员资格以及社会名誉、地位的认识与判断。③精神自我：精神自我（personal identity）为个体对自身的智力、能力、性情、道德水平等的认识与判断。精神自我紊乱者无法分辨自己与他人，或无法从社会环境中将自己作为一个独立的个体区分出来。④自尊：自尊（self－esteem）是个体尊重自己、维护个人尊严和人格，不容他人轻视与侮辱的一种心理意识和情感体验。自尊源于对体像、社会认同和自我认同的正性认识，任何负性的认识和评价都会影响个体的自尊。自尊与期望自我密切相关，是个体有意无意地将自我评价与期望自我进行比较而形成的。

知识链接

自我概念紊乱的高危人群：

1. 疾病或外伤导致身体某一部分丧失。
2. 生理功能障碍。
3. 疾病或创伤所致外貌变化。
4. 感、知觉或沟通功能缺陷。
5. 精神因素或精神疾病。

6. 神经肌肉障碍。
7. 过度肥胖或消瘦。
8. 性生殖系统疾病或功能障碍。
9. 成熟因素或偶发事件。
10. 其他。

（二）评估方法

自我概念评估方法一般有观察法、会谈法、评定量表法等。主要评估病人的自我感受，对自己身体外形及功能、社会地位及能力的评价，维护自尊及人格的特点。

1. 会谈法　会谈是了解评估对象自我概念主观资料的方法。

（1）体像　主要评估个体对自己身体特征的感受。评估者可以通过询问以下问题进行评估："对您来说身体哪一部分最重要？为什么？""您最喜欢自己身体的哪些部位？最不喜欢的又是哪些部位？""外表方面您最希望自己什么地方有所改变？他人又希望您什么地方有所改变？"对体像已有改变者，应询问："这些改变对您的影响有哪些？""您认为这些改变使他人对您的看法有何改变？"

（2）社会自我　主要评估个体对自己社会名誉和社会地位的感受。评估者可通过询问以下问题进行评估："您从事什么职业？""您的家庭及工作情况如何？""您对自己接受的教育程度满意吗？""您是政治或学术团体的成员吗？""您最引以为豪的个人成就有哪些？"

（3）精神自我　主要评估个体对自己的评价和感受。评估者可通过询问以下问题进行评估："您觉得您是怎样的一个人？如何描述您自己？""与社会上绝大多数人相比，您处理工作和日常生活问题的能力如何？""您对您的个性特征、心理素质和社会能力满意吗？不满意的是哪些方面？""您的同事、朋友、领导如何评价您？""总体来说，您对自己满意吗？您是否常有'我还不错'的感觉？"

（4）自尊　可通过 Rosenberg 的自尊量表进行评估（表 4－1）：

表 4－1　Rosenberg 自尊量表

项　目	评　分			
1. 总的来说，我对自己满意	SA	A	D*	SD*
2. 有时，我觉得自己一点都不好	SA*	A*	D	SD
3. 我觉得我有不少优点	SA	A	D*	SD*
4. 我和绝大多数人一样能干	SA	A	D*	SD*
5. 我觉得我没什么值得骄傲的	SA*	A*	D	SD
6. 有时，我真觉得自己没用	SA*	A*	D	SD
7. 我觉得我是个有价值的人	SA	A	D*	SD*
8. 我能多一点自尊就好了	SA*	A*	D	SD
9. 无论如何我都觉得自己是个失败者	SA*	A*	D	SD
10. 我总以积极的态度看待自己	SA	A	D*	SD*

使用指南：该量表含 10 个有关测评自尊的项目，回答方式为非常同意（SA）、同意（A）、不同意（D）、很不同意（SD）。凡选标有＊号的答案表示自尊低下。

2. 观察法　用于收集评估对象外表、非语言行为以及与他人的互动关系等与自我概念有关的客观资料。评估者可通过以下方面进行评估：

(1) 外表　外表是否整洁、穿着打扮是否得体、有无身体部分的异常。

(2) 非语言行为　与评估者有无目光交流、面部表情如何、是否与其主诉一致；有无自我概念紊乱的非语言行为表现。

(3) 语言行为　会谈中有无自我概念紊乱的语言流露，如“我不行了”，“我真没用”，“看来我是无望了”，等。

(4) 与情绪改变相关的身、心和行为变化　有无着急、害怕、惊慌、无法平静、失眠、易激惹、哭泣、无助感等心理反应；有无食欲减退、体重下降、心慌、心悸、气短、恶心、呕吐、尿频、出汗等生理反应。

3. 画人测验　画人测验（draw－a－person test，DPT）适用于儿童等不能很好地理解和回答问题者，让评估对象画一个人像并对其进行解释，从中了解评估对象对体像改变的理解与认识。图4－1为一位14岁化疗后白血病病人的自画像，严重脱发是其感知到的化疗后的主要体像改变。

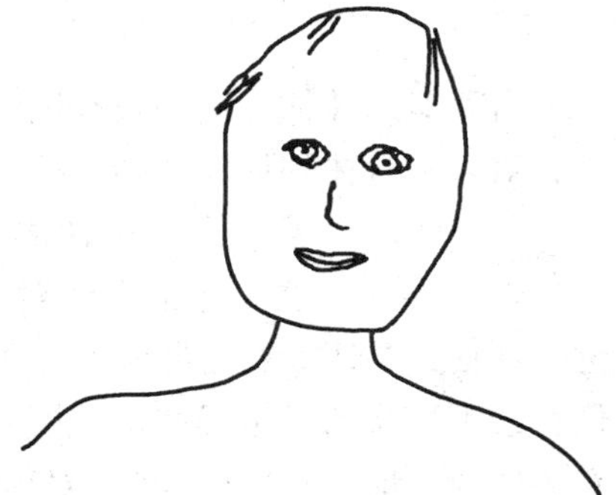

图4－1　一位14岁化疗后白血病病人的自画像

4. 量表测评　常用的可直接测定个体自我概念的量表有Rosenberg自尊量表、躯体自信量表（BES）、Tennessee针对有中级以上阅读能力者设计的自我概念量表、Sears自我概念48项量表、Pieer－Harries的儿童自我概念量表、Michigan青少年自我概念量表以及Coopersmith青少年自尊量表等。每个量表都有其特定的适用范围，应用时应仔细选择。

评估自我概念时应注意：环境要安静、舒适、避开他人，同时与评估对象建立真诚的、彼此信赖的护患关系，会谈时应认真倾听，并与其保持目光交流。

知识链接

自我概念评估

护士发现病人王某，因面部烧伤初愈，用纱布紧紧遮盖面部并不愿与来探视的同事见面。护士询问王某：“您认为您的面部变化会使您的同事对您的看法有何改变？”王某回答：“我现在的样子很难看，他们会看不起我。”

通过观察和会谈两种评估方法，护士初步为病人王某作出了“身体意象紊乱”的护理诊断。

二、认知评估

认知（cognition）是人们推测和判断客观事物的心理过程，是在过去的经验及对有关线索进行分析的基础上形成的对信息的理解、分类、归纳、演绎以及计算。认知水平的评估包括对个体的思维能力、语言能力以及定向力的评估。

（一）思维能力的评估

可通过抽象思维功能、洞察力和判断力进行评估。

1. 抽象思维功能的评估　包括对记忆、注意、概念、理解力及推理的评估：①记忆是个体所经历过的事物在人脑中的反映，是人脑积累经验的功能表现，分为短时记忆和长时记忆。②注意是心理活动对一定对象的指向和集中，分为无意注意和有意注意两种。无意注意是没有预定目的，也不需做意志努力的注意。有意注意是有预定目的，需做一定努力的注意。③概念是人脑反映客观事物本质特性的思维形式，它是在抽象概括的基础上形成的。④理解力的评估，可指示评估对象做一些从简单到复杂的动作，观察评估对象能否理解和执行指令。⑤推理是由已知判断推出新判断的思维过程，包括演绎、归纳两种形式。

2. 洞察力的评估　可让评估对象描述所处情形，再与实际情形做比较看有无差异，更深一层洞察力的评估可让评估对象理解格言、谚语或比喻等。

3. 判断力的评估　判断是肯定或否定某事物具有某种属性或某行为方案具备可行性的思维方式。

（二）语言能力的评估

语言是思维的物质外壳，是传递信息、交流思想的重要工具。语言能力是指人们运用语言进行交往活动的能力。在对个体的语言能力进行评估时，应注意其说话的多少、语速、音量、清晰度及流畅性。

（三）定向力的评估

定向力包括时间、地点、空间及人物定向力。

1. 时间定向力　通过询问：“现在是几点钟?”“您知道今天是星期几?”“请告诉我今年是哪一年?”进行评估。

2. 地点定向力　通过询问“你住在什么地方”进行评估。

3. 空间定向力　通过询问“床头铃在您病床的哪一侧”进行评估，让病人根据参照物来描述环境中某物品的位置。

4. 人物定向力　通过询问“您叫什么名字?”“您知道我是谁?”进行评估。

定向力障碍者不能将自己与时间、空间和地点联系起来。定向力障碍的先后顺序依次为时间、地点、空间和人物。

三、情绪与情感评估

情绪（emotion）和情感（sensibility）是个体对客观事物的态度体验，即个体对客观事物是否符合自身需要的内心体验及其相应的行为反应。当需求获得满足就会引起积极的情绪与情感；反之则会产生消极的情绪与情感。

（一）概述

1. 情绪和情感的区别与联系　情绪与情感既有联系又有区别，情绪是指与生理性需要满足相联系的较初级的心理体验，是人类和动物所共有的；情感则是指与社会性需求满足相联系的较高级的心理体验，是人类特有的心理活动，并受社会历史条件所制约。情绪总是带有情境性，常常随情境改变而改变，一般不稳定；情感则既具有情境性，又具有稳定性与长期性。

2. 情绪与情感的作用　情绪与情感作为个体对客观世界的特殊反应形式，对人的物质生活和精神活动有重要作用，主要包括适应作用、动机作用和组织作用。适应作用指调节情绪，是个体适应社会环境的一种重要手段，但适应的结果也可影响情绪与情感，适应不良甚至会引发心身疾病；动机作用指情绪和情感是驱使个体行为的动机，积极的情绪可以激励人的行为，提高行为效率，而消极的情绪则会干扰阻碍人的行动，降低活动效率，甚至引发不良行为；组织作用指情绪和情感是心理活动的组织者，对其他心理过程如感知、记忆、推理、判断等都有影响，如抑郁可降低脑神经细胞的兴奋性，缩小感知范围和降低记忆效率。

3. 情绪和情感的分类　①基本情绪情感：为最基本、最原始的情绪，包括快乐、愤怒、恐惧、悲哀等。②与接近事物有关的情绪情感：主要包括惊奇、兴趣、轻蔑和厌恶等。③与自我评价有关的情绪情感：主要包括犹豫、自信和自卑等。④与他人有关的情感体验：分为肯定和否定两种，其中爱是肯定情感的极端，恨是否定情感的极端。⑤正情绪情感与负情绪情感。正情绪情感有高兴、满意、自信等，负情绪情感有抑郁、哭泣、无助感、体重下降、睡眠障碍等。

（二）评估方法

可运用会谈、观察与测量、评定量表测评等多种方法对情绪和情感进行综合评估。

1. 会谈　会谈是评估情绪、情感最常用的方法，用于收集有关情绪、情感的主观资料，可向评估对象提问："您如何描述此时和平时的情绪？""有什么事情使您感到特别高兴、忧虑或沮丧？""这样的情绪存在多久了？"并将会谈结果与评估对象的家人核实。

2. 观察与测量　观察与测量评估对象的呼吸频率、脉搏、血压、皮肤颜色及温度、睡眠状态等，即可获得情绪、情感改变的客观资料，还可对会谈所收集的主观资料进行验证。如紧张时常伴有皮肤苍白、出冷汗、手抖、焦虑等；恐惧时常伴有多汗；抑郁时可有食欲减退、睡眠障碍等表现。

3. 评定量表测评 评定量表测评是评估情绪与情感较为客观的方法，常用的有 Avillo 情绪与情感形容词量表、Zung 焦虑自评量表、Zung 抑郁自评量表等。

(1) Avillo 情绪与情感形容词量表 该表共有 12 对意思相反的形容词，让评估对象从每一组形容词中选出符合其目前情绪与情感的词，并给予相应得分。总分在 48 分以上提示情绪、情感积极，否则提示情绪、情感消极。该表特别适合于不能用语言表达自己情绪、情感或对自己的情绪、情感定位不明者（表 4－2）。

表 4－2 Avillo 情绪与情感形容词量表

	1	2	3	4	5	6	7	
变化的								稳定的
举棋不定的								自信的
沮丧的								高兴的
孤立的								合群的
混乱的								有条理的
漠不关心的								关切的
冷淡的								热情的
被动的								主动的
冷漠的								有兴趣的
孤僻的								友好的
不适的								舒适的
神经质的								冷静的

(2) Zung 焦虑自评量表（self－rating anxiety scale，SAS） SAS 由 20 个与焦虑症状相关的条目组成，用于反映有无焦虑症状及其严重程度。适用于具有焦虑症状的成年人，具有广泛的应用性。SAS 采用 4 级评分，主要评定症状出现的频度。20 个条目中有 15 项是用负性词陈述的，按上述 1～4 顺序评分。其余 5 项（第 5，9，13，17，19）注＊号者，是用正性词陈述的，按 4～1 顺序反向计分。按照中国常模结果，SAS 标准分的分界值为 50 分，其中 50～59 分为轻度焦虑，60～69 分为中度焦虑，70 分以上为重度焦虑（表 4－3）。

指导语：下面有 20 条文字，请仔细阅读每一条，把意思弄明白。然后根据您最近一星期的实际感觉，在适当的方格里画一个钩（√），每一条文字后有四个格，表示：没有或很少时间有，小部分时间有，相当多时间有，绝大部分或全部时间有。

表 4－3 Zung 焦虑自评量表

项 目	没有或很少时间有	小部分时间有	相当多时间有	绝大部分或全部时间有
1. 我觉得比平常容易紧张和着急	□	□	□	□
2. 我无缘无故地感到害怕	□	□	□	□
3. 我容易心里烦乱或觉得惊恐	□	□	□	□

续表

项　目	没有或很少时间有	小部分时间有	相当多时间有	绝大部分或全部时间有
4. 我觉得我可能要发疯	□	□	□	□
5. * 我觉得一切都很好，也不会发生什么不幸	□	□	□	□
6. 我手脚发抖、打战	□	□	□	□
7. 我因为头痛、头颈痛和背痛而苦恼	□	□	□	□
8. 我感觉容易衰弱和疲乏	□	□	□	□
9. * 我觉得心平气和，并且容易安静坐着	□	□	□	□
10. 我觉得心跳得很快	□	□	□	□
11. 我因为一阵阵头昏而苦恼	□	□	□	□
12. 我有晕倒发作或觉得要晕倒似的	□	□	□	□
13. * 我呼气、吸气都感到很容易	□	□	□	□
14. 我手脚麻木和刺痛	□	□	□	□
15. 我因为胃痛和消化不良而苦恼	□	□	□	□
16. 我常常要小便	□	□	□	□
17. * 我的手常常是干燥温暖的	□	□	□	□
18. 我脸红发热	□	□	□	□
19. * 我容易入睡并且一夜睡得很好	□	□	□	□
20. 我做噩梦	□	□	□	□

注：* 为反向提问项目。

（3）Zung 抑郁自评量表（self - rating depression scale，SDS）　SDS 由 20 个与抑郁症状有关的条目组成，适用于具有抑郁症状的成年人，包括门诊及住院病人，反映有无抑郁症状及其严重程度。该表使用简便，能相当直观地反映评估对象的主观感受，其使用方法同焦虑自评量表。正常标准总分值为 50 分以下；50 ~ 59 分，轻度抑郁；60 ~ 69 分，中度抑郁；70 ~ 79 分，重度抑郁（表 4 – 4）。

指导语：下面有 20 条文字，请仔细阅读每一条，把意思弄明白。然后根据您最近一星期的实际感觉，在适当的方格里画一个钩（√），每一条文字后有四个格，表示：没有或很少时间有，小部分时间有，相当多时间有，绝大部分或全部时间有。

表 4 – 4　Zung 抑郁自评量表

项　目	没有或很少时间有	小部分时间有	相当多时间有	绝大部分或全部时间有
1. 我觉得闷闷不乐、情绪低沉	□	□	□	□
2. * 我觉得一天中早晨最好	□	□	□	□
3. 我一阵阵哭出来或觉得想哭	□	□	□	□
4. 我晚上睡眠不好	□	□	□	□
5. 我吃得跟平常一样多	□	□	□	□

续表

项　目	没有或很少时间有	小部分时间有	相当多时间有	绝大部分或全部时间有
6. *我与异性密切接触时和以往一样感到愉快	□	□	□	□
7. 我发觉我的体重在下降	□	□	□	□
8. 我有便秘的苦恼	□	□	□	□
9. 我心跳比平常快	□	□	□	□
10. 我无缘无故地感到疲乏	□	□	□	□
11. *我的头脑和平时一样清楚	□	□	□	□
12. *我觉得经常做的事情并没有困难	□	□	□	□
13. 我觉得不安而平静不下来	□	□	□	□
14. *我对将来抱有希望	□	□	□	□
15. 我比平时更容易生气、激动	□	□	□	□
16. *我觉得作出决定是容易的	□	□	□	□
17. *我觉得自己是个有用的人	□	□	□	□
18. *我的生活过得很有意思	□	□	□	□
19. 我认为如果我死了，别人会生活得好些	□	□	□	□
20. *平时感兴趣的事我仍然照样感兴趣	□	□	□	□

注：*为反向提问项目。

知识链接

情绪情感评估

病人孙某，因胃癌住院，常常哭泣，心境悲观，情绪低落，睡眠障碍。护士与其会谈时发现孙某逃避现实甚至想自杀，护士怀疑孙某出现了抑郁情绪，便请其填写抑郁自评量表，得分为65分。

通过会谈、观察和量表测评三种评估方法，护士为孙某作出了“无望感”的护理诊断。

四、个性评估

个性（individuality）为具有一定倾向性的心理特征的总和，具有整体性、独特性、稳定性和社会性。

（一）概述

个性心理特征主要包括能力、气质、性格。

1. 能力　能力是指人们顺利完成某种活动所必需的个性心理特征。能力不仅包括已经表现出来的实际能力，如会讲英语、修理机器等，还包括潜在能力，即通过学习、训练后可能发展起来的能力。另外，能力可分为一般能力与特殊能力。一般能力是指从事一般活动需要的能力，如观察能力、语言能力、记忆能力、想象能力等；特殊能力是指在特殊活动领域从事某些特别活动所必需的能力，如数学能力、写作能力、音乐能力等。

2. 气质　气质是个体心理活动稳定的动力特征，该动力特征主要表现在心理过程的速度、稳定性、强度、灵活性及指向性等方面。常见的气质类型分为多血质、黏液质、胆汁质、抑郁质。

3. 性格　性格是人对客观现实稳定的态度以及与之相适应的习惯化行为方式中表现出的个性心理特征。性格有许多种类型，19 世纪英国心理学家培恩等人根据理智、情绪和意志三种心理功能在性格结构中何者占优势，把人的性格划分为理智型、情感型和意志型三种；瑞士心理学家荣格把性格分为外向型和内向型；美国心理学家魏特金将人的性格分为场独立型和场依存型。

（二）评估方法

1. 会谈法　通过会谈了解评估对象在各种情况下的态度和行为表现。可询问评估对象："一般情况下，面对困难时您采取什么态度和行动?""遇到不愉快或伤心的事，您是喜欢说出来还是闷在心里?"等问题来评估其性格是否内向。

2. 观察法　观察评估对象的言行、情感、意志、态度的外部表现，如开朗还是内向，感情内藏还是外露，意志坚强还是脆弱，做事情习惯依赖别人还是单独完成。

3. 作品分析法　收集评估对象的书信、日记等作品，从文字作品中分析其态度和观点。

4. 个性测验　运用一些量表进行测验，如大学生性格测量量表、内外向性格类型量表、大学生性格测量量表等。

五、压力与压力应对评估

（一）概述

压力（stress）是指内外环境中各种刺激作用于机体时所产生的非特异性反应，这些反应使机体从平静状态进入应激状态。对人类来说，压力并非都是有害的，适当的压力有助于提高机体的适应能力，为生存和发展所必需。但过强或长期处于较强的压力之中，可导致身心疾病，如高血压、胃溃疡等。

压力源（stressor）是指对个体的适应能力进行挑战，促使个体产生应激反应的因素。常见的压力源有以下三类：①一般性的：如声音、光线、温度、酸、碱、化学药品，各种细菌、病毒、寄生虫等。②生理病理性的：生理性的如青春期、妊娠期、更年期改变等，或基本需要没得到满足，如饥渴、活动、性欲等；以及病理性改变，如缺氧、脱水、电解质紊乱、疼痛或手术、外伤等由疾病引起的改变。③心理社会性的：如应付考试、参加竞赛、理想自我与现实自我的冲突、人际关系紧张或角色改变等。

压力应对是指个体用于处理压力的认知和行为过程，是对压力源的一种适应性反应。如为缓解手术前的紧张和焦虑，病人常用看电视、与家人聊天、散步等方式转移注意力，或过度进食、吸烟、服用药物等。如果能采取一定的措施，提高机体对压力的适应能力和耐受水平，则称为有效应对。

（二）评估方法

通常可采用问诊、评定量表测评、观察与体格检查等方法评估压力源、压力感知、应对方式及其有效性。

1. 问诊　通过询问下列问题了解病人近1年内是否经历重大生活事件、日常生活困扰以及过去有无经历重大事件。

（1）是否得不到足够的休息和精神上的松弛？

（2）是否担心有可能患病？

（3）是否人际关系处理不当？

（4）是否在工作、学习、家庭等方面对您的要求过高？

（5）是否有麻烦事得不到解决？

（6）是否短期内出现了许多生活变化？

2. 评定量表测评

（1）社会再适应评定量表（social readjust-ment rating scale，SRRS）　长期的紧张、压力对身体、心理都是有负面影响的。能较好地控制压力，使其在强度或是时间上都不要超过一定的限度，使身心得到必要的休息，以使能量得到补充，就可以减少患病的机会。1967年，霍尔姆斯（T. H. Holmes）和雷赫（R. H. Rahe）在美国对5000余人进行了关于生活事件对健康影响的调查研究。他们将当时美国人生活中常见的43项生活事件列成表格，把每一项生活事件引起生活变化的程度或达到社会再适应所需努力的大小，称为生活变化单位（life change unit，LCU），以此反映心理应激的强度。研究者认为，配偶死亡引起当事人生活变化的程度最大，所以规定配偶死亡的生活变化计量单位为100，其他生活事件的计量单位由每一位被调查者与前述标准对比参照自评，最后获得了被调查总体对43项生活事件自评的“生活变化单位平均值”，并由大到小到大按次序进行排列，编制了一张包括43项生活事件及相应的生活变化计量单位的目录表，称为社会再适应评定量表。霍尔姆斯对经历了不同事件的人进行多年的追踪观察，认为生活事件与10年内的重大健康变化有关。如果在1年中，LCU超过200单位，则发生疾病的概率增高，如果LCU超过300单位，第2年生病的可能性达70%。由于文化的差异，我国学者对此进行了修改，见表4－5。

表4－5　社会再适应评定量表

生活事件	生活事件单位	生活事件	生活事件单位
1. 配偶死亡	100	23. 子女离开家庭	29
2. 离婚	73	24. 姻亲间纠纷	29
3. 分居	65	25. 突出的个人成就	28
4. 监禁	63	26. 配偶开始或停止工作	26

续表

生活事件	生活事件单位	生活事件	生活事件单位
5. 亲密的家庭成员死亡	63	27. 学业的开始或结束	26
6. 自己受伤或生病	53	28. 生活条件的改变	25
7. 结婚	50	29. 个人习惯的修正	24
8. 被解雇	47	30. 和上司相处不好	23
9. 与配偶重修旧好	45	31. 工作时间或工作条件的改变	20
10. 退休	45	32. 搬家	20
11. 家庭成员健康状况改变	44	33. 转校	20
12. 怀孕	40	34. 消遣娱乐方式的改变	19
13. 性生活障碍	39	35. 教堂活动的改变	19
14. 家庭增加新成员	39	36. 社交活动的改变	18
15. 职务重新调整	39	37. 小量借贷	17
16. 收支状况的改变	38	38. 睡眠习惯的改变	16
17. 亲密朋友死亡	37	39. 家庭团聚次数的改变	15
18. 改行	36	40. 饮食习惯的改变	15
19. 与配偶争吵次数改变	35	41. 度假	13
20. 大额抵押贷款	32	42. 过圣诞节	12
21. 丧失抵押品赎回权或借出的贵重财物不能收回	30	43. 轻微的违法行为	11
22. 工作职责变化	29		

（2）*应对方式评定量表* 应对方式评定量表用于评估个体采取的应对方式的类型，常用的有 Jaloviee 应对方式量表、简易应对方式问卷（SCSQ）和医学应对问卷（MC-MQ）。Jaloviee 应对方式量表（表4-6）和简易应对方式问卷适合于测评普通人群面对挫折或压力时所采用的应对方式，医学应对问卷用于测评病人面对疾病时的应对方式。

表4-6 Jaloviee 应对方式量表

应对方式	从不	偶尔	有时	经常	总是
1. 担心					
2. 哭泣					
3. 干体力活					
4. 相信事情会变好					
5. 一笑了之					
6. 寻求其他解决问题的办法					
7. 从事情中学会更多东西					
8. 祈祷					
9. 努力控制局面					
10. 紧张，有些神经质					

续表

应对方式	从不	偶尔	有时	经常	总是
11. 客观、全面地看待问题					
12. 寻找解决问题的最佳办法					
13. 向家人、朋友寻求安慰或帮助					
14. 独处					
15. 回想以往解决问题的办法并分析是否仍有用					
16. 吃食物，如瓜子、口香糖					
17. 努力从事情中发现新的含义					
18. 将问题暂时放在一边					
19. 将问题化解					
20. 幻想					
21. 设立解决问题的具体目标					
22. 做最坏的打算					
23. 接受事实					
24. 疯狂、大喊大叫					
25. 与相同处境的人商讨解决问题的办法					
26. 睡一觉，相信第二天事情就会变好					
27. 不担心，凡事终会有好结果					
28. 主动寻求改变处境的方式					
29. 回避					
30. 能做什么就做些什么，即使并无效果					
31. 让其他人来处理这件事					
32. 将注意力转移至他人或他处					
33. 饮酒					
34. 认为事情已经无望而听之任之					
35. 认为自己命该如此而顺从					
36. 埋怨他人使您陷入此困境					
37. 静思					
38. 服用药物					
39. 绝望、放弃					
40. 吸烟					

（3）生活事件评定量表（life events scale，LES） 该量表含有48条我国较常见的生活事件，包括三个方面的问题：家庭生活、工作学习、社交及其他方面，另设有2条空白项目供填写。该量表适用于16岁以上的人群，总分越高反映个体承受的精神压力越大，95%的正常人1年内的LES总分不超过20分，99%的不超过32分。LES可应用于确定心理因素在某些疾病发生、发展和转归中的作用分量，甄别高危人群、预防精神障碍和心身疾病（表4-7）。

表4－7　生活事件评定量表

性别：　　年龄：　　职业：　　婚姻状况：　　填表日期：　　年　　月　　日

生活事件名称	事件发生时间				性质		精神影响程度					影响持续时间				备注
	未发生	1年前	1年内	长期性	好事	坏事	无影响	轻度	中度	重度	极重	3月内	半年内	1年内	1年以上	
举例：房屋拆迁			√			√		√					√			
家庭有关问题：																
1. 恋爱或订婚																
2. 恋爱失败、破裂																
3. 结婚																
4. 自己（爱人）怀孕																
5. 自己（爱人）流产																
6. 家庭增添新成员																
7. 与爱人父母不和																
8. 夫妻感情不好																
9. 夫妻分居（因不和）																
10. 夫妻两地分居（工作需要）																
11. 性生活不满意或独身																
12. 配偶一方有外遇																
13. 夫妻重归于好																
14. 超指标生育																
15. 本人（爱人）做绝育手术																
16. 配偶死亡																
17. 离婚																
18. 子女升学（就业）失败																
19. 子女管教困难																
20. 子女长期离家																
21. 父母不和																
22. 家庭经济困难																
23. 欠债																
24. 经济情况显著改善																
25. 家庭成员重病、重伤																
26. 家庭成员死亡																
27. 本人重病或重伤																
28. 住房紧张																
工作学习中的问题：																
29. 待业、无业																

续表

生活事件名称	事件发生时间				性质		精神影响程度					影响持续时间				备注
	未发生	1年前	1年内	长期性	好事	坏事	无影响	轻度	中度	重度	极重	3月内	半年内	1年内	1年以上	
30. 开始就业																
31. 高考失败																
32. 扣发奖金或罚款																
33. 突出的个人成就																
34. 晋升、提级																
35. 对现职工作不满意																
36. 工作学习中压力大（如成绩不好）																
37. 与上级关系紧张																
38. 与同事邻居不和																
39. 第一次远走他乡异国																
40. 生活规律重大变动（饮食睡眠规律改变）																
41. 本人退休离休或未安排具体工作																
社交与其他问题：																
42. 好友重病或重伤																
43. 好友死亡																
44. 被人误会、错怪、诬告、议论																
45. 介入民事法律纠纷																
46. 被拘留、受审																
47. 失窃、财产损失																
48. 意外惊吓、发生事故、自然灾害																
如果您还经历其他的生活事件，请依次填写																
49.																
50.																

3. 观察与体格检查　观察与检查有无心率加快、血压升高、呼吸加快、血糖增加、胃肠蠕动减慢、括约肌失去控制、免疫力降低等等压力所致的生理反应；有无焦虑、忧郁、否认、压抑等压力所致的心理反应。

同步训练

1. 心理评估最基本的方法为：

A. 调查法 B. 观察法 C. 身体评估

D. 实验法 E. 心理卫生评定量表

2. 以下哪些属于不正确的心理护理方法：

A. 和病人建立密切的个人关系

B. 熟悉病人的个性心理特征

C. 心理评估时注意主、客观资料的比较

D. 注意所选评估手段的针对性和有效性

E. 避免影响评估结果的一些因素，如评估者的态度、观察、偏见等

3. 不属于心理护理意义的内容是：

A. 有助于消除病人不良的心理刺激

B. 有助于协调各种人际关系

C. 有助于医院管理

D. 有助于了解病人的心理行为特点

E. 有助于了解心理护理对病人康复的影响

4. 能反映个体思维能力的是：

A. 认知 B. 个性评估 C. 情绪情感

D. 压力应对 E. 自我概念

5. “我是谁”体现了自我概念中的哪一部分：

A. 真实自我 B. 期望自我 C. 表现自我

D. 社会自我 E. 理想自我

6. 护理专业中自我概念的组成不包括下列哪项：

A. 体像 B. 社会认同 C. 精神认同

D. 自尊 E. 自信

7. 自我概念的组成中最不稳定，易受疾病、手术或外伤影响的部分是：

A. 体像 B. 社会认同 C. 自我认同

D. 自尊 E. 他人认同

8. 自我概念紊乱者通常会有的表示是：

A. “我还不错” B. “我对自己满意”

C. “我相信自己会做好” D. “看来我是无望了”

E. “我比别人都能干”

9. 以下不属于定向力评估内容的是：

A. 时间 B. 地点 C. 空间

D. 人物 E. 思维

10. 通过询问“您住在什么地方”主要是评估：

A. 抽象思维功能 B. 洞察力 C. 判断力

D. 语言能力 E. 定向力

11. 下面关于情绪和情感的叙述，错误的是：
A. 情绪是人和动物共有的心理体验
B. 情感是人类特有的心理活动
C. 情绪总是带有情境性，一般不稳定
D. 情感具有情境性，常常不稳定
E. 情感具有稳定性和长期性
12. 关于情绪和情感的分类不包括以下哪一项：
A. 基本情绪情感
B. 与接近事物有关的情绪情感
C. 与自我评价有关的情绪情感
D. 与他人有关的情感体验
E. 焦虑和抑郁
13. 评估情绪、情感最常用的方法是：
A. 会谈
B. 观察与测量
C. 评定量表测评
D. 焦虑自评量表
E. 抑郁自评量表
14. Zung 焦虑自评量表测得某人标准分为 55 分，则该病人有：
A. 轻度焦虑
B. 中度焦虑
C. 重度焦虑
D. 极重度焦虑
E. 不能确定
15. 个性心理特征主要包括：
A. 能力、气质、性格
B. 能力、气质
C. 气质、性格
D. 能力、性格
E. 能力、特征
16. “三岁孩童看到老”这句话反映了个性的哪个特征：
A. 稳定性
B. 社会性
C. 独特性
D. 整体性
E. 不能确定
17. 压力所导致的生理反应不包括：
A. 心率加快
B. 血压升高
C. 呼吸加快
D. 血糖增加
E. 体温增高

第五章　社会评估

学习目标

1. 掌握社会评估的目的与方法。
2. 熟悉家庭评估、角色与角色适应不良的评估方法与内容。
3. 了解文化评估与环境评估。

人是社会中的人，与周围的人有各种各样的社会关系，如生产关系、亲属关系、同事关系等等，这就是人的社会属性。当人与社会相互作用时，其社会适应性会影响着个体的健康。社会评估的内容包括角色与角色适应评估、文化评估、家庭评估和环境评估。

第一节　社会评估的目的、意义、方法

一、社会评估的目的

1. 评估家庭状况，找出影响评估对象健康的家庭因素，有助于制定有针对性的家庭护理计划。

2. 了解评估对象的文化需求，有利于选择恰当的护理方法。

3. 评估环境，可以明确存在的或潜在的环境危险因素，指导制定环境干预措施。

4. 评估病人角色与角色适应，了解有无角色功能紊乱和角色适应不良，从而可以采取针对性的护理干预，降低或消除不利影响，提高个体的社会适应能力，维持和促进健康。

二、社会评估的意义

通过评估护理对象的角色功能、人际关系和社会支持状态可以发现影响评估对象的社会因素，为制定护理计划和提出有针对性的护理措施提供依据。

三、社会评估的方法

社会评估的方法主要有观察法、交谈法、量表评定法等。

（一）观察法

观察法为评估者直接观察和记录评估对象的行为与表情，从而获得评估对象社会资料的方法。

（二）交谈法

通过交谈可以获得评估对象对其角色功能、人际关系和社会支持状态的基本描述。

（三）量表评定法

量表评定法系指用一套预先已标准化的测试条目（量表）来测量某种社会特征。量表相对较为客观，但应用量表时应注意根据测量的目的和评估对象的具体情况进行选择。

（四）其他

此外还有寻访、实地观察和抽样调查等方法。

第二节 社会评估的内容

一、角色与角色适应评估

（一）概述

1. 角色的定义 角色（role）是指处于一定社会地位的个体或群体，在实现与这种地位相联系的权利与义务中，所表现出的符合社会期望的模式化的行为。社会角色种类繁多，不同职业、不同地位、不同行为都有与之相对应的角色。每个人在一生中可能承担多种角色，有的是暂时的（如病人角色），有的是长期的（如母亲角色），有的是与生俱来的（如性别），有的是通过后天努力获得的（如职业）。

2. 角色的分类

（1）第一角色（primary role） 又称基本角色，由年龄和性别决定，如儿童角色、女性角色、老人角色等。第一角色决定了个体的主体行为。

（2）第二角色（secondary role） 又称一般角色，由所处的社会情形和职业所确定，如母亲、护士、教师等。

（3）第三角色（tertiary role） 又称独立角色，是为完成某些暂时性发展任务而临时承担的角色，如病人角色。

角色的分类是相对的，在不同的情形下可相互转换。如病人角色，因为疾病是暂时的，可视为第三角色；然而当疾病变成慢性时，病人角色也就随之成为第二角色。

3. 病人角色 患病后的个体以病人的行为要求约束自己，从而无可选择地进入病人角色，原有的社会角色被部分或全部替代。个体在进入或脱离病人角色过程中，常发生角色适应不良，常见的类型有：

（1）角色行为冲突　主要发生于由常态下的社会角色转向病人角色过程中，与其原有的各种角色发生心理冲突引起行为矛盾。多见于责任心重、事业心强的病人，如某位学生因为临近高考担心疾病影响学习而不能安心住院，使其得不到应有的休息而影响康复，就是典型的病人角色行为冲突。

（2）角色行为缺如　指没有进入病人角色，不愿意承认自己是病人，这是一种心理防御的表现。常发生于由健康角色转向病人角色及疾病突然加重或恶化时。如体检中意外查出癌症或其他预后不良疾病的病人。

（3）角色行为强化　是病人角色适应中的一种变态现象，即当一个人由病人角色向常态角色转变时，仍然安于病人角色，产生退缩和依赖心理。表现为多疑、依赖、退缩，对恢复正常生活缺乏信心。

（4）角色行为消退　是指一个人已经适应了病人角色，但由于某种原因，使他又重新承担起原来扮演的其他角色。

（5）病人角色行为异常　久病或重病病人对病人角色常有悲观、厌倦甚至自杀等行为表现。

4. 影响病人角色适应的因素　常见的影响因素有病人的社会特征（如年龄、性别、经济状况、周围人和病人的情感交流等）、疾病的性质和严重程度、症状的可见性、医院的各项规章制度等。

知识链接

病人角色适应不良

病人张某住院期间因担心工作不能按时完成而擅自回单位工作，致使其得不到应有的休息而影响康复，这就是典型的病人角色冲突。

某年轻病人被医生确诊为“病毒性心肌炎”，但其依然照常上班运动而不注意休息，也不进行治疗，该病人属于病人角色缺如。

糖尿病病人老李因血糖控制不好并发酮症酸中毒而住院，治疗1个月后，老李的血糖早已恢复正常，但老李不想出院，他害怕回家后再发生类似的情况，还是住在医院比较安全。老李目前的情况属于病人角色强化。

某患病的母亲，因孩子突然患病住院而承担起照顾孩子的责任，此时其母亲角色上升为第一位，而不是其病人角色。这种情况属于病人角色消退。

（二）角色与角色适应评估方法

角色与角色适应的评估以问诊和观察为主，必要时辅以体格检查。

1. 问诊　通过问诊了解个体在家庭、工作和社会生活中所承担的角色、对角色的感知与满意情况，以及有无角色适应不良：①角色数量与任务：如从事什么职业及担任什么职务；目前在家庭单位或社会中所承担的角色与任务有哪些。②角色感知：即询问个体对自己所承担的角色数量与责任是否适当的评价，可了解其角色感知。如是否清楚自己的角色权利和义务；觉得自己所承担的角色数量和责任是否合适。③角色满意度：即询问个体对自己的角色的满意情况，与自己的角色期望是否相符等，以了解是否有角色适应不良。如对自己的角色表现是否满意；与自己的角色期望是否相符。④角色紧张：询问病人有无角色紧张的心理和生理表现。如是否感到压力很大、不能胜任；是否感到紧张、焦虑和抑郁；是否感到疲劳、经常性头痛和失眠。问诊过程中应注意病人有关角色适应不良的叙述，并判断其类型，如“我觉得我的时间不够用。”“我感到很疲劳。”多提示角色负荷过重；“我因为工作而没有很好地照料患病的孩子。”常提示角色冲突。

2. 观察 主要观察内容为病人有无角色适应不良的心理、生理反应。如是否经常感到疲乏、头痛和失眠等，或出现焦虑、紧张、愤怒、沮丧失望等表情。

二、文化评估

文化（culture）是在某一特定群体或社会的生活中形成的，并为其成员所共有的生存方式的总和，包括价值观、语言、知识、信仰、艺术、法律、风俗习惯、风尚、生活态度及行为准则，以及相应的物质表现形式。广义的文化是指人类创造的一切物质产品和精神产品的总和。狭义的文化专指语言、文学、艺术及一切意识形态在内的精神产品。

（一）概述

1. 文化的特性 ①民族性：文化有鲜明的民族性，一定形态的文化都存在于一定的民族范围内。如各个民族的穿着打扮、饮食习惯等。②继承性和积累性：文化由代代相传而被继承，由简单到复杂逐渐丰富。③获得性：文化不是与生俱来的，是在后天的生活环境及社会化过程中逐渐养成。④共享性：文化被一个社会人群所共有，如回族人不吃猪肉等。⑤复合性和双重性：文化不是单一存在的，既包含有理想成分也包含有现实成分。

2. 文化要素 文化的核心要素包括价值观、信念和信仰、习俗等，与健康有密切的关系。

（1）价值观 价值观（value）指一个社会或群体中的人们在长期社会化过程中通过后天学习逐步形成和共有的对于区分事物的好与坏、对与错，符合或违背人的愿望，可行与不可行的观点、看法与准则。有代表性的有：人生观、行为观、人际观、时间观、人对自然的控制观等。

（2）信念和信仰 信念（belief）是自己认为可以确信的看法。信仰则是人们对某种事物或思想、主义的极度尊崇与信服，并把它作为自己的精神寄托和行为准则。

（3）习俗 又称风俗（custom），人类在社会实践，尤其是在人际交往中约定俗成的习惯性定势，如各种礼仪、民俗，是历代相沿，积久而成的风尚，是各民族政治、经济和文化生活的反映，并在一定程度上反映着各民族的生活方式、历史传统和心理感情，是民族特点的一个重要方面。

3. 文化休克　文化休克（culture shock）指人们生活在陌生文化环境中所产生的迷惑与失落的经历。常发生于个体从熟悉的环境到陌生的环境，由于沟通障碍、日常活动改变、风俗习惯及态度、信仰的差异而产生的生理、心理适应不良。对于住院病人，医院就是一个陌生的环境。与家人分离、缺乏沟通、日常活动改变、对疾病和治疗的恐惧等可导致住院病人发生文化休克。

4. 文化休克的分期与表现

（1）陌生期　病人刚入院，对医生、护士、环境、自己将要接受的检查或治疗都很陌生，还可能会接触许多新名词，如皮内注射、X线胸部透视、核磁共振等，都会使病人感到迷茫。

（2）觉醒期　病人开始意识到自己将住院一段时间，对疾病和治疗转为担忧，因思念家人而焦虑，因不得不改变自己的生活习惯而产生受挫折感。此期住院病人文化休克表现最突出，可有失眠、食欲下降、焦虑、恐惧、沮丧、绝望等反应。

（3）适应期　经过调整，病人开始从生理、心理、精神上适应医院环境。

（二）评估方法

文化评估可通过问诊、观察等方法进行。

1. 问诊

（1）价值观　价值观存在于潜意识中，其评估比较困难，目前尚无现成的评估工具。可通过以下问题获取有关病人价值观的信息："通常情况下，什么对您最重要?""遇到困难时您是如何看待的?""一般从何处寻求力量和帮助?""您参加什么组织吗?"

（2）健康信念与信仰　①健康信念：Kleinman等人提出的健康信念评估模式应用最为广泛（表5－1）。②宗教信仰：可通过询问病人以下问题对宗教信仰进行评估："您有宗教信仰吗？何种类型的宗教信仰?""平日您参加哪些宗教活动?""住院对您在以上宗教活动参与方面有何影响？内心感受如何?""您的宗教信仰对您在住院、检查、治疗、饮食等方面是否有特殊限制?"

表5－1　Kleinman健康信念评估模式

1. 对您来说，健康指什么？不健康又指什么
2. 通常您在什么情况下才认为自己有病并就医
3. 您认为导致您健康问题的原因是什么
4. 您是怎样、何时发现您有该健康问题的
5. 该健康问题对您的身心造成了哪些影响
6. 健康问题严重程度如何？发作时持续时间长还是短
7. 您认为您该接受何种治疗
8. 您希望通过治疗达到哪些效果
9. 您的病给您带来的主要问题有哪些
10. 对这种病您最害怕什么

（3）习俗　①饮食：可通过交谈的方式，了解个体的饮食习俗。②沟通：如“您讲何种语言？”“您喜欢的称谓是什么？”“语言禁忌有哪些？”③传统医药：与病人和家属交谈，问其常采用的民间疗法有哪些以及效果如何。

2. 观察　可通过观察对病人的饮食习俗进行评估；观察病人与他人交流时的表情、眼神、手势、坐姿等，对其非语言沟通文化进行评估；通过观察病人在医院期间的表现，了解病人有无文化休克的表现。通过观察个体的外表、服饰，是否有宗教信仰活动改变或宗教信仰改变，可获取有关个体文化和宗教信仰的信息。宗教信仰活动改变或宗教信仰改变多提示个体存在精神困扰。

三、家庭评估

家庭是以婚姻、血缘或收养关系为基础的基本社会单位，是个体最重要的生活环境和关系网络，家庭中的许多问题直接或间接地影响着家庭成员的健康。家庭的特征有：①家庭是群体的，至少应包括2个或2个以上的成员。②婚姻是家庭的基础，是建立家庭的依据。③组成家庭的成员应以共同生活，有较密切的经济和情感交往为条件。因而家庭评估是了解影响个体健康因素的有效途径之一。

（一）家庭结构

家庭结构包括家庭人口结构、家庭生活周期、家庭权力结构、家庭角色结构、家庭沟通过程和家庭价值观。

1. 家庭人口结构　也称家庭规模，主要指人口组成，按规模和人口特征可分为七类，见表5－2。

表5－2　家庭类型及人口特征

类型	人口特征
核心家庭	夫妻和其婚生或领养的子女
主干家庭	核心家庭成员加上夫妻任何一方的直系亲属，如祖父母、外祖父母、叔姑姨舅
单亲家庭	夫或妻单独一方或其婚生或领养的子女
重组家庭	再婚夫妻和前夫或前妻的子女，以及婚生或领养的子女
无子女家庭	仅夫妻两人
同居家庭	无婚姻关系而长期居住在一起的夫妻和其婚生或领养的子女
老年家庭	仅老年夫妻

2. 家庭生活周期　家庭生活周期是指家庭经历从结婚、生产、养育儿女到老年的各个阶段连续的过程。在家庭的发展过程中，杜瓦尔（Duvall）认为家庭生活周期主要分为8个阶段。家庭在每个阶段都有其特有的角色、责任及需求，见表5－3。

表5－3 Duvall家庭生活周期模式

阶段	定义	主要任务
新婚	男女结合	沟通与彼此适应，性生活协调与计划生育
有婴幼儿	最大孩子0～30个月	适应父母角色，应对经济和照顾孩子的压力
有学龄前儿童	最大孩子2.5～6岁	孩子入托、上幼儿园或上小学，抚育孩子，儿童心理的正常发展
有学龄儿童	最大孩子6～13岁	儿童身心发展，孩子上学及教育问题，使孩子社会化
有青少年	最大孩子13～20岁	青少年教养及沟通，青少年与异性交往
有孩子离家创业	最大孩子至最小孩子离家	适应孩子离家，发展夫妻共同兴趣，继续给孩子提供支持
空巢期	父母独处至退休	适应夫妻俩生活，巩固夫妻关系
老年期	退休至死亡	正确对待和适应退休、衰老、丧偶、孤独、生病和死亡等

3. 家庭权力结构　家庭权利结构指家庭中夫妻间、父母与子女间在影响力、控制力和支配权方面的相互关系。家庭权利结构是护士进行家庭评估后采取家庭干预措施的重要参考资料，必须能确定谁是家庭中的决策者，与之协商，才能有效地提出建议，实施护理干预。

4. 家庭角色结构　家庭角色结构是指家庭对每个占有特定位置的家庭成员所期待的行为和规定的家庭权利与义务。每个角色都有特定的权利与义务，如父母有抚养未成年子女的义务，父母也有要求成年子女赡养的权利。家庭中每一个成员承担一个以上角色，如妻子角色，同时也可以承担母亲角色、女儿角色。家庭角色结构受家庭人口结构和价值观的影响，如在单亲家庭，父亲除承担本身角色外，还必须承担母亲角色；一些家庭认为母亲应承担看护孩子的角色，而另一些家庭则认为父亲应承担看护孩子的角色。

5. 家庭沟通过程　家庭沟通过程能反映家庭成员间的相互作用与关系，家庭内部沟通良好是家庭和睦和家庭功能正常的保证。家庭内部沟通过程良好一般具有家庭成员间能进行广泛的情感交流；互相尊重对方的感受和信念；能坦诚地讨论个人和社会问题；极少有不宜沟通的领域；家庭根据个体的成长发育水平和需求分配权利等特征。家庭内部沟通过程障碍的特征为：家庭成员自卑；家庭成员以自我为中心，不能理解他人的需求；家庭成员在交流时采用间接和掩饰的方式；家庭内信息的传递是不直接的、含糊的、有矛盾的或防御性的。

6. 家庭价值观　家庭价值观是指家庭成员对家庭活动的行为准则和生活目标的共同态度和基本信念。它通常不被人们意识到，却影响着每个家庭成员的思维和行为方式。价值观也在有意无意中将家庭成员紧密联系在一起，指导家人的行为。

（二）评估方法

1. 问诊　重点为病人的家庭类型、家庭生活周期与家庭结构。

（1）家庭类型　询问病人家庭的人口组成，确定其家庭类型，如“您的家庭有多少人？人口组成怎样？”

（2）家庭生活周期 通过询问，确定家庭所处的生活周期。如“能否告诉我您结婚多久了？有孩子吗？多大了？”然后根据家庭生活周期的不同阶段，按下列提纲进行问诊：①新婚家庭：如“您与配偶关系如何？彼此适应吗？相处和睦吗？”②有婴幼儿家庭：如“初为人父/母感觉如何？”“在经济和照顾孩子方面有压力吗？”③有学龄前、学龄儿童家庭：如“孩子上幼儿园/小学了吗？”“在教育和培养孩子成长方面，作为家长，您们做了哪些？是如何做的？”“孩子在家里、幼儿园/学校表现如何？”④有青少年家庭：如“孩子处于青春期，您们经常与孩子沟通吗？”“在孩子与异性交往、学习、为人等方面你们做了哪些？是如何做的？”⑤有孩子离家创业及空巢期家庭：如“孩子长大了，离开家庭，作为父/母，您们有什么感受？适应吗？”“如感到不适应，您们采取了什么措施进行调节？”⑥老年期家庭：如“能否告诉我您退休了吗？退休几年了？习惯吗？”“平时都做些什么？”“爱人身体如何？”

（3）家庭结构 家庭结构分为：①权利结构：询问家庭的决策过程。如“家里大事、小事通常由谁做主？”“家里有麻烦时，通常由谁提出意见和解决办法？”②角色结构：询问家庭中各成员所承担的角色。如家庭中各成员所承担的角色是什么；家庭各成员的角色行为是否符合家庭的角色期望；是否有成员存在角色适应不良。③沟通过程：了解家庭内部沟通过程是否良好。评估时应结合对家庭成员间的语言和非语言沟通行为的观察加以综合分析。如“您的家庭和睦、快乐吗？”“大家有想法或要求是否直截了当地提出来？听者是否认真？”④价值观：了解家庭成员日常生活的规范和行为方式：如家庭最主要的日常生活规范有哪些；家庭成员的主要行为方式如何；如何看待吸烟、酗酒等生活行为；家庭是否倡导成员间相互支持、关爱、个人利益服从家庭整体利益。

2. 观察 主要内容为观察和检查家庭沟通过程，了解家庭内部的关系，有无家庭关系不良的表现。在与家庭接触过程中，应观察是谁在回答问题，谁做决定，谁保持沉默，以及家庭各成员的情绪。家庭关系不良可有以下现象：①在家庭成员交流过程中，频繁出现敌对性或伤害性语言。②家庭成员过于严肃，家庭规矩过于严格。③所有问题均是由某一家庭成员回答，而其他成员只是附和。④家庭成员间很少交流意见。⑤家庭内部有家庭成员被忽视。如果评估对象为家庭中某一成员，应重点观察其与其他家庭成员间的交往方式。如是否积极地表达自己的想法，是否与其他成员有充分的目光交流，是否允许他人发表意见等。

3. 量表评定 可采用评定量表对病人家庭功能状况及其可从家庭中获得的支持情况进行测评。常用的评定量表有 Procidano 与 Heller 的家庭支持量表（表 5－4）和 Smilkstein 的家庭功能量表（表 5－5）。

表 5－4　Procidano 与 Heller 的家庭支持量表

项　目	是	否
我的家人给予我所需的精神支持		
遇到棘手的事时，我的家人帮我出主意		
我的家人愿意倾听我的想法		

续表

项目	是	否
我的家人给予我情感支持		
我与我的家人能开诚布公地交谈		
我的家人分享我的爱好与兴趣		
我的家人能时时察觉到我的需求		
我的家人善于帮助我解决问题		
我与家人感情深厚		

评分方法：是 =1 分，否 =0 分。总得分越高，家庭支持度越高。

表 5－5　Smilkstein 的家庭功能量表

	经常	有时	很少
1. 当我遇到困难时，可从家人得到满意的帮助 补充说明：			
2. 我很满意家人与我讨论、分担问题的方式 补充说明：			
3. 当我从事新的活动或希望发展时，家人能够接受并给我支持 补充说明：			
4. 我很满意家人对我表达感情的方式以及对我情绪（如愤怒、悲伤、爱）的反应 补充说明：			
5. 我很满意家人与我共度时光的方式 补充说明：			

评分方法：经常 =2 分，有时 =1 分，很少 =0 分。

评分标准：总分在 7 ~ 10 分之间，表示家庭功能良好；4 ~ 6 分表示家庭功能中度障碍；0 ~ 3 分表示家庭功能严重障碍。

四、环境评估

环境涉及围绕个体的物理环境和社会环境，可影响个体的身心健康，是健康评估不可缺少的部分。环境评估通常采用问诊、实地考察和量表评定等方法。

（一）问诊

通过问诊了解是否存在影响病人健康的物理环境和社会环境因素。

1. 物理环境

（1）家庭环境　如“请问您的居室是否整洁、明亮？空气是否流通、新鲜？”“家庭中有无影响健康的危险因素？”

（2）工作环境　如“工作场所是否整洁、明亮？”“工作场所中有无影响健康的危险因素？”“是否采用防护措施？”

2. 社会环境

（1）经济　如“能否告诉我您的经济来源有哪些？单位工资福利如何？”“您觉得您的收入够用吗？”“家庭经济来源有哪些？是否有失业、待业人员？”“医疗费用支付的形式是什么？有何困难？”

（2）教育水平　如“您的文化程度是什么？是否具备健康照顾所需的知识与技能？”

（3）生活方式　如“您在饮食、睡眠、活动、娱乐等方面有什么习惯和爱好？”“是否吸烟、酗酒？每天的量是多少？”

（4）社会关系与社会支持　如家庭成员间关系是否稳定？家庭成员是否彼此尊重？与同事、领导的关系如何？家庭成员及同事是否能提供疾病所需的支持与帮助？对住院病人还应询问以下问题：同病室的人员数有多少？与病友、医生、护士的关系如何？是否获得及时有效的治疗？是否得到应有的尊重与关怀？各种合理需求是否被及时满足？病室医生、护士的数量与质量是否能保证所提供的服务安全有效？

（二）实地考察

通过实地考察可补充问诊的不足，全面了解个体所处的工作、家庭或医院环境中是否存在健康危险因素。主要评估内容包括：

1. 家庭环境　①居住环境：住宅的种类、居住面积、是否整洁、明亮，室内空气是否流通、新鲜，卫生情况如有无蜘蛛网、昆虫等，室内是否有噪音及其强度，家中是否配置冰箱保存食物、有无致敏物质存在等。②家庭安全：电器设备使用是否安全，家庭中清洁剂、杀虫剂、油漆等化学物品贮藏是否妥当，药品有无标记，使用者是否熟悉药物的剂量、用途，有无其他不安全因素存在如楼梯窄小、门窗破损、墙面剥落、开裂、光线昏暗等。

2. 工作环境　工作场所是否整洁、明亮，有无烟雾、粉尘、化学物、石棉等刺激物，有无废水、废气等污染源，是否存在强噪声、放射线、高温、高压电、裸露电源、电线等危害因素，是否有安全作业条例以及是否被理解执行，工作中是否采用防护措施。

3. 病室环境　病室是否光线明亮、温度和湿度适宜、干净、整洁、无尘、无异味、无臭味，噪声控制是否在允许范围内，地面是否干燥、平整、防滑，有无空调或其他取暖设备，婴儿室有无恒温设备，电源是否妥善安置及使用安全与否，用氧时有无防火、防油、防震标记，药物储藏是否安全可靠等。

（三）量表评定

可应用 Morse 跌倒量表（morse fall scale，MFS）对住院病人进行跌倒（坠床）危险因素评估，MFS 分值≥45 分时，为高度危险病人，应给予高度重视，此时应根据情况，采取预防跌倒的措施；并对病人进行动态评估，确保因病情变化时，提供有针对性的防范措施。当病人有表中所列的跌倒危险因素时，请填写表 5－6 并每周评估 1 次，直到出院。

表5-6 病人跌倒（坠床）危险因素评估量表（Morse跌倒量表）

病房＿＿＿＿＿床号＿＿＿＿＿姓名＿＿＿＿＿性别＿＿＿＿＿诊断＿＿＿＿＿

项　目	评分标准	MFS分值
最近3个月内有无跌倒记录	否=0	
	是=25	
多于一个类目的疾病诊断	否=0	
	是=15	
步行时需要帮助	否=0	
	拐杖、助步架、手杖=15	
	轮椅、平车=0	
接受药物治疗（镇静药、催眠药、抗抑郁药、抗高血压药、抑制精神药、抗心律失常、扩血管药、非类固醇抗惊厥药、利尿剂、止痛药）	否=0	
	是=20	
步态/移动	正常、卧床不能移动=0	
	虚弱=10	
	严重虚弱=20	
精神状态	自主行为能力=0	
	无控制能力=15	
总得分		

注：病人年龄>75岁，视为高度危险。

同步训练

1. 以下不属于社会评估的内容是：

A. 社会关系　　B. 人格类型　　C. 经济状况

D. 生活方式　　E. 文化评估

2. 某位病人住院期间因担心工作不能完成而擅自回单位工作属于：

A. 角色行为强化　　B. 角色行为缺如　　C. 角色行为冲突

D. 角色行为消退　　E. 角色行为适应

3. 当一个病人角色转向常态角色时，仍然“安于”病人角色产生退缩及依赖心理，此种现象称为：

A. 病人角色行为冲突　　B. 病人角色行为强化

C. 病人角色行为消退　　D. 病人角色行为缺如

E. 角色行为异常

4. 病人没有进入病人角色，不愿承认自己是病人，这是一种心理防御的表现，称之为：

A. 病人角色行为冲突　　B. 病人角色行为的强化

C. 病人角色行为消退　　D. 病人角色行为缺如

E. 病人角色行为异常

5. 当一个人进入陌生的文化环境，开始学习、适应新环境的文化模式，解决文化冲突问题时，表明他已进入：

A. 意识期　　B. 接受期　　C. 转变期

D. 兴奋期　　E. 觉醒期

6. 文化特性不包括：

A. 民族性　　B. 继承性和累积性　　C. 获得性

D. 复合性和单一性　　E. 共享性

7. 下列哪项不属于文化的核心要素：

A. 价值观　　B. 信念　　C. 习俗

D. 道德观　　E. 信仰

8. 导致住院病人发生文化休克的原因是：

A. 与家人分离　　B. 缺乏沟通　　C. 日常活动改变

D. 对疾病和治疗的恐惧　　E. 以上都是

9. 病人文化休克的主要表现为：

A. 失眠、食欲下降　　B. 焦虑、恐惧　　C. 沮丧、绝望

D. 食欲下降　　E. 以上表现都可出现

10. 家庭特征不包括：

A. 家庭至少应包括两个或两个以上成员

B. 婚姻是基础，是建立家庭的依据

C. 组成家庭的成员应以共同生活、有较密切经济情感交往为条件

D. 有血亲关系，虽然不共同生活也算作一个家庭

E. 有姻亲关系，不共同生活不能算作一个家庭。

11. 角色适应不良的表现不包括：

A. 紧张、伤感、焦虑　　B. 易激惹

C. 体温升高　　D. 肾上腺素、胆固醇、甘油三酯升高等

E. 心率、心律异常

第六章 身体评估

学习目标

1. 掌握身体评估前准备与基本方法。
2. 掌握胸部评估、腹部评估内容、方法与临床意义。
3. 掌握一般状态评估、皮肤黏膜评估、头面颈部评估、神经反射评估内容与方法。
4. 熟悉脊柱、四肢评估内容与方法。

身体评估是评估者运用自己的感觉器官（眼、手、耳、鼻等）和借助简单的评估工具（听诊器、血压计、体温表等）来了解评估对象身体健康状况的方法。身体评估是健康评估的重要环节，是获得客观资料的重要手段，可为正确的护理诊断提供重要依据。身体评估的基本方法有视诊、触诊、叩诊、听诊、嗅诊5种。

第一节 身体评估前准备和基本方法

一、身体评估前准备

（一）器材准备

根据需要准备好体温计、血压计、手电筒、压舌板、棉签、听诊器、叩诊锤等器材（图6-1）。

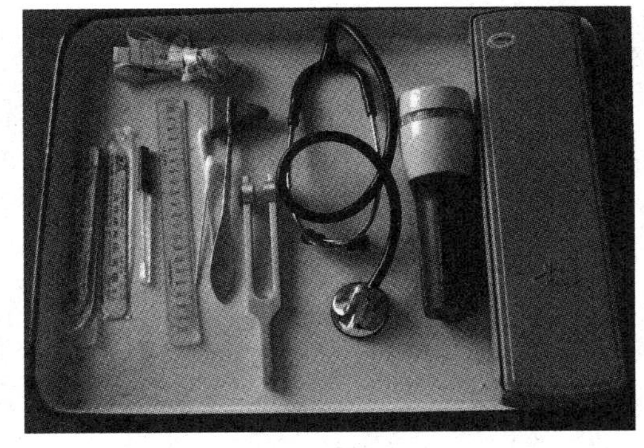

图6-1 身体评估常用器械

（二）环境准备

环境应安静、温暖，光线要适宜，必要时用屏风遮挡。病人应取舒适的体位。

（三）知识准备

评估者应熟悉评估的正常顺序、基本方法、内容及注意事项。

（四）评估对象准备

评估前向评估对象做好解释，以取得配合。

二、身体评估基本方法

（一）视诊

视诊是通过视觉观察评估对象全身或局部有无异常的评估方法。

1. 视诊方法　视诊可分为全身视诊和局部视诊。全身视诊是观察评估对象的一般状况，如年龄、性别、发育与营养、意识状态、面容与表情、体位、步态、姿势等；局部视诊是对评估对象身体某一局部进行更细致深入地观察，如皮肤颜色、瞳孔大小、心尖搏动等。

2. 注意事项　要求有适宜的自然光线和温暖的环境。对一些特殊部位如眼底、耳鼓膜，还需要借助仪器如眼底镜、耳镜帮助观察。

（二）触诊

触诊是通过手接触评估部位后的感觉，同时观察评估对象的反应及判断评估对象器官或组织有无异常的一种评估方法。手指指腹和掌指关节的掌面对触觉最为敏感，故触诊时多用这两个部位，而对于温度的分辨则以手背最为敏感。触诊的应用范围很广，多用于腹部评估。

1. 触诊方法　可分为浅部触诊法和深部触诊法：

（1）浅部触诊法　将手轻置于被评估部位表面，利用掌指关节和腕关节的协同动作，轻柔地进行滑动触摸，用于浅表器官或包块的评估。

（2）深部触诊法　单手或双手重叠由浅入深，逐渐加压达深部，以触摸深部脏器情况，主要用于腹部评估。根据评估目的和手法的不同可分为以下 4 种：①深部滑行触诊法：常用于腹腔深部包块和胃肠病变的评估。评估者用稍弯曲并拢的第二、三、四指末端，逐渐触向腹腔的脏器或包块，在被触及的脏器或包块上做上下左右的滑动触摸，以了解其形状、大小、硬度、活动度、有无压痛和表面情况等（图 6－2）。②双手触诊法：多用于肝、脾、肾及腹部肿块的评估。评估者用左手掌置于被评估脏器或包块的后部，并将被评估部位推向右手方向，使之固定，同时更接近体

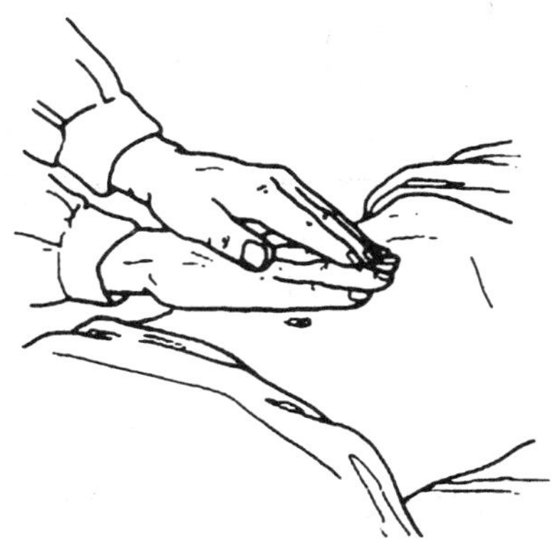

图 6－2　深部滑行触诊法

表，以利于右手触诊。③深压触诊法：主要用于探测腹腔深在病变的部位或确定腹部压痛点，如阑尾压痛点、胆囊压痛点等。评估方法是用一到二个手指逐渐深压被评估部位以探测压痛点，在深压基础上迅速将手抬起，可检查有无反跳痛。④冲击触诊法：用于大量腹水时肝脾的触诊。评估时四指并拢与腹壁呈70°~90°角，做急速、有力的冲击动作（图6－3）。

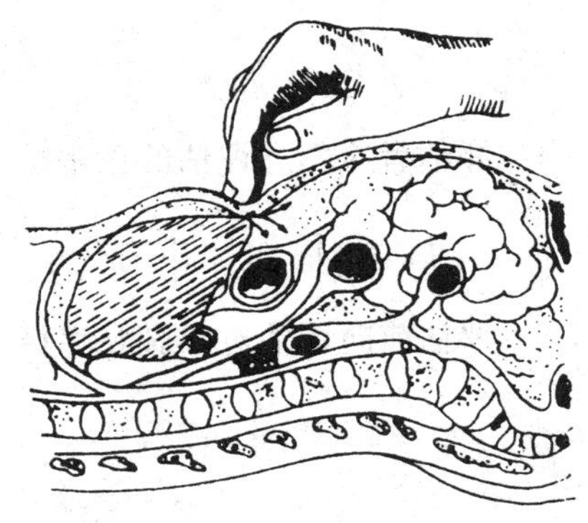
图6－3 冲击触诊法

2. 注意事项

（1）触诊检查前向评估对象解释触诊目的，取得配合。

（2）触诊时应站在评估对象的右侧，面向评估者，随时观察评估对象的表情变化。

（3）评估者手要温暖、轻柔，由浅入深，由轻而重，由远而近。

（4）触诊时应采取适宜的体位，如腹部评估时，评估对象需取仰卧屈膝位，腹肌尽量放松。

（三）叩诊

叩诊是用手指叩击评估对象体表，使之震动而产生音响，根据震动和声响的特点来判断被评估部位的脏器有无异常的评估方法。

1. 叩诊方法　分为间接叩诊法和直接叩诊法：

（1）间接叩诊法　评估者将左手中指第二指节紧贴于被叩部位，其余四指稍抬离体表，右手指自然弯曲，用中指指端叩击左手中指末端指关节处或第二节指骨的远端。叩击方向应与被叩击部位体表垂直（图6－4）。叩诊时以腕关节与掌指关节的活动为主，避免肘、肩关节参与运动。叩击动作要灵活、短促、富有弹性，叩击后右手中指立即抬起。叩击力量要均匀适当，同一部位叩诊可连续叩击2~3下。主要用于胸部及腹部评估。

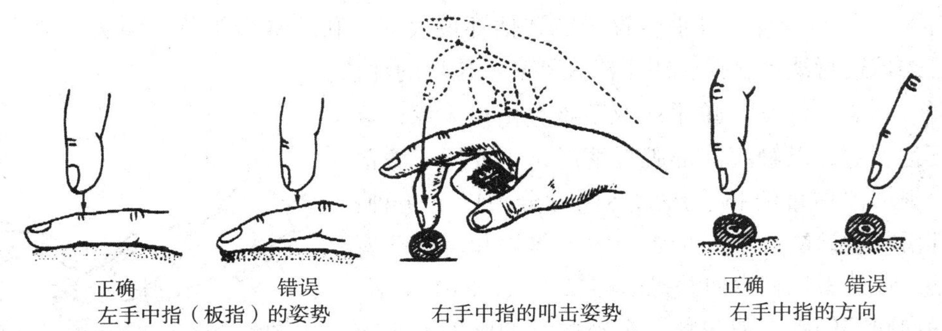

图6－4 间接叩诊法正误示意图

（2）直接叩诊法　评估者右手第二、三、四指并拢，用其掌面直接拍击被评估部位。此法适用于胸部和腹部较广泛的病变，如气胸、大量胸水或腹水等。

2. 叩诊音　因叩诊部位的组织或脏器密度、弹性、含气量及与体表的距离不同，叩击时可产生不同的音响。根据声音的强弱、长短、高低的不同将叩诊音分为清音、浊音、鼓音、实音、过清音（表6－1）。

表6－1　叩诊音的特点及临床意义

叩诊音	音响强度	音调	持续时间	正常存在部位	临床意义
实音	弱	高	短	心、肝	大量胸腔积液，肺实变
浊音	较弱	较高	较短	心、肝被肺覆盖部分	肺炎、肺不张、胸膜增厚
清音	较强	较低	较长	正常肺部	无
过清音	强	低	长	无	肺气肿
鼓音	强	低	长	腹部、胃泡区	肺空洞、气胸

3. 注意事项

（1）环境应安静，以免干扰对叩诊音的判断。

（2）根据评估的部位不同，采取不同的叩诊方法和体位。

（3）充分暴露被评估部位，肌肉放松，注意对称部位的对比。

知识链接

叩诊的适用范围

叩诊多用于判断被评估部位组织或器官的位置、大小、形状及密度，如确定肺尖宽度、肺下缘位置、肺部病变的性质及大小、心界的形状与大小、肝脾的边界、胸水、腹水的有无与多少等，在胸、腹部检查方面尤为重要。

（四）听诊

听诊是用耳或借助听诊器听取评估对象身体各部位发出的声音，来判断正常与否的一种评估方法。

1. 听诊方法　可分为直接听诊法和间接听诊法：

（1）直接听诊法　是将耳部直接贴紧被评估部位进行听诊，较少用。

（2）间接听诊法　是应用听诊器进行听诊。听诊器由耳件、体件、软管三部分构成。体件分为钟形和膜形，钟形适用于听诊低调音响如心脏杂音；膜形适用于较深部位脏器发出的高调音响，如呼吸音、心音等。此法方便，对听诊部位的声音还有一定的放大作用，应用范围很广（图6－5）。

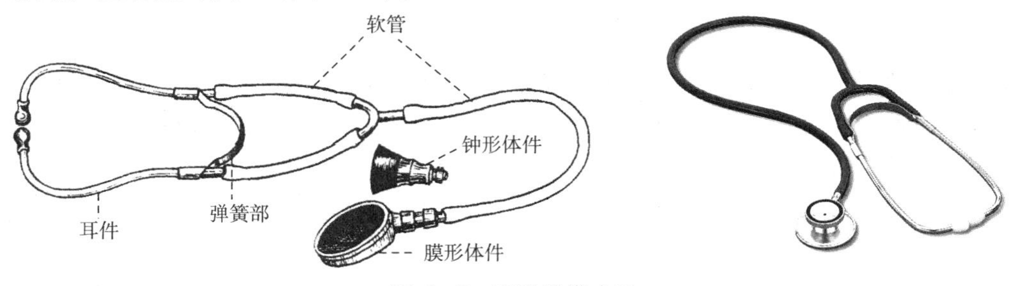

图6－5　听诊器模式图

2. 注意事项

(1) 听诊时环境要安静、温暖、避风。

(2) 根据需要指导评估对象采取合适的体位。

(3) 正确使用听诊器，评估前检查听诊器是否完好，耳件方向是否正确，体件应直接接触皮肤听诊，切忌隔着衣服听诊，并紧贴被评估部位，避免与皮肤发生摩擦。

(五) 嗅诊

嗅诊是以嗅觉判断评估对象异常气味与疾病关系的评估方法。

1. 嗅诊方法　用手将发自评估对象的气味轻轻扇向自己的鼻部，仔细辨别气味特点。

2. 常见异常气味及临床意义

(1) 呼吸气味　浓烈酒味见于酒后或酒精中毒；大蒜味见于有机磷农药中毒；烂苹果味见于糖尿病酮症酸中毒；氨味见于尿毒症；肝臭味见于肝性脑病。

(2) 痰液气味　恶臭味提示厌氧菌感染，血腥味见于大量咯血者。

(3) 呕吐物气味　单纯胃内容物略带酸味，若酸味过浓提示食物滞留时间过长。酸腐味见于幽门梗阻，粪臭味见于低位肠梗阻。

(4) 脓液气味　恶臭味提示气性坏疽可能。

(5) 粪便气味　腐臭味多为消化不良；腥臭味见于细菌性痢疾。

(6) 尿液气味　浓烈的氨味见于膀胱炎及尿潴留，大蒜味见于进食大量大蒜或有机磷农药中毒者。

知识链接

世界上第一个听诊器的发明距今已有100多年的历史。1816年，法国医师Laennec从孩童用木梁传递声音的游戏中得到启发，经过多次试验，试用了金属、纸、木等材料不同长短形状的棒或筒，Laennec最后改进制成了长约30厘米、中空、两端各有一个喇叭形的木质听筒，这是世界上第一个听诊器。由于听筒的发明，使得Laennec能诊断出许多不同的胸腔疾病，他也被后人尊为胸腔医学之父。Laennec死于1826年，年仅45岁。

第二节　一般状态评估

一般状态评估是对病人全身状态的概括性观察，是全身评估的第一步，以视诊为主，配合触诊、听诊和嗅诊来进行。评估内容包括性别、年龄、生命体征、发育与体型、营养状态、意识状态、面容表情、体位、步态等。

一、性别

正常人性别（sex）不难判断。性征的正常发育，在女性与雌激素和雄激素有关，受此影响可出现乳房、女阴、子宫及卵巢的发育，腋毛、阴毛生长，出现痤疮；在男性仅与雄激素有关，受其影响出现睾丸、阴茎的发育，腋毛多，阴毛呈菱形分布，声音低而洪亮，皮脂腺分泌多，也可出现痤疮。

某些疾病的发生与性别有一定的关系，如女性多发生甲状腺疾病和系统性红斑狼疮等疾病，男性多发生食管癌和胃癌等疾病。某些疾病对性征也有一定影响，如肝硬化时，血液中的某些激素会发生变化，最常见的有雌激素增多、雄激素减少，从而引起男性女性化的表现。肾上腺皮质肿瘤可导致女性男性化。性染色体异常可引起性发育异常和性征的改变。

知识链接

性征

性征是指区别男女性别的特征。男女生殖器的不同外形和构造特征称为第一性征，决定第一性征的遗传物质为染色体。除生殖器以外，男女在外形（身材、体态、相貌、声音等方面）上的差异，称为第二性征，决定第二性征的是男女性激素的差别。第二性征表现为：青春期发育后，男性身材高大，肌肉结实，喉结突出，声音变得低沉粗犷，长出胡须；女性皮肤细嫩，嗓音尖细，乳房隆起，肌肉柔韧等。

二、年龄

年龄（age）大小一般通过问诊即可得知，但如果有意识障碍或者病人故意隐瞒真实年龄的情况下则需要仔细观察来判断。主要通过观察皮肤的弹性、光泽、皱纹，肌肉的状态，毛发的分布与色泽，牙齿的情况等方面来判断。不能准确判断年龄的原因是：环境因素导致发育的速度和衰老程度的差异，以及突发病对机体状态的影响。

随着年龄的增长，机体出现生长发育、成熟、衰老等一系列改变，不同阶段年龄与疾病的发生及预后有密切的关系。如幼儿及儿童易患麻疹、白喉、佝偻病等；青少年易患风湿热、结核病；心脑血管疾病、某些癌肿多发生于中老年人。

三、生命体征

生命体征（vital sign）是评价生命活动存在与否及其质量的指标，包括体温、脉搏、呼吸和血压。测量后应准确记录。

（一）体温

1. 体温测量方法及正常范围　见《护理学基础》。

2. 临床意义　体温高于正常值的高值称为发热，见于感染、创伤、恶性肿瘤、抗原－抗体反应等；体温低于正常称为体温过低，见于大量失血、休克、甲状腺功能减退及久病虚弱等。

（二）脉搏

脉搏通常是指桡动脉的搏动。

1. 检查部位及方法　见《护理学基础》。

2. 检查内容

（1）脉率　即每分钟脉搏搏动的次数，其快慢受性别、年龄、情绪及运动等因素的影响。正常情况下，脉率和心率是一致的，成人在安静时的脉率为60～100次/分，3岁以下儿童多在100次/分以上，初生婴儿为140次/分。成人超过100次/分称速脉，见于甲状腺功能亢进、发热性疾病等；少于60次/分称缓脉，见于阻塞性黄疸、心脏传导阻滞等。

（2）脉律　正常人脉律规则。有窦性心律不齐者的脉律可随呼吸改变，吸气时增快，呼气时减慢。各种心律失常疾病均可影响脉律，若脉律快慢不一或有间歇，见于过早搏动；若绝对不齐、强弱不一见于心房纤维颤动。

（3）动脉壁状态　正常人动脉壁柔软、光滑、有弹性。指压将血流阻断后，远端的动脉触不到；如果能触及硬而缺乏弹性似条索状迂曲或结节状，提示动脉硬化。

（4）强弱　脉搏的强弱主要与心搏出量、外周血管阻力和脉压有关，脉搏增强见于发热、甲状腺功能亢进症、主动脉瓣关闭不全等。脉搏减弱见于休克、心力衰竭、主动脉瓣狭窄等。

（5）脉波　波形是将血流通过动脉时动脉内压力上升和下降的情况用脉波计描记出来的曲线。可借脉搏触诊粗略地估计波形。临床常见的有：①交替脉：是一种节律规则而强弱交替的脉搏，是心室的收缩强弱交替的结果，为左室衰竭的重要体征之一，见于冠状动脉粥样硬化性心脏病、高血压性心脏病等。②奇脉（吸停脉）：在吸气末时脉搏明显减弱或消失，而在呼气终了时变强称奇脉，见于心包积液和缩窄性心包炎时，是心包填塞的重要体征之一。③水冲脉：脉搏骤起骤落，犹如潮水涨落。检查方法是握紧病人手腕掌面，将其前臂高举超过头部，可明显感知犹如水冲的脉搏。系脉压差增大所致，见于主动脉瓣关闭不全、严重贫血、甲状腺功能亢进症等。④无脉：脉搏消失，见于严重休克和多发性大动脉炎。

（三）呼吸

1. 呼吸测量方法及正常范围　见《护理学基础》。

2. 呼吸变化的临床意义

（1）呼吸运动　呼吸运动形式包括胸式呼吸和腹式呼吸，正常成年女性以胸式呼吸为主，男性和儿童以腹式呼吸为主。某些疾病可使呼吸运动发生改变，如胸壁、胸膜和肺的疾病，均可使胸式呼吸减弱而腹式呼吸增强。而妊娠晚期、肝脾极度肿大、大量腹水、腹腔内巨大肿瘤，则腹式呼吸减弱而胸式呼吸增强。

（2）频率的变化　成人呼吸超过20次/分，称呼吸过速，见于心力衰竭、贫血、甲状腺功能亢进症和高热等引起全身缺氧或耗氧量增加的疾患。呼吸少于12次/分，称呼吸过缓，见于颅内压增高、镇静剂或麻醉剂中毒等抑制呼吸中枢的疾患。

（3）节律的变化　常见的呼吸节律变化有潮式呼吸、间停呼吸、叹息样呼吸和抑制性呼吸：①潮式呼吸：又称陈－施（Cheyne－Stokes）呼吸，其特点是呼吸由浅慢逐渐变深快，继之由深快变浅慢，之后呼吸暂停片刻（5～30秒），然后又重复上述周期性变化，形成类似潮水涨退的呼吸节律。②间停呼吸：又称毕奥（Biot）呼吸，其特点是有规律呼吸几次后，突然停止一段时间，又开始呼吸，如此周而复始。以上两种呼吸节律变化的机制是由于呼吸中枢的兴奋性降低，使调节呼吸的反馈系统失常。当缺氧严重，二氧化碳潴留至一定程度时，才能刺激呼吸中枢，使呼吸恢复和加强；当潴留的二氧化碳呼出后，呼吸中枢的兴奋性又降低，呼吸再次减弱而暂停。这种呼吸节律的出现表明呼吸中枢即将衰竭，为临危的一个指征。多见于中枢神经系统疾病，如脑炎、脑膜炎、颅内压增高及某些中毒如巴比妥中毒、糖尿病酮症酸中毒等。③叹息样呼吸：表现为一段正常呼吸节律中插入一次深大呼吸，常伴有叹息声，多为功能性改变。④抑制性呼吸：为胸部发生剧烈疼痛所致吸气相突然中断，呼吸短暂地突然受到抑制而变得浅快，见于急性胸膜炎、肋骨骨折及胸部严重外伤等。

（4）深度的变化　呼吸浅快，见于肺气肿、胸膜疾患、镇静剂或麻醉剂过量等。呼吸加深是由于呼吸中枢受到强烈刺激所致。在严重酸中毒时可出现深而慢且伴鼾声的呼吸，称为库斯矛尔（Kussmaul）大呼吸，提示病情严重，见于尿毒症、糖尿病酮症酸中毒等。

（四）血压

血压是血液在血管内流动时对血管壁产生的压力，通常是指体循环动脉血压（BP），是重要的生命体征。血压的高低主要取决于大动脉壁的弹性、外周血管阻力、心收缩力和心搏出量等。

1. 测量方法　见《护理学基础》。

2. 血压标准　1999年10月，中国高血压联盟参照了世界卫生组织（WHO）公布的中国高血压防治指南的新标准（表6－2）。

3. 临床意义

（1）高血压　采用标准测量法，至少3次非同日血压值达到或超过140/90mmHg，或仅舒张压达到标准，即认为有高血压；如果仅收缩压达到标准则称为收缩期高血压。正常人的血压可受环境因素的影响发生变动，如吸烟、精神紧张、寒冷、情绪激动、睡眠不佳等均可使血压升高，以收缩压升高为主。高血压绝大多数是原发性的，继发于其他疾病的不足5%，称为继发性高血压或症状性高血压，常见有肾动脉狭窄、皮质醇增多症、原发性醛固酮增多症等。

（2）低血压　凡血压低于90/60mmHg时称为低血压，见于心肌梗死、休克等严重病症。另外还有体位性低血压和体质性低血压。体位性低血压是从平卧位突然转变为直立位，或长时间站立时发生低血压；体质性低血压常见于体质弱者，女性较多，并有家庭遗传倾向，多半没有自觉症状，只在体检中偶然发现，没有重要的临床意义。

（3）肢体血压差 ①双侧上肢血压差：正常双上肢血压相差5～10mmHg，超过此值见于多发性大动脉炎或先天性动脉畸形等。②上下肢血压差：正常下肢血压高于上肢血压20～40mmHg，如上肢血压高于下肢应考虑主动脉缩窄。

（4）脉压改变 当脉压>40mmHg，为脉压增大，见于主动脉瓣关闭不全、甲状腺功能亢进等。如脉压<30mmHg则为脉压缩小，见于主动脉瓣狭窄、心包积液及严重心力衰竭等。

表6－2 血压水平的定义和分类（18岁以上）

类别	收缩压（mmHg）	舒张压（mmHg）
理想血压	<120	<80
正常血压	<130	<85
正常高值	130～139	85～89
1级高血压（轻度）	140～159	90～99
2级高血压	160～179	100～109
3级高血压	≥180	≥110
单纯收缩期高血压	>140	<90

注：如收缩压与舒张压水平不在一个级别的，按其中较高级别分类。

知识链接

动态血压监测

动态血压是用特殊的血压测量和记录装置在一定时间内间隔测量血压一次，连续观察24小时的一项无创性诊断技术。其优点为：①提供更真实的生活状态下血压的动态变化情况。②协助诊断“白大衣高血压”、顽固性高血压及血压波动很大者。③改善病人对高血压的知晓率和坚持治疗率。④了解高血压靶器官损害与24小时或白天平均血压之间密切的相关性。⑤对预后有预测价值。⑥是一种重要的科研工具。

四、发育与体型

（一）发育

发育（development）通常以年龄、智力和体格成长状态（包括身高、体重及第二性征）之间的关系进行综合评价。发育正常者，其年龄、智力与体格的成长状态均衡一致。成人发育正常的指标包括：①头部的长度为身高的1/7～1/8。②胸围为身高的1/2。③双上肢展开的长度约等于身高。④坐高等于下肢的长度。正常人各年龄组的身高与体重之间存在一定的对应关系。

临床上的病态发育与内分泌的改变密切相关。在发育成熟前，如出现垂体前叶功能亢进，可致体格异常高大（身高超过2m）称为巨人症；在发育成熟后，生长激素分泌过多可致面颊部及肢端骨骼明显增长，称肢端肥大症。如发生垂体功能减退，可致体格异常矮小（身高低于1.3m），但智力正常，称为垂体性侏儒症。先天性甲状腺功能减退，可导致体格矮小和智力低下，称为呆小病。

（二）体型

体型（habitus）是身体各部发育的外观表现，包括骨骼、肌肉的生长与脂肪分布的状态等。成年人的体型可分为以下3种：

1. 无力型（瘦长型）　体高肌瘦、颈细长、肩窄下垂、胸廓扁平、腹上角小于90°。

2. 正力型（匀称型）　表现为身体各个部分结构匀称适中，腹上角90°左右，见于多数正常成人。

3. 超力型（矮胖型）　表现为体格粗壮、颈粗短、面红、肩宽平、胸围大、腹上角大于90°。

五、营养状态

营养状态（nutritional status）取决于机体对营养物质摄取和利用的能力，受许多因素影响，其状态可作为鉴定健康和疾病的指标之一。通常根据皮肤、毛发、皮下脂肪、肌肉的发育情况结合身高、体重等进行综合判断。最简便而迅速的方法是观察皮下脂肪充实的程度。

（一）营养状态的检查

1. 综合判断　通常用良好、中等、不良三个等级对营养状态进行描述：

（1）良好　黏膜红润、皮肤光泽、弹性良好，皮下脂肪丰满而有弹性，肌肉结实，肌肉及皮褶厚度正常，指甲、毛发润泽，肋间隙及锁骨上窝深浅适中，肩胛部和股部肌肉丰满。

（2）不良　皮肤黏膜干燥、弹性降低，皮下脂肪菲薄，肌肉松弛无力，肌肉及皮褶厚度低于正常，指甲粗糙无光泽、毛发稀疏，肋间隙、锁骨上窝凹陷，肩胛骨和髂骨嶙峋突出。

（3）中等　介于两者之间。

2. 体重测量　测量体重是观察营养状态的常用方法之一。理想体重粗略计算公式：理想体重（kg）=身高（cm）-105；或理想体重（kg）=［身高（cm）-100］×0.95（女性0.9）。当超过标准体重的20%以上者称为肥胖；当体重低于正常的10%～20%时称为消瘦，极度消瘦者称为恶病质。

3. 皮褶厚度测量　皮下脂肪可直接反映体内脂肪量。最常用的测量部位是肱三头肌皮褶厚度（triceps skinfold，TSF）。测量方法：检查者以拇指和示指在被检查者肩峰至鹰嘴连线中点的上方2cm处捏起皮褶，捏起的皮肤需对称，然后用$10g/mm^2$的皮褶计测量，于夹住后 3 秒内读数。取 3 次测量的均值为准。正常成年男性皮褶厚度为 8.4mm，女性为 15.3mm。实测值在正常值的 90% 以上为正常；80% ~90% 为轻度体脂消耗；60% ~80% 为中度体脂消耗；小于 60% 为重度体脂消耗。

4. 肌肉厚度测量　肌肉厚度测量可反映肌肉状况，最常用的测量部位是上臂中点肌肉环围（MAMC）。测量方法：先测上臂中点环围（MAC），用软尺经上臂中点（肩峰与尺骨鹰嘴连线中点）紧贴皮肤绕臂一圈，同时测量肱三头肌皮褶厚度（TSF）。最后计算 MAMC。

计算公式为：MAMC（cm）=MAC（cm）-［0.314×TSF（mm）/10］。正常成年男性为 24.8cm，女性为 21cm。实测值在正常值 90% 以上为正常；80% ~90% 为轻度营养不良；60% ~80% 为中度营养不良；小于 60% 为重度营养不良。

（二）营养状态异常的临床意义

临床上常见的营养状态异常包括营养不良和营养过度两个方面：

1. 营养不良　由于摄食不足、消化障碍或消耗增多引起，临床多见于神经系统疾病、消化道疾病、内分泌疾病、代谢性疾病、重症肺结核、恶性肿瘤等。

2. 营养过度　体内中性脂肪积聚过多，导致体重增加，原因除见于热量摄食过多超过消耗量外，还与遗传、内分泌、缺少运动和精神因素等有关。亦可计算体重质量指数（BMI），BMI =［体重（kg）/身高（m）的平方］。按照 WHO 的标准，男性 >27，女性 >25 即为肥胖症。按病因不同，可将肥胖分为外源性和内源性两种：

（1）外源性肥胖　也称单纯性肥胖，表现为全身脂肪分布均匀，身体一般无异常表现。为摄入热量过多或运动减少及生活方式所致，常有遗传倾向。

（2）内源性肥胖　也称继发性肥胖，多由某些内分泌疾病与代谢性疾病所致。表现为脂肪分布常有特征性，如肾上腺皮质功能亢进症引起的向心性肥胖、甲状腺功能低下、肥胖性生殖无能综合征等。

六、意识状态

意识状态（consciousness）是大脑高级神经中枢功能活动的综合表现，即人对环境的知觉状态。正常人意识清晰，定向力正常，反应敏锐精确，思维和情感活动正常，语言流畅、准确，表达能力良好，凡能影响大脑功能活动的疾病均可引起程度不等的意识改变，称为意识障碍。

评估病人意识状态多采用问诊，通过交谈了解病人的思维、反应、情感、计算及定向力等方面的情况。对较为严重者，尚应进行痛觉试验、反射检查等方法，以确定病人意识障碍的程度。根据其程度可分为嗜睡、意识模糊、昏睡、谵妄和昏迷。

1. 嗜睡　是最轻的意识障碍，是一种病理性的睡眠，病人在安静状态中常处于睡眠状态。病人可被唤醒，醒后能正确回答问题和作出各种反应，但反应迟钝，一旦去除刺激，病人又进入睡眠状态。

2. 意识模糊　较嗜睡重，病人能保持简单的精神活动，但答话迟钝，且多错误，对时间、地点、人物的定向力发生障碍。

3. 昏睡　病人呈深度的睡眠状态，难以唤醒。在强刺激下可被唤醒，但很快又再入睡。醒时答话含糊或答非所问，随意运动消失。

4. 谵妄　以兴奋性增高为主的高级神经中枢急性活动失调状态，表现为意识模糊，定向力丧失，感觉错乱，躁动不安，言语杂乱。

5. 昏迷　是严重的意识障碍，表现为意识持续中断或完全丧失。按其程度可分为：

（1）轻度昏迷　意识大部分消失，无自主运动，对声、光刺激无反应，对疼痛刺激尚可出现痛苦表情或肢体退缩反应，生理反射存在。

（2）中度昏迷　对周围事物及各种刺激均无反应，角膜反射减弱，瞳孔对光反射迟钝，眼球无转动。

（3）深度昏迷　全身肌肉松弛，对各种刺激均无反应，深、浅反射均消失。

七、面容与表情

面容与表情（facial features and expression）是反映个体情绪状态的重要指标。面容是指面部所呈现的状态，表情是面部情感的表现。健康人表情自然，神态安怡。患病后可出现特征性的面容与表情，对疾病的诊断具有重要价值。

临床上常见的典型面容改变有（图6－6）：

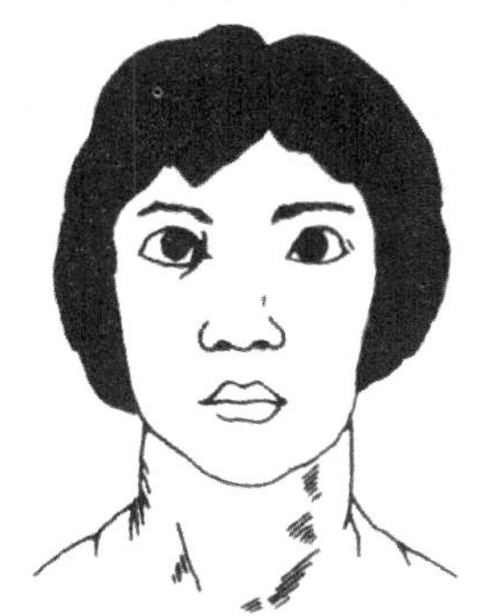

甲亢面容

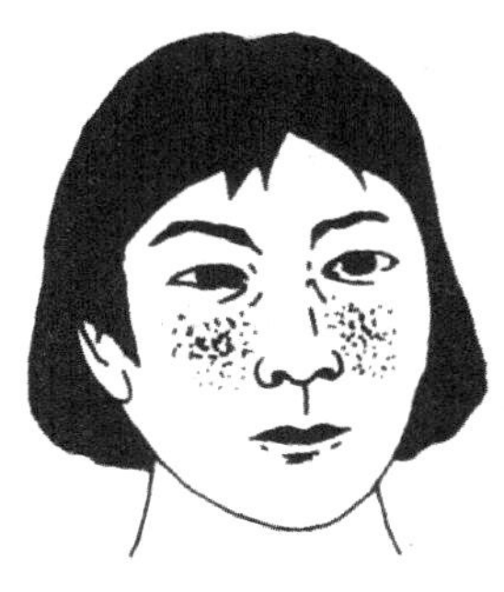

二尖瓣面容

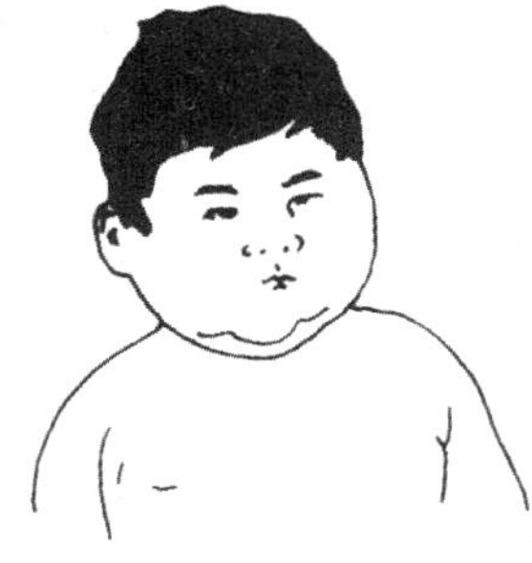

满月面容

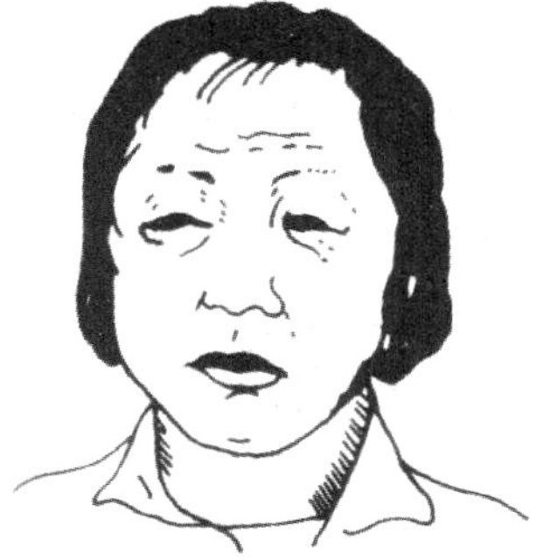

黏液性水肿面容

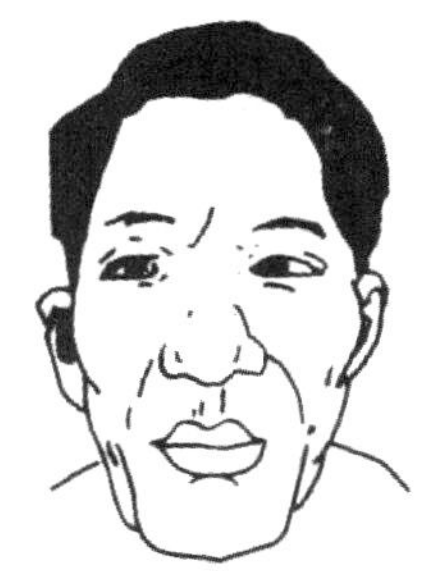

肢端肥大症面容

图6－6　常见典型面容

1. 急性病容 面色潮红，兴奋不安，鼻翼扇动，口唇疱疹，表情痛苦。多见于急性感染性疾病，如肺炎球菌肺炎、疟疾、流行性脑脊髓膜炎等。

2. 慢性病容 面容憔悴，面色晦暗或苍白无华，目光暗淡。见于慢性消耗性疾病，如恶性肿瘤、肝硬化、严重结核病等。

3. 贫血面容 面色苍白，唇舌色淡，表情疲惫。见于各种原因所致的贫血。

4. 肝病面容 面色晦暗，额部、鼻背、双颊有褐色色素沉着。见于慢性肝脏疾病。

5. 肾病面容 面色苍白，眼睑、颜面水肿，舌色淡，舌缘有齿痕。见于慢性肾脏疾病。

6. 甲状腺功能亢进面容 面容惊愕，眼裂增宽，眼球凸出，目光闪烁，兴奋不安，烦躁易怒。见于甲状腺功能亢进症。

7. 黏液性水肿面容 面色苍黄，颜面浮肿，睑厚面宽，目光呆滞，反应迟钝，眉毛、头发稀疏。见于甲状腺功能减退症。

8. 二尖瓣面容 面色晦暗，双颊紫红，口唇轻度发绀。见于风湿性心脏病二尖瓣狭窄病人。

9. 肢端肥大症面容 头颅增大，面部变长，下颌增大、向前突出，眉弓及两颧隆起，唇舌肥厚，耳鼻增大。见于肢端肥大症。

10. 伤寒面容 表情淡漠，反应迟钝呈无欲状态。见于肠伤寒、脑脊髓膜炎等高热衰竭病人。

11. 苦笑面容 牙关紧闭，面肌痉挛，呈苦笑状。见于破伤风。

12. 满月面容 面如满月，皮肤发红，常伴痤疮和胡须生长。见于库欣综合征及长期应用糖皮质激素者。

13. 面具面容 面部呆板、无表情，似面具样。见于震颤麻痹、脑炎等。

八、体位

体位（position）是指病人身体所处的状态。体位的改变对某些疾病的诊断具有一定的意义。常见的有：

1. 自动体位 身体活动自如，不受限制。见于正常人、轻症和疾病早期病人。

2. 被动体位 病人不能自己调整或变换身体的位置。见于极度衰竭或意识丧失者。

3. 强迫体位 病人为减轻痛苦，被迫采取某种特殊的体位。临床上常见的强迫体位可分为以下几种：

（1）强迫仰卧位 病人仰卧，双腿蜷曲，借以减轻腹部肌肉的紧张程度。见于急性腹膜炎等。

（2）强迫俯卧位 俯卧位可减轻脊背肌肉的紧张程度。见于脊柱疾病。

（3）强迫侧卧位 病人侧卧于患侧，以减轻疼痛，且有利于健侧代偿呼吸。见于一侧胸膜炎和大量胸腔积液的病人。

（4）强迫坐位（端坐呼吸） 病人呈端坐或半卧位。该体位不影响膈肌活动，并减少回心血量和减轻心脏负担。见于心、肺功能不全者。

（5）强迫蹲位　病人在活动过程中，因呼吸困难而停止活动并采用蹲踞位以缓解症状。见于先天性发绀型心脏病。

（6）强迫停立位　在步行时病人常因心前区疼痛突然发作而被迫立刻停住，并以右手按抚心前部位，待症状稍缓解后，才继续行走。见于心绞痛。

（7）辗转体位　病人因疼痛辗转反侧，坐卧不安。见于胆石症、胆道蛔虫症、肾绞痛等。

（8）角弓反张位　病人颈及脊背肌肉强直，出现头向后仰，胸腹前凸，背反曲，躯干呈反弓形。见于破伤风及小儿脑膜炎。

九、步态

步态（gait）是指走路时的姿态。健康人步态稳健、轻快、灵活。某些疾病可导致步态发生改变，并具有一定的特征性。常见异常步态有以下几种（图6－7）：

1. 蹒跚步态（鸭步）　走路时身体左右摇摆似鸭行。见于佝偻病、进行性肌营养不良、大骨节病或先天性双侧髋关节脱位等。

2. 慌张步态　起步后小步急速趋行，身体前倾，有难以止步之势。见于震颤麻痹病人。

3. 共济失调步态　起步时一脚高抬，骤然垂落，且双目向下注视，两脚间距很宽，以防身体倾斜，闭目时则不能保持平衡。见于脊髓痨病人。

4. 醉酒步态　行走时躯干重心不稳，步态紊乱不准确，如醉酒状。见于小脑疾病、酒精及巴比妥中毒。

5. 跨阈步态　由于踝部肌腱、肌肉弛缓，患足下垂，行走时必须抬高下肢才能起步。见于腓总神经麻痹。

6. 剪刀步态　由于双下肢肌张力增高，移步时下肢内收过度，两膝前后互相交叉呈剪刀状。见于脑性瘫痪与截瘫病人。

7. 偏瘫步态　行走时瘫痪侧上肢呈内收、旋前状，无正常摆动；下肢伸直外旋将患侧骨盆提高并提起下肢，之后以髋关节为中心，脚尖点地向外划半个圆圈向前跨步。见于急性脑血管疾病所致后遗症。

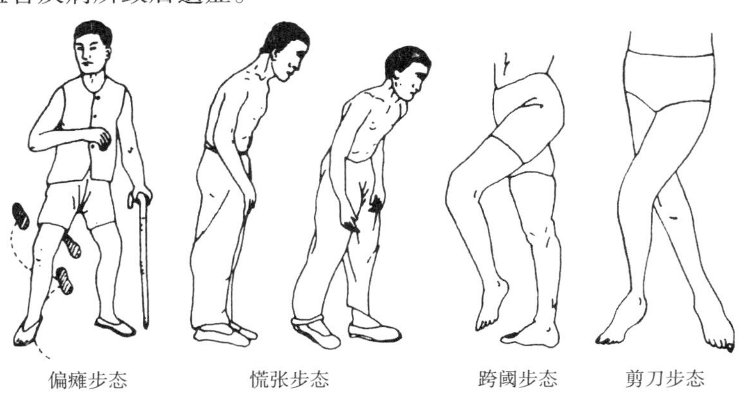

图6－7　步态异常

第三节　皮肤黏膜评估

皮肤的评估检查一般通过视诊观察，有时尚需配合触诊。评估内容包括：颜色、湿度和温度、弹性、皮疹、皮下出血、蜘蛛痣与肝掌、水肿、压疮等。

一、颜色

皮肤颜色（skin color）除与遗传和种族有关外，还与毛细血管的分布、血液的充盈度、色素量的多少、皮下脂肪的厚薄有关。正常人皮肤有光泽、黏膜红润。常见的异常变化有以下几种：

1. 苍白（pallor）　皮肤苍白由于贫血、末梢毛细血管痉挛或充盈不足所致，如寒冷、惊恐、休克、虚脱以及主动脉瓣关闭不全等。四肢末端的局限性苍白见于雷诺病、血栓闭塞性脉管炎等。

2. 发红（redness）　皮肤发红由于毛细血管扩张充血、血流加速、血量增加所致，生理情况下见于运动、饮酒后、情绪激动等；病理情况下见于发热性疾病，如肺炎球菌肺炎、肺结核、猩红热、阿托品及一氧化碳中毒等。

3. 发绀（cyanosis）　皮肤黏膜呈青紫色，为缺氧的一种表现，常出现于口唇、耳廓、面颊及肢端。多由于血液中还原血红蛋白增多或异常血红蛋白血症所致。常见于严重心、肺疾病。

4. 黄染（stained yellow）　皮肤黏膜呈黄色，主要见于黄疸，轻者见于巩膜及软腭黏膜，重者见于全身皮肤。常见于胆道阻塞、肝细胞损害或溶血性疾病。

5. 色素沉着（pigmentation）　是由于表皮基底层的黑色素增多所致的部分或全身皮肤色泽加深。全身性色素沉着常见于慢性肾上腺皮质功能减退，有时也可见于肝硬化、肝癌晚期、疟疾以及使用某些药物如砷剂和抗肿瘤药物等。妇女妊娠期间，面部、额部可出现棕褐色对称性色素斑，称为妊娠斑，分娩后多可逐渐消失。老年人也可出现全身或面部的散在色素斑，称为老年斑。

6. 色素脱失（depigmentation）　正常皮肤均含有一定量的色素，当缺乏酪氨酸酶致体内酪氨酸不能转化为多巴而形成黑色素时，即可发生色素脱失。临床上常见于遗传性疾病如白癜、白斑及白化症。

（1）白癜　为多形性大小不等的色素脱失斑片，身体外露部位多见，无异常不适，见于白癜风。

（2）白斑　多呈圆形或椭圆形，常见于女性外阴部和口腔黏膜。

（3）白化症　表现为全身皮肤和毛发色素脱失，头发可呈浅黄色或金黄色，多为遗传性疾病。

二、湿度与温度

皮肤湿度（skin moisture）与汗腺分泌功能有关，出汗多者皮肤比较湿润，出汗少者比较干燥，如风湿病、结核病和布氏杆菌病出汗较多；甲状腺功能亢进症、佝偻病、脑炎后遗症亦经常伴有多汗。夜间睡后出汗称为盗汗，多见于结核病。手足皮肤发凉而大汗淋漓称为冷汗，见于休克和虚脱病人。无汗时皮肤异常干燥，见于维生素 A 缺乏症、黏液性水肿、硬皮病、尿毒症和脱水等。

皮肤温度（skin temperature）的评估是检查者通过手背触摸被检查者皮肤。全身皮肤发热除了环境温度过高之外，主要见于发热性疾病、甲状腺功能亢进症；局部皮肤发热主要见于皮肤局部炎症如疖、痈等；发冷见于甲状腺功能减退症、休克等；肢端发冷见于雷诺病。

三、弹性

皮肤弹性（skin elasticity）与年龄、营养状态、皮下脂肪及组织间隙所含液体量有关。儿童及青年皮肤紧张富有弹性；中年以后皮肤组织逐渐松弛，弹性减弱；老年皮肤组织萎缩，皮下脂肪减少，弹性减退。检查皮肤弹性时，常选择手背或上臂内侧部位，以拇指和示指将皮肤提起，松手后如皮肤皱褶迅速平复为弹性正常，如皱褶平复缓慢为弹性减弱，后者见于长期消耗性疾病或严重脱水者。

四、皮疹

皮疹（skin eruption）是临床上诊断某些疾病的重要依据。皮疹的种类很多，其出现的规律和形态有一定的特异性，发现皮疹时应仔细观察和记录其出现与消失的时间、发展顺序、分布部位形态大小、颜色，压之是否褪色，平坦或隆起，有无瘙痒及脱屑等。临床上常见的皮疹有：

1. 斑疹　表现为局部皮肤发红，不凸出皮肤表面。见于斑疹伤寒、丹毒、风湿性多形性红斑等。

2. 玫瑰疹　为一种鲜红色圆形斑疹，直径 2～3mm，为病灶周围血管扩张所致。检查时拉紧附近皮肤或以手指按压可使皮疹消退，松开时又复出现，多出现于胸腹部。为伤寒和副伤寒的特征性皮疹。

3. 丘疹　局部发红并凸出皮肤表面。见于药物疹、麻疹及湿疹等。

4. 斑丘疹　在丘疹周围有皮肤发红的底盘称为斑丘疹。见于风疹、猩红热和药物疹等。

5. 荨麻疹　为稍隆起皮肤表面的苍白色或红色的局限性水肿，形态不一，常伴瘙痒，为速发性皮肤变态反应所致。见于各种食物或药物过敏。

五、皮下出血

皮下出血按之不褪色，根据其直径大小分为以下几种：小于 2mm 称为出血点，又称淤点；2～5mm 称为紫癜；大于 5mm 称为淤斑；片状出血并伴有皮肤显著隆起称为血肿。评估时，较大面积的皮下出血易于判断，淤点应注意与红色的皮疹或小红痣进行鉴别，皮疹受压时，一般可褪色或消失，淤点和小红痣受压后不褪色且表面光亮。皮下出血常见于造血系统疾病、重症感染、某些血管损害性疾病，以及毒物或药物中毒等。

六、蜘蛛痣与肝掌

皮肤小动脉末端分支扩张所形成的血管痣，形似蜘蛛，称为蜘蛛痣（spider angioma）。多出现于上腔静脉分布的区域内，如面、颈、手背、上臂、前胸和肩部等处。其大小不一，直径可由针头大到数厘米以上。检查时用棉签或火柴杆压迫蜘蛛痣的中心，其辐射状小血管网立即消失，去除压力后又复出现。蜘蛛痣的出现与肝脏对雌激素灭活能力减弱有关。常见于慢性肝炎或肝硬化，也可见于妊娠期妇女和健康人。

慢性肝病病人手掌大、小鱼际处常发红，加压后褪色，称为肝掌（liver palm），发生机制和临床意义与蜘蛛痣相同。

七、水肿

皮下组织的细胞内及组织间隙内液体积聚过多称为水肿（edema）。水肿的检查应以视诊和触诊相结合，仅凭视诊虽可诊断明显水肿，但不易发现轻度水肿。凹陷性水肿局部受压后可出现凹陷，而黏液性水肿及象皮肿（丝虫病）尽管组织肿胀明显，但受压后并无组织凹陷。根据水肿的轻重，可分为轻、中、重 3 度：

1. 轻度　仅见于眼睑、眶下软组织、胫骨前、踝部皮下组织，指压后可见组织轻度下陷，平复较快。

2. 中度　全身组织均见明显水肿，指压后可出现明显的或较深的组织下陷，平复缓慢。

3. 重度　全身组织严重水肿，身体低位皮肤紧张发亮，甚至有液体渗出。此外，胸腔、腹腔等浆膜腔内可见积液，外阴部亦可见严重水肿。

八、压疮

压疮（pressure sore）也称褥疮，因身体局部组织长时间受压，血液循环障碍，局部组织持续缺血、缺氧、营养不良导致软组织溃烂和坏死。形成压疮的主要危险因素有活动障碍、感觉功能障碍、循环障碍等。以枕部、肩胛部、肘部、骶尾部、足跟等部位多见。

根据组织损伤程度，可将压疮分为 4 期：

Ⅰ期：淤血红肿期，表现为皮肤颜色的变化，伴有红、肿、热、痛。

Ⅱ期：炎性浸润期，皮肤部分层次破坏，表现为肤色紫红，可有水疱或破溃。

Ⅲ期：浅表溃疡期，皮肤全层破坏，甚至达皮下和深层组织，皮肤溃疡较深，可伴有深层组织的损伤，疼痛较剧。

Ⅳ期：坏死溃疡期，皮肤全层、皮下及深层组织均可发生坏死，可有窦道形成，严重者可并发脓毒血症，甚至危及生命。

第四节 浅表淋巴结评估

淋巴结分布于全身，正常情况下，浅表淋巴结较小，直径多在0.2～0.5cm之间，质地柔软，表面光滑，与毗邻组织无粘连，不易触及，亦无压痛。

一、浅表淋巴结分布

浅表淋巴结呈组群分布，一个组群的淋巴结收集一定区域的淋巴液，头颈部淋巴结的分布见图6－8。如耳后、乳突区的淋巴结收集头皮范围内的淋巴液；颈深部淋巴结上群（胸锁乳突肌上部）收集鼻咽部的淋巴液，颈深部淋巴结下群（胸锁乳突肌下部）收集咽喉、气管、甲状腺等处的淋巴液；锁骨上淋巴结群左侧多收集食管、胃等器官的淋巴液，右侧多收集气管、胸膜、肺等处的淋巴液；颌下淋巴结群收集口底、颊黏膜、齿龈等处的淋巴液；颏下淋巴结群收集颏下三角区内组织、唇和舌部的淋巴液；腋窝淋巴结群收集躯干上部、乳腺、胸壁等处的淋巴液，腋窝淋巴结群分为腋窝外侧壁的外侧淋巴结群、胸大肌下缘深部的胸肌淋巴结群、腋窝后皱襞深部的肩胛下淋巴结群、腋窝内侧壁的中央淋巴结群、腋窝顶部的腋尖淋巴结群（图6－9）；腹股沟淋巴结群收集下肢及会阴部等处的淋巴液。局部炎症或肿瘤往往引起相应区域的淋巴结肿大。

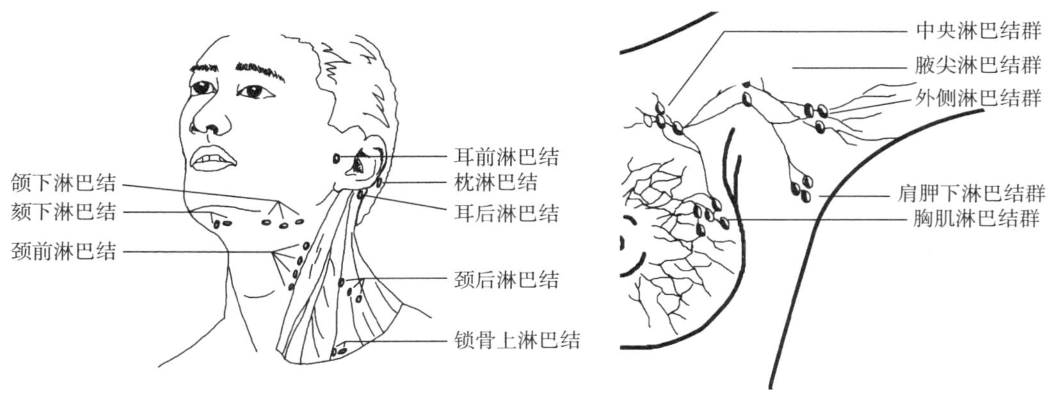

图6－8　头颈部浅表淋巴结分布图

图6－9　腋窝淋巴结分布图

二、评估方法及注意事项

评估浅表淋巴结时，以触诊为主，辅以视诊，并按一定的顺序进行，以免发生遗漏。评估顺序为：耳前、耳后、枕部、颌下、颏下、颈前、颈后、锁骨上窝、腋窝（顺序为：腋尖群、中央群、胸肌群、肩胛下群、外侧群）、滑车上、腹股沟、腘窝等。

触及肿大的淋巴结时，应注意其部位、大小、数目、硬度、压痛、活动度、有无粘连，局部皮肤有无红肿、瘢痕、瘘管等，同时注意寻找引起淋巴结肿大的原发病灶。

三、淋巴结肿大的临床意义

1. 局部淋巴结肿大

(1) 非特异性淋巴结炎　由引流区域的急、慢性炎症所引起，如急性化脓性扁桃体炎、齿龈炎可引起颈部淋巴结肿大。急性炎症初始，肿大的淋巴结柔软、有压痛，表面光滑、无粘连，肿大至一定程度即停止。慢性炎症时，淋巴结较硬，最终淋巴结可缩小或消退。

(2) 淋巴结结核　肿大的淋巴结常发生于颈部血管周围，多发性，质地稍硬，大小不等，常相互粘连，或与周围组织粘连，如发生干酪性坏死，则可触及波动感，晚期破溃后形成瘘管，愈合后可形成瘢痕。

(3) 恶性肿瘤淋巴结转移　肿大的淋巴结，质地坚硬，或有橡皮感，表面可光滑或突起，与周围组织粘连，不易推动，一般无压痛。胸部肿瘤如肺癌可向右侧锁骨上窝或腋窝淋巴结群转移；胃癌多向左侧锁骨上窝淋巴结群转移，称 Virchow 淋巴结。

2. 全身性淋巴结肿大　肿大淋巴结可遍及全身，大小不等，无粘连。可见于急、慢性淋巴结炎，淋巴瘤，传染性单核细胞增多症，各型急、慢性白血病等。

第五节　头面部及颈部评估

一、头面部评估

(一) 头发和头皮

评估时要注意头发颜色、质地、疏密度、曲直和分布，是否脱发、脱发类型及特点。引起脱发的原因很多，如斑秃、甲状腺功能减退、抗癌药物治疗和放射治疗等。评估头皮时要注意观察颜色，有无头皮屑、头癣等。

(二) 头颅

头颅（skull）的评估以视诊为主，主要观察头颅的大小、外形和活动情况。头颅的大小以头围来衡量，测量时以软尺自眉间绕到颅后通过枕骨粗隆测头周长，新生儿头围约 34cm，以后逐渐增大，18 岁以后可达 53cm 或以上。头颅的大小异常、畸形和运动异常可成为一些疾病的典型体征，常见的异常改变有：

1. 小颅　小儿囟门多在 12 ~ 18 个月内闭合，如过早闭合即可形成小颅畸形，且同时伴有智力发育障碍。

2. 尖颅　亦称塔颅，头顶部尖突，造成与颜面的比例异常，这是由于矢状缝与冠状缝过早闭合所致。见于先天性尖颅并指（趾）畸形，即 Apert 综合征。

3. 方颅　前额左右突出，头顶平坦呈方形，见于小儿佝偻病或先天性梅毒。

4. 巨颅　额、顶、颞及枕部突出膨大、呈圆形，对比之下颜面很小。由于颅内压增高，压迫眼球，形成双目下视、巩膜外露的特殊表情，称落日现象，见于脑积水。

5. 头部的运动异常 头部活动受限，见于颈椎疾患；头部不随意地颤动，见于震颤麻痹；出现与颈动脉搏动一致的点头运动，见于严重主动脉瓣关闭不全。

（三）头部器官

1. 眼

（1）眼眉 正常人眉毛的疏密不完全相同，一般内侧与中间部分比较浓密，外侧部分较稀疏。如果眉毛外 1/3 过于稀疏或脱落，见于黏液性水肿和垂体前叶功能减低症。特别稀疏或严重脱落见于麻风病。

（2）眼睑 ①上睑下垂：双侧眼睑下垂见于先天性上睑下垂、重症肌无力；单侧上睑下垂见于蛛网膜下腔出血、脑炎、外伤等引起的动眼神经麻痹。②眼睑闭合障碍：双侧眼睑闭合障碍可见于甲状腺功能亢进症；单侧眼睑闭合障碍见于面神经麻痹。③眼睑水肿：见于肾炎、慢性肝病、营养不良、贫血、血管神经性水肿等。④睑内翻、倒睫：见于沙眼。⑤睑外翻：见于面神经麻痹和烧伤引起的眼睑皮肤瘢痕收缩导致的眼睑闭合障碍。

（3）结膜 正常结膜呈淡红色。结膜充血发红见于结膜炎、角膜炎；结膜苍白见于贫血；结膜发黄见于黄疸；有颗粒与滤泡见于沙眼；出现多少不等的散在出血点见于亚急性感染性心内膜炎、败血症等；若有大片的结膜下出血，可见于高血压、动脉硬化。

（4）眼球外形与运动 ①眼球突出：双侧眼球突出并有眼裂增宽，见于甲状腺功能亢进。单侧眼球突出多见于眶内占位性病变。②眼球凹陷：双侧眼球凹陷见于严重脱水或眼球萎缩；单侧眼球下陷见于 Honer 综合征和眶尖骨折。③眼球运动异常：眼球运动受动眼、滑车、外展神经 3 对脑神经支配，当上述支配眼球运动的神经麻痹时，可造成眼球运动障碍伴复视。眼球震颤为眼球发生一系列有规律的快速往返运动，自发的眼球震颤见于耳源性眩晕、小脑疾患等。

（5）巩膜 巩膜不透明，因血管少呈瓷白色。发生黄疸时，表现最为明显。中年以后在内眦部可出现黄色斑块，为脂肪沉着所形成，这种斑块呈不均匀性分布，应与黄疸鉴别。

（6）角膜 角膜表面有丰富的感觉神经末梢，因此感觉十分灵敏。评估时应观察其透明度，注意有无云翳、白斑、软化、溃疡、新生血管等。云翳与白斑如发生在角膜的瞳孔部位，可以引起不同程度的视力障碍。

（7）虹膜 虹膜是眼球葡萄膜的最前部分，中央有圆形小孔即瞳孔，虹膜内有瞳孔括约肌与扩大肌，能调节瞳孔的大小。正常虹膜纹理近瞳孔部分呈放射状排列，周边呈环形排列。纹理模糊或消失见于虹膜炎症、水肿或萎缩。

（8）瞳孔 瞳孔是虹膜中央的小孔，正常直径为 3～4mm。瞳孔缩小（瞳孔括约肌收缩）是由动眼神经的副交感神经纤维支配；瞳孔扩大（瞳孔扩大肌收缩）是由交感神经支配。应评估其形状、大小、位置，双侧是否等圆、等大，对光及集合反射等。

瞳孔的形状：正常为圆形，双侧等大。青光眼或眼内肿瘤时可呈椭圆形；虹膜粘连时形状可不规则。引起瞳孔大小改变的因素很多，病理情况下，瞳孔缩小见于虹膜炎症、中毒（有机磷农药中毒）、药物反应（毛果芸香碱、吗啡、氯丙嗪）等；瞳孔扩大见于外伤、颈交感神经刺激、视神经萎缩、药物影响（阿托品、可卡因）等。双侧瞳孔散大并伴对光反射消失为濒死状态。

瞳孔大小：大小不等常提示有颅内病变，如脑外伤、脑肿瘤、脑疝等。双侧瞳孔不等大，且伴有对光反射减弱或消失以及神志不清，提示是中脑功能损害。

对光反射：分直接对光反射及间接对光反射，是检查瞳孔功能活动的测验：①直接对光反射：用手电筒直接照射瞳孔并观察其动态反应，正常反应是光线刺激后瞳孔立即缩小，移开光源后瞳孔迅速复原。②间接对光反射：光线照射一眼时，另一眼瞳孔立即缩小，移开光线，瞳孔复原。瞳孔对光反射迟钝或消失见于昏迷病人。

集合反射：嘱病人注视1m以外的目标（通常是检查者的示指），然后将目标逐渐移近眼球（距眼球约10cm），正常人可见双眼球内聚，瞳孔缩小，称为集合反射。集合反射消失，见于动眼神经功能损害、睫状肌和双眼内直肌麻痹。

2. 耳　耳是听觉和平衡器官，分为外耳、中耳、内耳3个部分：

(1) 外耳

耳廓：注意耳廓的外形、对称性，是否有发育畸形等。耳廓红肿并有局部发热和疼痛，见于感染。牵拉和触诊耳廓引起疼痛，常提示有炎症。

外耳道：观察有无溢液，如有黄色液体流出并有痒痛者为外耳道炎。外耳道内有局部红肿，并有牵拉痛则为疖肿。有脓液流出并有全身症状，考虑急性中耳炎。有血液或脑脊液流出则应考虑颅底骨折。

(2) 中耳　用耳镜观察鼓膜是否穿孔和溢脓等。

(3) 乳突　乳突与中耳道相连。注意乳突有无皮肤发红、压痛、瘘管和瘢痕等。化脓性中耳炎引流不畅可蔓延为乳突炎，可见乳突部皮肤红肿、压痛，严重时可继发耳源性脑脓肿或脑膜炎。

(4) 听力　听力减退见于耳道有耵聍或异物、听神经损害、局部或全身血管硬化、中耳炎、耳硬化等。

3. 鼻

(1) 鼻外形　观察鼻部颜色和外形的改变。如鼻梁部皮肤出现红色斑块，病损处高起皮面并向两侧面颊部扩展，呈蝶形，见于系统性红斑狼疮。如发红的皮肤损害主要在鼻尖和鼻翼，并有毛细血管扩张和组织肥厚，见于酒渣鼻。鼻腔完全堵塞、外鼻变形、鼻梁宽平如蛙状，称为蛙状鼻，见于肥大的鼻息肉病人。鞍鼻是由于鼻骨破坏、鼻梁塌陷所致，见于鼻骨折、鼻骨发育不良、先天性梅毒和麻风病。

(2) 鼻翼扇动　吸气时鼻孔张大，呼气时鼻孔回缩。见于伴有呼吸困难的高热性疾病（如大叶性肺炎）、支气管哮喘和心源性哮喘发作时。

(3) 鼻中隔　正常人的鼻中隔稍有偏曲，如有明显的偏曲，并产生呼吸障碍，称为鼻中隔偏曲，严重的高位偏曲可压迫鼻甲，引起神经性头痛。

（4）鼻出血　多为单侧，见于外伤、局部血管损伤、鼻咽癌、鼻中隔偏曲等。双侧出血则多由全身性疾病引起，如流行性出血热、血小板减少性紫癜、再生障碍性贫血、高血压病、肝脾疾患等。妇女如发生周期性鼻出血则应考虑到子宫内膜异位症。

（5）鼻腔黏膜　急性鼻黏膜肿胀多为炎症充血所致，伴有鼻塞和流涕，见于急性鼻炎。慢性鼻黏膜肿胀多为黏膜组织肥厚，见于各种因素引起的慢性鼻炎。鼻黏膜萎缩、鼻腔分泌物减少、鼻甲缩小、鼻腔宽大、嗅觉减退或丧失，见于慢性萎缩性鼻炎。

（6）鼻腔分泌物　鼻腔黏膜受到各种刺激时会产生过多的分泌物。清稀无色的分泌物为卡他性炎症，黏稠发黄或发绿的分泌物为鼻或鼻窦的化脓性炎症所引起。

（7）鼻旁窦　鼻旁窦为鼻腔周围含气的骨质空腔，共4对（图6－10），均有窦口与鼻腔相通，当引流不畅时易于发生炎症。鼻窦炎时出现鼻塞、流涕、头痛和鼻窦压痛。各鼻窦区压痛检查法如下：

上颌窦：双手固定于病人的两侧耳后，将拇指分别置于左右颧部向后按压，询问有无压痛，并比较两侧压痛有无区别。

额窦：一手扶持病人枕部，用另一手拇指或示指置于眼眶上缘内侧用力向后、向上按压。或以双手拇指置于眼眶上缘内侧向后、向上按压，询问有无压痛，两侧有无差异。

筛窦：双手固定病人两侧耳后，双侧拇指分别置于鼻根部与眼内眦之间向后方按压，询问有无压痛。

蝶窦：因解剖位置较深，不能在体表进行检查。

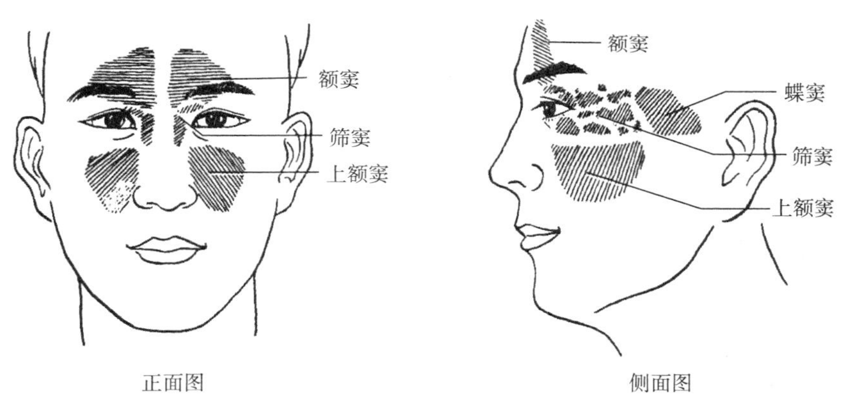

图6－10　鼻旁窦的体表位置

4. 口

（1）口唇　健康人口唇红润有光泽。当毛细血管充盈不足或血红蛋白含量减低，可出现唇色苍白，见于虚脱、休克和贫血。唇色深红为血循环加速、毛细血管过度充盈所致，见于急性发热性疾病。口唇发绀为血液中还原血红蛋白增加所致，见于心力衰竭和呼吸衰竭等。口唇疱疹多为单纯疱疹病毒感染所引起，常伴发于大叶性肺炎、感冒、流行性脑脊髓膜炎等。口唇突然发生非炎症性、无痛性肿胀，见于血管神经性水肿。口角糜烂见于核黄素缺乏症。口角歪斜见于面神经麻痹。

（2）口腔黏膜 正常口腔黏膜光洁呈粉红色。如出现蓝黑色色素沉着斑片多为肾上腺皮质功能减退症。如黏膜下有出血点或淤斑，见于出血性疾病或维生素C缺乏。如在第二磨牙颊黏膜处出现针头大小白色斑点，周围绕以红晕，称为麻疹黏膜斑（Koplik斑），为麻疹的早期特征。黏膜溃疡见于慢性复发性口疮；雪口病（鹅口疮）为白色念珠菌感染，多见于体质衰弱或长期使用广谱抗生素和抗癌药之后。

（3）牙 正常牙齿为瓷白色。注意有无龋齿、残根、缺牙和义牙等。如牙呈黄褐色称斑釉牙，为长期饮用含氟量过高的水所引起；单纯牙间隙过宽见于肢端肥大症。

（4）牙龈 注意牙龈颜色，有无肿胀、溢脓、出血。正常牙龈为粉红色，质坚韧，与牙颈部贴合紧密，压迫无出血及溢脓。牙龈水肿见于慢性牙周炎；牙龈游离缘出现灰蓝色点线称为铅线，是铅中毒的特征。

（5）舌 注意舌质、舌苔及舌的活动状态。正常人舌质淡红，湿润柔软，活动自如无震颤。舌面干燥见于脱水、大出血、高热；舌面上出现黄色上皮细胞堆积而成的隆起部分，状如地图，称为地图舌，可由核黄素缺乏引起；舌乳头肿胀发红，类似草莓，称草莓舌，见于猩红热或长期发热病人；牛肉舌舌面绛红如生牛肉，见于糙皮病（烟酸缺乏）；镜面舌舌乳头萎缩，舌体较小，舌面光滑呈粉红色或红色，见于缺铁性贫血、恶性贫血及慢性萎缩性胃炎；舌震颤见于甲状腺功能亢进症；舌运动异常，见于舌下神经麻痹。

（6）咽部及扁桃体 咽部可分为鼻咽、口咽及喉咽三部分。一般咽部评估指口咽部。

咽部的评估方法：评估时评估对象取坐位，面向光源，头略后仰，口张大发“啊”音。评估者用压舌板在舌前2/3与后1/3交界处迅速下压，此时软腭上抬，即可观察软腭、腭垂、咽腭弓、扁桃体、咽后壁情况。

咽部黏膜充血、红肿，黏膜腺分泌增多，多见于急性咽炎。若黏膜充血粗糙，咽后壁出现淋巴滤泡、颗粒状的淋巴小结，见于慢性咽炎。扁桃体发炎时，腺体红肿、增大，在扁桃体隐窝内有黄白色分泌物，或渗出物形成的苔片状假膜，很易剥离，此点可与咽白喉鉴别。

扁桃体肿大分为三度：不超过咽腭弓者为Ⅰ度；超过咽腭弓者Ⅱ度；达到或超过咽后壁中线者为Ⅲ度（图6-11）。

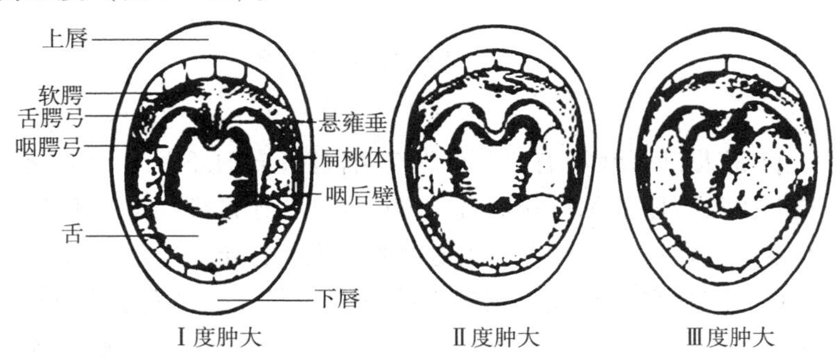

图6-11 扁桃体肿大分度

（7）喉　是发音的主要器官。急性嘶哑或失音常见于急性炎症，慢性失音要考虑喉癌。喉的神经支配有喉上神经与喉返神经。上述神经受到损害，如纵隔或喉肿瘤时，可引起声带麻痹以至于失音。

（8）口腔气味　健康人口腔无特殊气味，如有特殊气味可由口腔局部或全身性疾病引起。局部原因：如牙龈炎、龋齿、牙周炎；齿槽脓肿为腥臭味；牙龈出血为血腥味。其他疾病引起的口臭见于：糖尿病酮症酸中毒有烂苹果味；尿毒症病人有尿味；肝坏死病人有肝臭味；有机磷农药中毒的病人有大蒜味。

5. 腮腺　腮腺位于耳屏、下颌角、颧弓所构成的三角区内，正常腺体薄而软，触诊时摸不出腺体轮廓。腮腺导管开口于上颌第二磨牙相对的颊黏膜上，按压腮腺时，无分泌物流出。腮腺肿大时，可见到以耳垂为中心的隆起，并可触及边缘不明显的包块。检查时注意导管口有无分泌物。腮腺肿多见于急性流行性腮腺炎、急性化脓性腮腺炎和腮腺肿瘤。

二、颈部评估

颈部评估应在平静、自然的状态下进行，让评估对象取坐位或卧位，充分暴露颈部和肩部。评估时手法应轻柔。

（一）颈部的外形与活动

正常人颈部直立，两侧对称，活动自如。头不能抬起见于严重消耗性疾病晚期、重症肌无力等；头部向一侧偏斜见于颈肌外伤、先天性斜颈或颈肌挛缩；颈部强直为脑膜受刺激的征象，见于脑膜炎、蛛网膜下腔出血等；颈部运动受限并伴有疼痛，见于颈肌扭伤、软组织炎症、颈椎结核或肿瘤等。

（二）颈部血管

1. 颈静脉

（1）颈静脉怒张　正常人立位或坐位时，颈静脉常不显露，平卧时可稍见充盈，充盈的水平仅限于锁骨上缘至下颌角距离的下2/3以内。若取30°～45°的半卧位时静脉充盈度超过正常水平，或直立位与座位时颈静脉明显充盈，称为颈静脉怒张。提示静脉压增高，见于右心衰竭、缩窄性心包炎、心包积液或上腔静脉阻塞综合征。

评估者用手压迫评估对象右上腹部肝脏部位，若颈静脉怒张更加明显，解除压迫后，颈静脉恢复原状，称为肝颈静脉回流征阳性。临床意义同颈静脉怒张。

（2）颈静脉搏动　正常情况下不会出现颈静脉搏动，在三尖瓣关闭不全时可见。一般静脉搏动柔和，范围弥散。触诊时无搏动感。

2. 颈动脉　正常人安静状态下不会出现颈动脉的搏动，颈动脉的搏动只在剧烈活动后可见。如在安静状态下出现颈动脉的明显搏动，见于主动脉瓣关闭不全、高血压、甲状腺功能亢进症以及严重贫血者。

颈动脉搏动与颈静脉搏动应注意鉴别，前者搏动比较强劲，为膨胀性，搏动感明显；后者搏动比较柔和，范围弥散，无搏动感。

（三）甲状腺

甲状腺位于甲状软骨下方和两侧，表面光滑柔软，不易触及。在做吞咽动作时可随吞咽上下移动，以此可与颈前其他包块鉴别。

1. 评估方法

（1）视诊　观察甲状腺的大小和对称性。正常人甲状腺外观不突出，女性在青春期可略增大。评估时嘱评估对象做吞咽动作，可见甲状腺随吞咽动作而向上下移动。

（2）触诊　触诊包括甲状腺峡部和甲状腺侧叶的评估：

甲状腺峡部：甲状腺峡部位于环状软骨下方第二至第四气管环前面。评估者站于评估对象前面，用拇指（或站于评估对象后面用示指操作）从胸骨上切迹向上触摸，可感到气管前软组织，判断有无增厚，请评估对象吞咽，可感到此软组织在手指下滑动，判断有无增大。

甲状腺侧叶：①评估者立于评估对象前面，一手拇指施压于一侧甲状软骨，将气管推向对侧，另一手示、中指在对侧胸锁乳突肌后缘向前推挤甲状腺，拇指在胸锁乳突肌前缘触诊，配合吞咽动作，重复检查。用同样方法评估另一叶甲状腺（图 6－12）。②从后面触诊：评估者立于评估对象后面，一手示、中指施压于一侧甲状软骨，将气管推向对侧，另一手拇指在对侧胸锁乳突肌后缘向前推挤甲状腺，示、中指在其前缘触诊甲状腺，配合吞咽动作，重复检查。用同样方法评估另一侧甲状腺（图 6－13）。

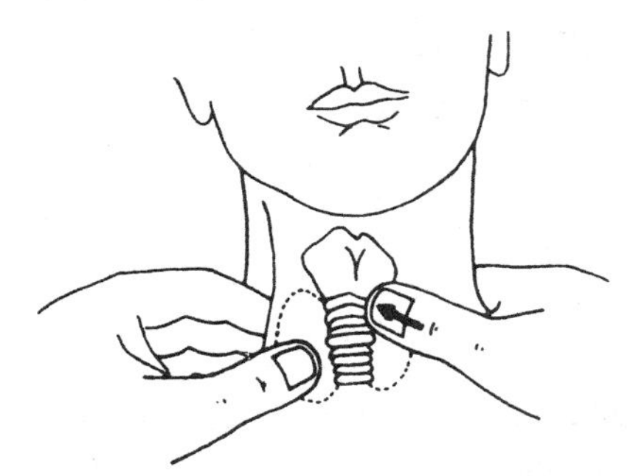

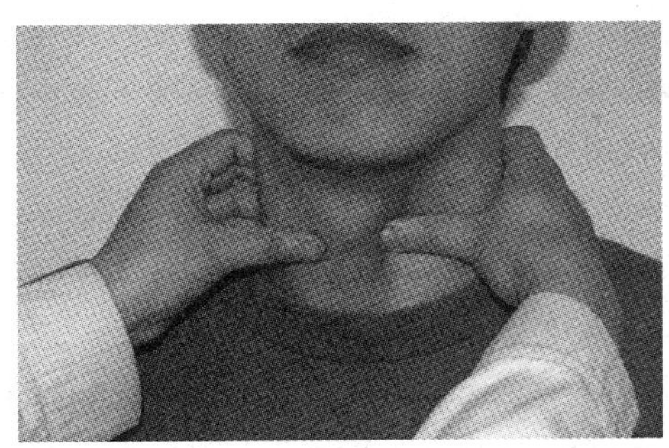

图 6－12　从前面触诊甲状腺

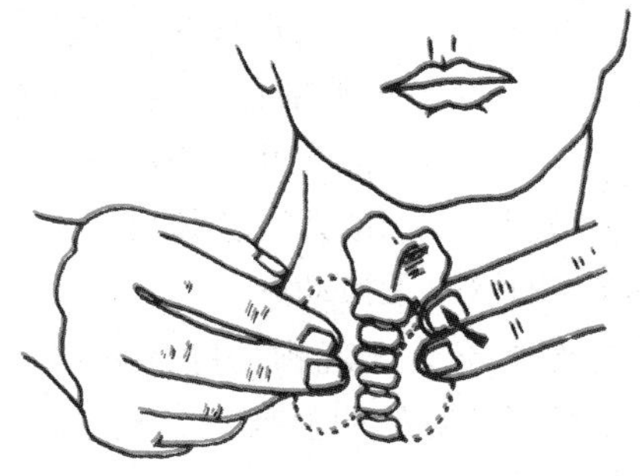

图 6－13　从后面触诊甲状腺

触到肿大的甲状腺时，应注意肿大程度、硬度、对称性、表面是否光滑、有无结节、压痛和震颤，与周围组织有无粘连，听诊有无血管杂音。

（3）听诊　当触到甲状腺肿大时，用钟形听诊器直接放在肿大的甲状腺上，如听到低调的连续性静脉“嗡鸣”音，对诊断甲状腺功能亢进症很有帮助。

甲状腺肿大可分3度：不能看出肿大但能触及者为Ⅰ度；能看到肿大又能触及，但在胸锁乳突肌以内者为Ⅱ度；超过胸锁乳突肌外缘者为Ⅲ度。

2. 甲状腺肿大的临床意义

（1）甲状腺功能亢进症　甲状腺多为弥漫性肿大，肿大的甲状腺多在Ⅱ度以下，质地柔软，无压痛，两侧可对称或不对称。触诊时可有震颤，听诊能闻及明显的“嗡鸣”样血管杂音，是血管增多、增粗、血流增速的结果。触及震颤和闻及血管杂音是甲状腺功能亢进症的特征性体征。

（2）单纯性甲状腺肿　以地方性甲状腺肿最常见，缺碘是主要原因，腺体呈对称性肿大，质地柔软，可为弥漫性，也可为结节性，不伴有甲状腺功能亢进体征。

（3）甲状腺癌　常呈不对称性肿大，触诊为不规则结节、质硬如石，固定不易推动，无压痛，波及喉返神经、颈交感神经时，可引起声音嘶哑。

（4）甲状腺瘤　触诊甲状腺可触及单个圆形或椭圆形的结节，质地稍硬，表面光滑，无压痛，与周围组织无粘连。

（5）慢性淋巴性甲状腺炎（桥本甲状腺炎）　呈弥漫性或结节性肿大，表面光滑，质地坚韧有弹性。本病易与甲状腺癌相混淆。由于肿大的炎性腺体可将颈总动脉向后方推移，因而在腺体后缘可以触到颈总动脉搏动，而甲状腺癌则往往将颈总动脉包绕在癌组织内，触诊时摸不到颈总动脉搏动，可借此鉴别。

（四）气管

正常人气管位于颈前正中部。评估的目的是判断气管有无偏移。

1. 评估方法　评估时让评估对象取舒适坐位或仰卧位，使颈部处于自然正中位置，评估者将右手示指与环指分别置于两侧胸锁关节上，将中指置于胸骨上切迹气管之上，观察中指与示指、环指之间的距离，如距离相等，表示气管居中；如距离不相等，表示气管有偏移。

2. 气管移位的临床意义　根据气管的偏移方向可以判断病变的性质。如大量胸腔积液、积气、纵隔肿瘤以及单侧甲状腺肿大可将气管推向健侧；而肺不张、肺纤维化、胸膜粘连可将气管拉向患侧。

第六节　胸部评估

胸部是指颈部以下和腹部以上的区域。胸部评估的主要目的是判断胸腔内脏器的生理、病理状态。评估时评估对象可采取坐位或卧位，尽可能暴露整个胸廓。评估按视诊、触诊、叩诊、听诊顺序进行，从前胸部到侧胸部，然后再到背部，注意前后、两侧对比。

一、胸部的体表标志

胸部体表标志包括骨骼标志、自然陷窝、人工划线和分区，这些标志在胸部评估时可用于标记正常胸部脏器的位置和轮廓，描述体征的部位和范围。

（一）骨骼标志

1. 胸骨角　位于胸骨上切迹下约5cm，又称为Louis角，为胸骨柄与胸骨体的连接处向前突起而成。其两侧分别与左、右第2肋软骨相连，为前胸壁计数肋骨的重要标志。

2. 剑突　为胸骨体下端突起部，呈三角形，其底部与胸骨体相连接。

3. 腹上角　为前胸下缘左右肋弓在胸骨下端会合形成的夹角，又称胸骨下角，正常70°～110°，体型瘦长者较锐，矮胖者较钝。

4. 肋间隙　为两肋之间的间隙。前胸壁的水平位置多以肋间隙为标志，方法为由胸骨角确定第2肋骨，其下的间隙为第2肋间隙，依此类推。

5. 脊柱棘突　为后正中线的标志。以第7颈椎棘突最为突出，其下为第1胸椎，常以此作为计数胸椎的标志。

6. 肩胛骨　位于后胸壁脊柱两侧第2～8肋骨间。肩胛骨的下端称肩胛下角。两上肢自然下垂时肩胛下角一般平第7后肋水平或第7肋间隙，为后胸壁计数肋骨的重要标志。

7. 肋脊角　为第12肋骨与脊柱构成的夹角。其前方为肾脏和输尿管上端所在的区域（图6－14，图6－15）。

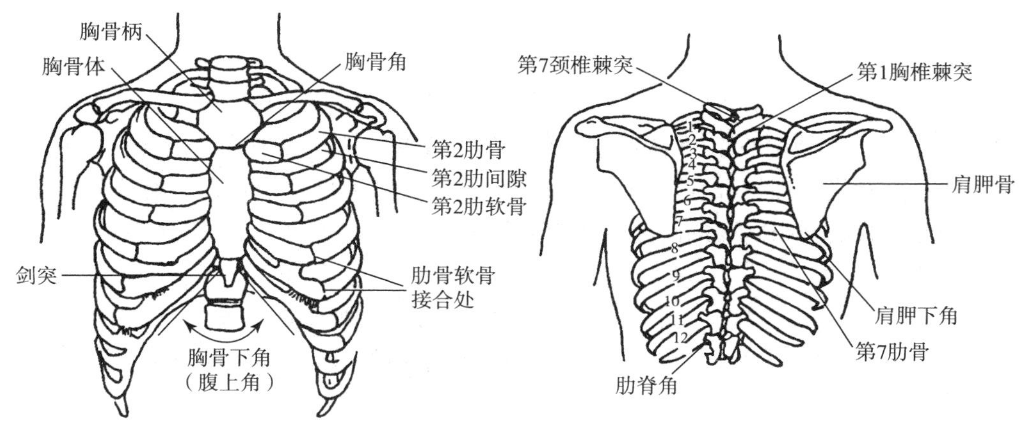

图6－14　前胸壁骨骼标志　　图6－15　后胸壁骨骼标志

（二）自然陷窝和解剖区域

1. 胸骨上窝　为胸骨柄上方的凹陷，气管位于其后。

2. 锁骨上窝　为左、右锁骨上方的凹陷，相当于两肺尖的上部。

3. 锁骨下窝　为左、右锁骨下方的凹陷，相当于两肺上叶肺尖的下部、第3肋前下缘。

4. 腋窝　为左、右上肢内侧与胸壁相连的凹陷。

5. 肩胛间区　为肩胛下角水平线以上，左、右肩胛骨内缘之间的区域，后正中线将此区分为左、右两部分。

（三）人工划线

1. 前正中线　又称胸骨中线，为通过胸骨正中的垂直线。

2. 锁骨中线　为通过锁骨的肩峰端与胸骨端两者中点所做的垂直线。

3. 腋前线　为通过腋窝前皱襞沿前侧胸壁向下的垂直线。

4. 腋后线　为通过腋窝后皱襞沿后侧胸壁向下的垂直线。

5. 腋中线　为自腋窝顶端于腋前线和腋后线之间中点向下的垂直线。

6. 后正中线　为通过椎骨棘突或沿脊柱正中下行的垂直线。

7. 肩胛线　为两臂自然下垂时通过肩胛下角的垂直线（图6－16，图6－17，图6－18）。

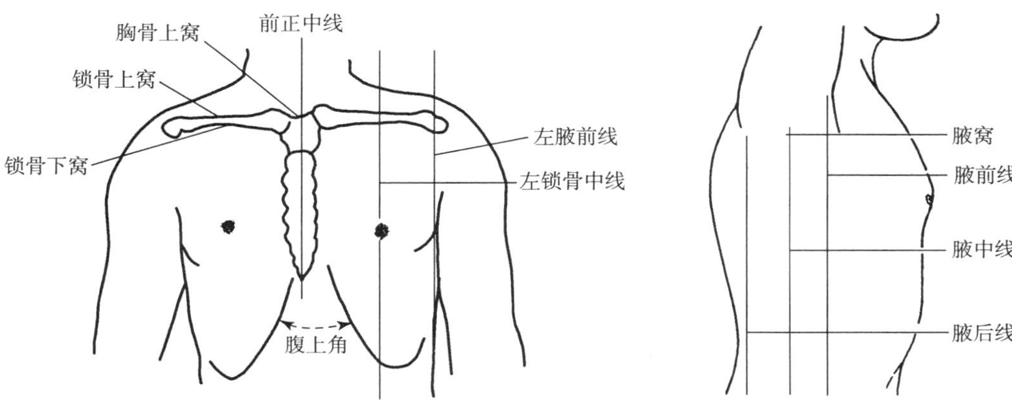

图6－16　前胸壁自然陷窝和人工划线　　图6－17　侧胸壁自然陷窝和人工划线

二、胸壁、胸廓与乳房评估

（一）胸壁

胸壁（chest wall）评估主要通过视诊和触诊来完成。

1. 静脉　正常胸壁无明显静脉可见。当上腔静脉或下腔静脉血流受阻时，可见胸壁静脉充盈或曲张。上腔静脉阻塞时，静脉血流方向自上而下；下腔静脉阻塞时，静脉血流方向自下而上。

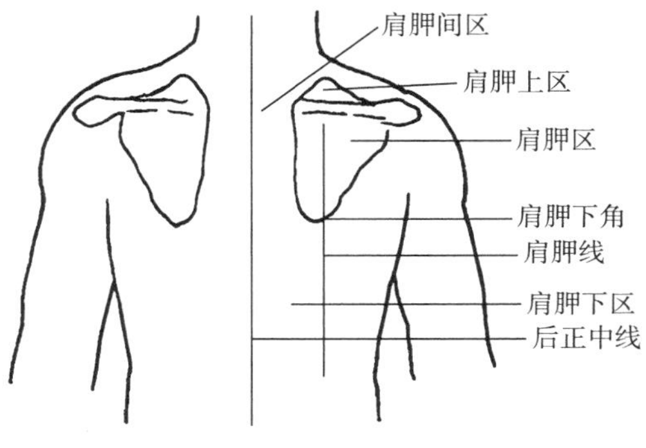

图6－18　后胸壁自然陷窝和人工划线

2. 皮下气肿　气体逸至胸部皮下组织称为皮下气肿。用手按压皮下气肿的皮肤有握雪感或捻发感，听诊可闻及类似捻发的声音。胸壁皮下气肿是由气管、肺或胸膜受损后，气体逸出存积于皮下所致，偶见于局部产气杆菌感染。

3. 胸壁压痛　用手指轻压或轻叩胸壁，正常人无疼痛感觉。肋骨骨折、肋软骨炎、胸壁软组织炎、肋间神经炎时，局部胸壁可有压痛。骨髓异常增生、急性白血病病人胸骨下端常有压痛和叩击痛。

（二）胸廓

1. 正常胸廓　正常成人胸廓两侧大致对称，呈椭圆形。成年人胸廓前后径与左右径之比约为1∶1.5，小儿和老年人胸廓前后径略小于左右径或相等（图6－19）。

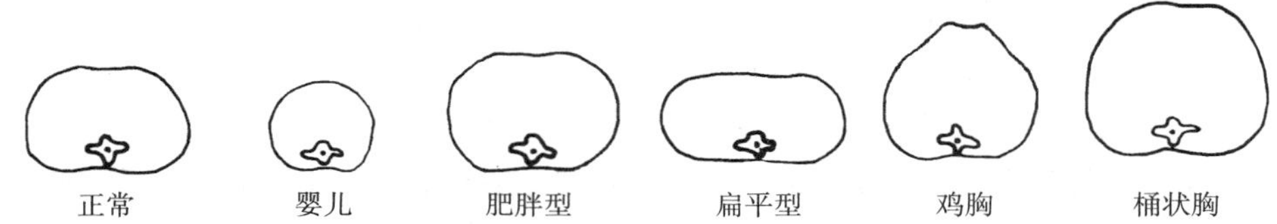

图6－19　胸廓的前后径与横径

2. 异常胸廓　常见的胸廓外形改变有（图6－20）：

（1）扁平胸（flat chest）　胸廓扁平，前后径小于左右横径的一半，见于瘦长体型者，亦可见于慢性消耗性疾病如肺结核、肿瘤晚期等。

（2）桶状胸（barrel chest）　胸廓前后径与左右径几乎相等，呈圆桶状，肋间隙增宽饱满，腹上角增大。见于严重肺气肿病人，亦可见于老年人或矮胖体型者。

（3）鸡胸（pigeon chest）　胸骨下端前突，胸廓前侧胸壁肋骨凹陷，胸骨上下距离较短，形如鸡的胸廓。因常见于佝偻病，亦称为佝偻病胸。

（4）漏斗胸（funnel chest）　前胸下部内陷呈漏斗状，见于佝偻病、胸骨下部长期受压者。

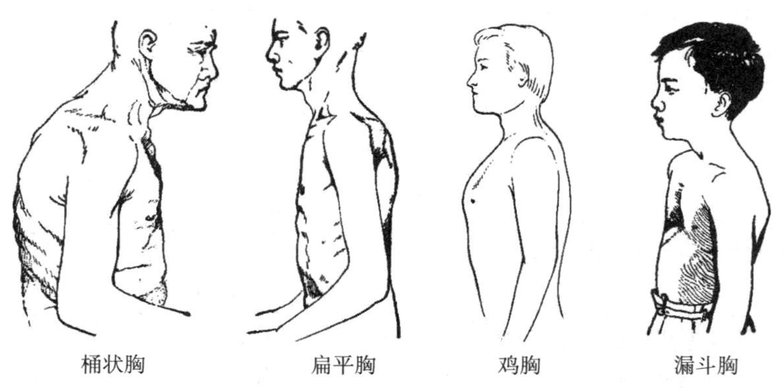

图6－20　异常胸廓

3. 胸廓一侧或局限性变形　胸廓单侧隆起，见于大量胸腔积液、气胸等；胸廓一侧凹陷，见于肺或胸膜纤维化、肺不张、广泛胸膜增厚和粘连等；胸廓局部隆起，见于胸壁皮肤肿块或结节、胸腔肿瘤、心脏扩大、心包积液及主动脉瘤等。

（三）乳房

乳房（breast）评估应有良好的照明，病人取坐位或仰卧位，充分暴露胸部，一般先视诊，再触诊。正常儿童和男性乳房较小，乳头约位于锁骨中线第4肋间隙处。女性乳房在青春期逐渐增大，呈半球形，乳头也逐渐增大呈圆柱状，乳头和乳晕色泽较深。妊娠和哺乳期乳腺增生，乳房明显增大，乳晕扩大，颜色加深。老年妇女乳房多下垂呈袋状。

1. 视诊　评估对象取坐位，两手自然下垂，面对评估者。乳房评估应注意以下内容：

（1）对称性　正常女性坐位时两侧乳房基本对称。两侧乳房不对称者，见于乳房发育不良、先天畸形、囊肿、炎症或肿瘤等。

（2）乳房皮肤　皮肤发红提示局部炎症，常伴局部热、肿、痛；癌性淋巴管炎者皮肤呈深红色，不伴热、痛；癌细胞侵犯致乳房淋巴管阻塞引起淋巴水肿，局部皮肤外观呈“橘皮样”；局部皮肤下陷，可能是乳腺癌早期体征，在双臂上举过头或双手叉腰时更为明显。此外还应注意乳房有无溃疡、瘢痕或色素沉着。

（3）乳头　注意乳头位置、大小、是否对称、有无倒置或内翻。乳头回缩如自幼发生，为发育异常；如近期发生，则可能为癌变。血性乳头分泌物见于肿瘤，黄色分泌物见于慢性囊性乳腺炎等。

2. 触诊　评估对象取坐位或仰卧位。评估者将示指、中指和无名指并拢，用指腹触诊。为便于记录，通常以乳头为中心做一垂直线和水平线，将乳房分为4个象限（图6－21）。检查时先检查健侧乳房，再检查患侧乳房。每侧乳房依次按外上象限、外下象限、内下象限、内上象限由浅入深触诊，最后触诊乳头。触诊时应注意：

（1）质地和弹性　正常乳房触诊有弹性颗粒感和柔韧感，随不同年龄而有区别。青年人乳房柔软，质地均匀一致；中年人可触及乳腺中的小叶；老年人多呈纤维结节感。月经期乳房小叶充血，触诊有紧张感；妊娠期乳房增大饱满，有柔韧感；哺乳期呈结节感。乳房炎症和新生物浸润时局部硬度增加，弹性消失。

（2）压痛　乳房局部压痛提示炎症，恶性病变初期较少出现压痛。

（3）包块　触及乳房包块应注意其与周围组织有无粘连等。乳房触诊后，还应常规检查双侧腋窝、锁骨上窝及颈部淋巴结有无肿大或异常。

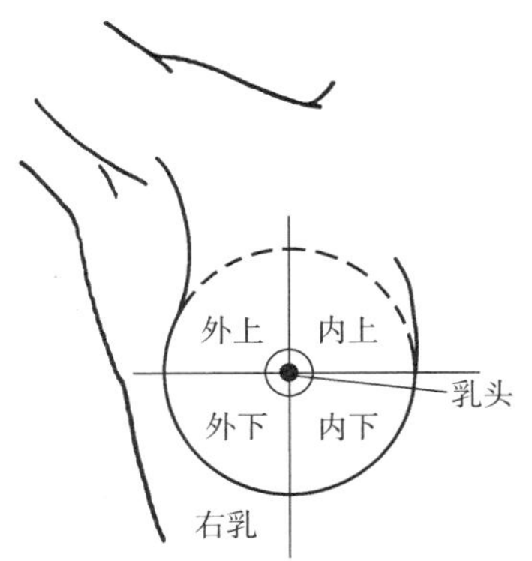

图6－21　乳房的分区

三、肺和胸膜评估

肺和胸膜评估是胸部评估的重点之一。评估时环境要温暖，评估对象取坐位或仰卧位，充分暴露胸部。按视诊、触诊、叩诊和听诊的顺序，依次评估前胸、侧胸和后背。

（一）视诊

1. 呼吸运动（respiratory movement） 呼吸运动是通过膈肌和肋间肌的收缩和松弛完成的。正常成年男性和儿童的呼吸以膈肌运动为主，胸廓下部和腹壁动度较大，形成腹式呼吸；成年女性呼吸则以肋间肌运动为主，形成胸式呼吸。当胸壁或肺疾病如肺炎、胸膜炎、肺水肿或肋骨骨折时，胸式呼吸减弱，腹式呼吸增强；大量腹水、肝脾极度肿大、腹腔巨大肿瘤或妊娠晚期，腹式呼吸减弱，胸式呼吸增强。

2. 呼吸频率、深度（respiratory frequency and depth） 正常成人平静呼吸时呼吸频率为12～20次/分；新生儿呼吸频率约44次/分，并随年龄增长而减少。异常可出现频率和深浅的改变（图6－22）。

（1）呼吸频率异常 成人呼吸频率超过24次/分为呼吸过速，见于剧烈运动、发热、甲状腺功能亢进症、心肺功能不全等。成人呼吸频率低于12次/分为呼吸过缓，见于颅内高压、麻醉或镇静药过量。

（2）呼吸深度异常 呼吸浅快，见于肺炎、胸膜炎、呼吸肌麻痹等。呼吸深快，见于糖尿病酮症酸中毒和尿毒症酸中毒、剧烈运动、情绪激动或癔症等。

3. 呼吸节律（respiratory rhythm） 静息状态下，正常成人呼吸均匀、节律整齐，病理情况下可出现各种呼吸节律的变化（图6－23）。

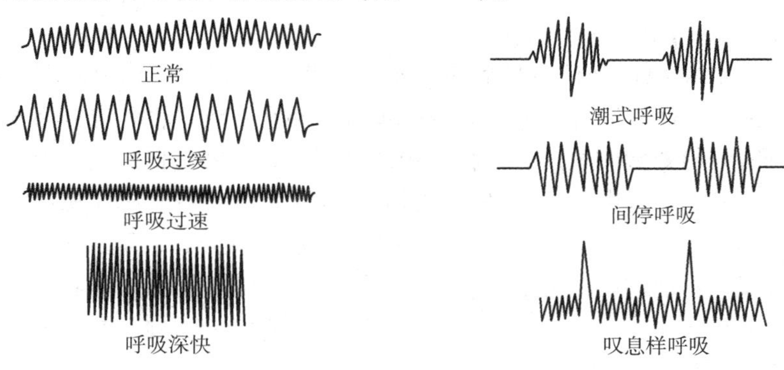

图6－22 呼吸频率和深度的变化　　图6－23 呼吸节律的变化

（1）潮式呼吸（tidal breathing） 又称Cheyne-Stokes呼吸。表现为呼吸由浅慢逐渐变得深快，再由深快转为浅慢，随之出现呼吸暂停，周而复始，多见于脑炎、脑膜炎、颅内压增高及某些中毒等。其发生系由于呼吸中枢兴奋性降低，对呼吸节律的调节失常，提示病情危重，预后不良。

（2）间停呼吸（meningitic breathing） 又称Biot呼吸。表现为在规则的呼吸中突然停止一段时间，又开始规则呼吸。其发生原因同潮式呼吸，但提示病情更为严重，常为临终前表现。

（3）叹息样呼吸（sighing breathing） 表现为在一段正常呼吸中插入一次深大呼吸，并常伴有叹息声。多为功能性改变，见于神经衰弱、精神紧张或抑郁症。

知识链接

危重病人呼吸异常识别法

危重病人呼吸异常应慎重观察：

1. 潮式呼吸：呼吸由浅慢逐渐转为深快，再逐渐转为浅慢，并有短暂停顿，像潮水涨落不断反复。说明病人呼吸中枢已趋衰竭。

2. 点头呼吸：病人呼吸时，头随着上下移动，并处于昏迷状态，是病人临终的信号。

3. 病人连续抽吸两次，说明呼吸中枢已经衰竭。

4. 病人呼吸一段时间后，突然停止片刻又开始呼吸，几度反复，预示呼吸即将完全停止。

5. 呼吸时只见下颏活动，预报病人濒临死亡。

6. 叹息呼吸：病人在急促呼吸之中时而叹息一次，是呼吸中枢衰竭的信号。

7. 鼾声呼吸：病人在呼吸中，不时发出不同于正常人打鼾的阵阵粗大鼾声，是死亡的警报。

（二）触诊

触诊可对视诊中的异常发现做进一步评估，也可弥补视诊不能发现的异常体征。触诊的重点内容如下：

1. 胸廓扩张度（thoracic expansion） 常于胸廓前下部及背部呼吸活动度最大的部位评估。评估前胸时，评估者两手置于胸廓前下部对称部位，拇指指向剑突。触诊背部时，双拇指在后正中线两侧，与后正中线平行于第 10 肋水平，其余手指对称平置于评估对象胸廓两侧并将两侧皮肤向中线推挤。嘱被检查者做深呼吸，比较呼吸运动的范围和对称性（图 6－24）。

单侧胸廓扩张度减弱见于病侧大量胸水、气胸、胸膜增厚粘连、肺不张、肺炎等；双侧胸廓扩张度减弱见于双侧胸膜增厚、肺气肿或双侧胸膜炎等；双侧胸廓扩张度增强见于胸腔内巨大肿瘤、急性腹膜炎等。

2. 语音震颤（vocal fremitus） 语音震颤是指评估对象发出声音时，声波沿气道及肺泡传到胸壁所引起的震动，可用手掌触及，又称触觉语颤（tactile fremitus）。根据其强度变化，用以判断胸内病变的性质。评估时，评估者将两手掌的尺侧缘或掌面轻放在两侧胸壁的对称部位，嘱评估对象用同等强度重复发“yi”长音，自上而下、由内到外，反复比较两侧对应部位的语音震颤是否相同，注意有无增强或减弱（图6－25）。

语音震颤增强见于：①肺组织实变，如大叶性肺炎、肺梗死。②靠近胸壁肺内有大的空腔并且周围有炎性浸润，如肺脓肿、肺结核空洞。③压迫性肺不张：如胸腔积液上方被压迫的肺组织。

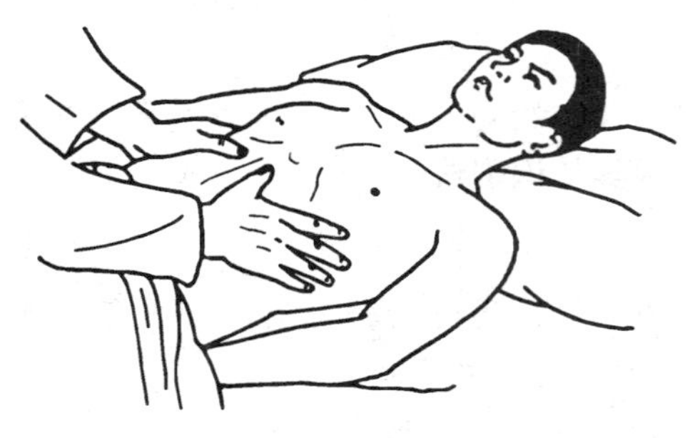
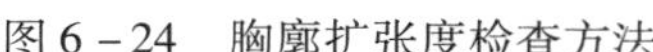

图6-24 胸廓扩张度检查方法

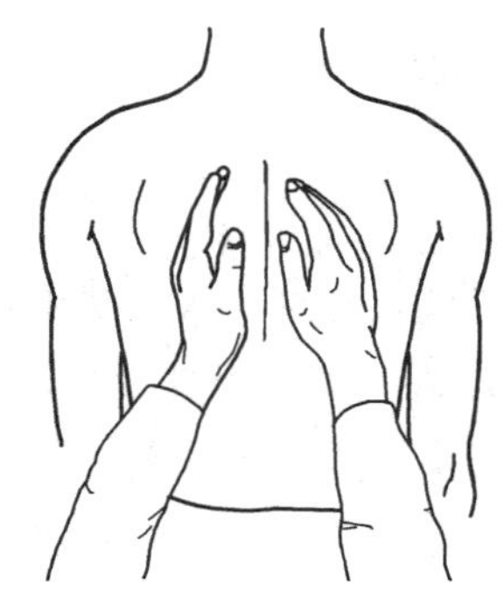

图6-25 语音震颤检查方法示意图

语音震颤减弱或消失见于：①肺泡含气量增多，如肺气肿。②支气管阻塞，如阻塞性肺不张。③大量胸腔积液或积气。④胸膜高度增厚粘连。⑤胸壁皮下气肿。

知识链接

语音震颤的生理变异

语音震颤的强度受发音强弱、音调高低、胸壁厚度以及支气管距胸壁的距离等因素的影响，与年龄、性别、体型及部位有关。正常成人较儿童强；男性较女性强；消瘦者较肥胖者强；前胸上部较下部强；右胸上部较左胸上部强；后背下部较上部强，肩胛间区较强。

3. 胸膜摩擦感（pleural friction fremitus） 正常人无胸膜摩擦感。当胸膜有炎症时，胸膜表面因纤维蛋白沉积而变得粗糙，呼吸时两层胸膜相互摩擦，触诊时有类似皮革摩擦的感觉，称为胸膜摩擦感。以胸廓活动度较大的前下侧胸壁最易触及。吸气末与呼气初较明显，屏气时则消失（图6-26）。见于纤维蛋白性胸膜炎、胸膜高度干燥、胸膜肿瘤等。

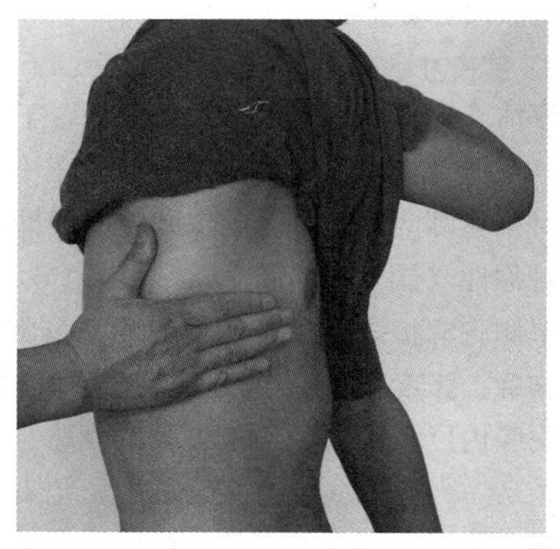

图6-26 胸膜摩擦感及摩擦音最容易发现的部位

（三）叩诊

1. 叩诊方法 常用的有直接叩诊和间接叩诊两种方法：

（1）直接叩诊 评估者右手四指并拢，以指腹对胸壁进行直接拍击。主要用于评估大面积病变。

（2）间接叩诊 此法应用最为普遍，评估对象取坐位或仰卧位，肌肉放松，呼吸均匀。叩诊时板指与肋间隙平行或与脊柱平行（叩诊肩胛间区时）。循自上而下，由内向外的顺序，依次叩诊前胸、侧胸、背部，注意上下、左右对比。

2. 正常胸部叩诊音 正常胸部叩诊音为清音，各部略有不同。前胸上部较下部稍浊；右上肺较左上肺稍浊；左腋前线下方因靠近胃泡叩诊呈鼓音；右腋下部因受肝脏影响叩诊稍浊；背部较前胸部稍浊。正常胸部叩诊音的分布见图6－27。

3. 异常胸部叩诊音 在正常肺部清音带如出现浊音、实音、过清音或鼓音为异常叩诊音，提示肺、胸膜或胸壁有病理改变。异常叩诊音的类型取决于病变的性质、范围大小及部位的深浅。

（1）异常浊音或实音 见于肺部含气减少或肺内不含气的病变，如肺炎、肺水肿、肺结核、肺肿瘤、胸腔积液及胸膜增厚等。

（2）过清音 见于肺弹性减弱而肺含气量增多时，如肺气肿。

（3）鼓音 见于肺内含气量明显增多，如气胸、肺结核巨大空洞等。

4. 肺界的叩诊

（1）肺上界 即肺尖部的清音带，正常为4～6cm，又称Kronig峡。

（2）肺下界 正常人平静呼吸时两侧肺下界大致相等，分别位于锁骨中线、腋中线和肩胛线上是第6、第8和第10肋。病理情况下肺下界上升见于肺不张、膈肌麻痹、鼓肠、腹水、腹腔巨大肿瘤等；肺下界下降见于肺气肿、腹腔内脏下垂等。

（3）肺下界移动度 相当于深呼吸时的横膈移动范围。评估时先在肩胛线上叩出平静呼吸状态时肺下界的位置，做一标记，然后分别在深吸气与深呼气后屏住呼吸时，叩出肺下界并做标记。最高点和最低点之间的距离，即肺下界移动范围，正常为6～8cm（图6－28）。肺下界移动范围减小见于肺气肿、肺纤维化、肺炎、肺不张等。

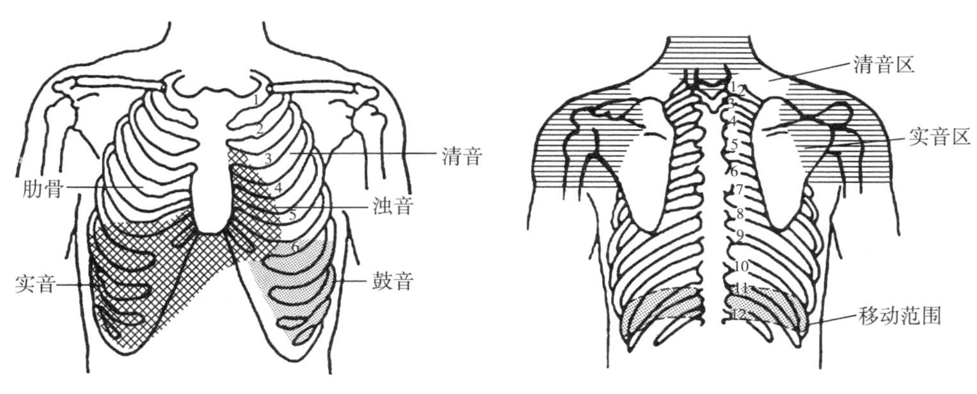

图6－27 正常前胸部叩诊音　　图6－28 肺下界移动度

（四）听诊

评估对象取坐位或卧位，微张口做均匀呼吸，必要时做深呼吸或咳嗽几声后听诊。听诊顺序一般由肺尖开始，自上而下，由前胸到侧胸和后背，注意左右对称部位的比较。

1. 正常呼吸音（图6－29）

（1）支气管呼吸音（bronchial breath sound） 为吸入气流经声门、气管、主支气管时形成湍流所产生的声音，颇似抬舌后经口腔呼气所发出的“ha”声。其特点为音响强而高调，吸气相短于呼气相。正常人在喉部、胸骨上窝、背部第6、7颈椎及第1、2胸椎附近可闻及。

（2）肺泡呼吸音（vesicular breath sound） 吸气时气流经气管、支气管进入肺泡，冲击肺泡壁，使肺泡由松弛变为紧张，呼气时又由紧张变为松弛，这种肺泡的弹性变化和气流移动形成的声音为肺泡呼吸音，类似上齿咬下唇吸气时发出的“fu”声。其特点为柔和吹风样，音调较低，音响较弱，吸气相长于呼气相。正常人除支气管呼吸音和支气管肺泡呼吸音的部位外，其余部位均可闻及。以乳房下部、肩胛下部和腋窝下部较强，肺尖和肺下缘较弱。矮胖者肺泡呼吸音较瘦长者弱，男性肺泡呼吸音较女性强。

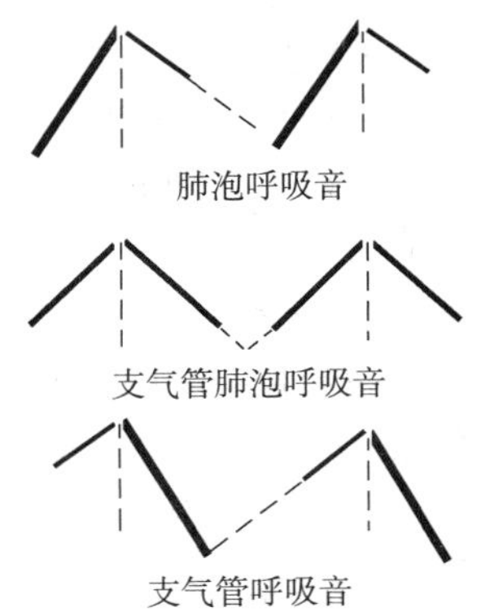

图6－29　三种正常呼吸音示意图

（3）支气管肺泡呼吸音（bronchovesicular breath sounds） 又称混合性呼吸音，兼有支气管呼吸音与肺泡呼吸音的特点。其特点为吸气音与肺泡呼吸音相似，但音调较高且较响亮，呼气音与支气管呼吸音相似，但强度较弱、音调较低、时间较短，吸气相与呼气相大致相等。正常人于胸骨两侧第1、2肋间，肩胛间区第3、4胸椎水平及肺尖前后可闻及。

2. 异常呼吸音

（1）异常肺泡呼吸音（abnormal vesicular breath sounds） 为病理情况下肺泡呼吸音的强度、性质或时间的变化。

1）肺泡呼吸音减弱或消失：因肺泡通气量减少，气体流速减慢或呼吸音传导障碍所致，可在局部、单侧或双侧出现。多见于：①胸廓活动受限：如严重胸廓畸形、肋骨骨折等。②呼吸肌疾病：如重症肌无力、膈肌麻痹等。③呼吸道阻塞：如喉头水肿、慢性阻塞性肺气肿等。④压迫性肺膨胀不全：如胸腔积液、气胸等。⑤腹部疾患：如大量腹水、腹腔内巨大肿瘤等。

2）肺泡呼吸音增强：为进入肺泡内的气体流量增多、流速增快所致。双侧增强见于剧烈运动、发热、贫血、代谢亢进或酸中毒；一侧肺泡呼吸音增强见于肺结核、肺炎、肺肿瘤、气胸、胸水等一侧肺组织病变，健侧代偿性通气增强时。

3）呼气音延长：由下呼吸道部分阻塞或肺组织弹性减退所致，见于支气管哮喘、慢性阻塞性肺气肿等。

4）呼吸音粗糙：为支气管黏膜水肿或炎症，使内壁不光滑或狭窄，气流通过不畅所致，见于支气管或肺部炎症的早期。

（2）异常支气管呼吸音（abnormal bronchial breath sounds） 在正常肺泡呼吸音区域闻及支气管呼吸音，即为异常支气管呼吸音，又称管状呼吸音。常发生在肺组织实变如大叶性肺炎实变期；肺内大空腔如肺结核空洞；压迫性肺不张如胸腔积液上方彼此压迫的肺组织。

（3）异常支气管肺泡呼吸音（abnormal bronchovesicular breath sounds）　在正常肺泡呼吸音的部位闻及支气管肺泡呼吸音即为异常支气管肺泡呼吸音，由肺实变区域与正常肺组织掺杂或肺实变区域被正常肺组织遮盖所致。常见于支气管肺炎、肺结核、大叶性肺炎早期或胸腔积液上方肺膨胀不全的区域。

3. 啰音　啰音是呼吸音以外的附加音，按其性质可分为干啰音和湿啰音两种（图6－30）。

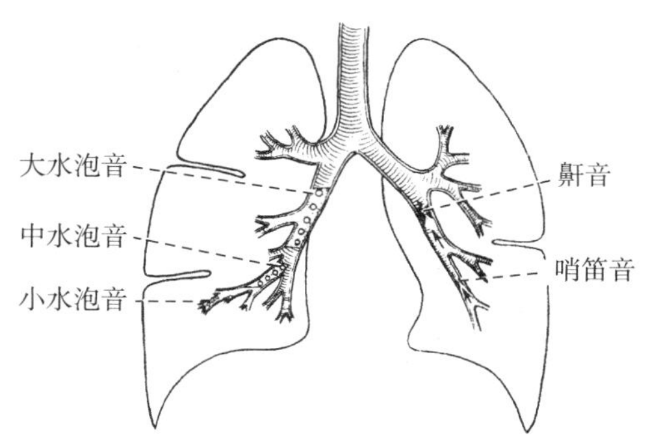

图6－30　啰音的发生机制

（1）干啰音（rhonchus）

1）形成机制：系由于气流通过狭窄或部分阻塞的气道发生湍流产生的声音。其病理基础为：①气管、支气管炎症使管壁黏膜充血、肿胀、分泌物增加，支气管平滑肌痉挛。②管腔内异物、肿瘤或分泌物部分阻塞。③管壁外淋巴结或肿瘤压迫。

2）听诊特点：吸气与呼气时均可闻及，以呼气时明显；音调较高，持续时间较长；性质和部位容易改变，如咳嗽可有增多或减少等。

3）分类：干啰音按性质可分为低调和高调两种。低调的干啰音称为鼾音，如同熟睡中的鼾声，多发生于气管或主支气管；高调的干啰音类似于鸟叫、飞箭或哨笛音，发生在较小支气管或细支气管，通常称为哮鸣音（wheezing rale）。

4）临床意义：局限性干啰音可见于支气管内膜结核、肺癌和支气管异物。干啰音广泛性分布见于慢性喘息型支气管炎、支气管哮喘、心源性哮喘等。

（2）湿啰音（moist rale）

1）形成机制：系由于吸气时气流通过气道内稀薄分泌物使形成的水泡破裂所产生的声音，又称水泡音（bubble sound）；或由于小支气管壁因分泌物黏着而陷闭，当吸气时突然张开重新充气所产生的爆裂音（crackles）。湿啰音的病理基础与细支气管内有渗出液、痰液、血液、黏液和脓液等有关。

2）听诊特点：吸气和呼气都可听到，以吸气末较明显；断续而短暂，一次常连续多个出现；部位较恒定，性质不易变化；大、中、小水泡音可同时存在，咳嗽后可减轻或消失。

3）分类：湿啰音可分为大、中、小水泡音和捻发音（crepitus）。大水泡音发生于气管、主支气管或空洞部位，多出现在吸气早期。昏迷或濒死者无力排出呼吸道分泌物，于气管处可闻及大水泡音，有时不用听诊器亦可闻及，称痰鸣（wheezy phlegm）。中水泡音发生于中等大小的支气管，多出现在吸气中期。小水泡音发生在小细支气管，多于吸气后期出现。捻发音是一种极细而又均匀一致的湿啰音，多出现在吸气末，如同用手指在耳旁搓捻一束头发所听到的声音。见于正常老年人或长期卧床者，于深呼吸数次或咳嗽后消失，一般无临床意义。持续存在的捻发音见于肺淤血、肺泡炎或肺炎早期。

4）临床意义：局限性湿啰音，提示该处有局限病变，如肺炎、肺结核或支气管扩张等；两肺底湿啰音，见于肺淤血、支气管肺炎等；两肺野满布湿啰音，见于急性肺水肿和严重支气管肺炎等。

4. 语音共振（vocal resonance） 又称听觉语音，其产生机制与语音震颤基本相同，但更敏感。评估时嘱评估对象发“yi”长音，同时用听诊器听诊。听诊时应上下、左右比较。正常情况下，听到的语音共振音节含糊难辨。语音共振改变的临床意义与语音震颤相同。

5. 胸膜摩擦音（pleural friction rub） 其产生机制和临床意义与胸膜摩擦感相同。特点为：①粗糙而响亮，如沙沙声、踏雪或握雪的声音。②吸气和呼气时均可听到，以吸气末或呼气初最明显。③深呼吸或在听诊器体件上加压时更清楚，屏气时则消失。④以前下侧胸壁最易闻及。⑤可随体位的变动、胸腔积液的多少而消失或再出现。

附：呼吸系统常见疾病主要体征

1. 大叶性肺炎 大叶性肺炎为大叶性分布的肺脏炎性病变，其病原主要为肺炎链球菌。病理改变分为3期，即充血期、实变期、消散期。

（1）视诊 呈急性病容，面色潮红，鼻翼扇动，呼吸困难，可伴口唇疱疹。

（2）触诊 局部胸廓扩张度减弱，语音震颤增强。

（3）叩诊 为浊音或实音。

（4）听诊 语音共振明显增强，可闻及异常支气管呼吸音和湿啰音。

2. 慢性支气管炎及阻塞性肺气肿 慢性支气管炎为气管、支气管黏膜及其周围组织的慢性非特异性炎症。本病起病隐匿，进展缓慢，晚期则并发慢性阻塞性肺气肿。早期可无明显体征。急性发作时可有散在干、湿啰音。并发阻塞性肺气肿时，可见以下体征：

（1）视诊 桶状胸，肋间隙增宽，呼吸运动减弱。

（2）触诊 双侧胸廓扩张度减弱，语音震颤减弱。

（3）叩诊 双肺过清音，肺下界下降，肺下界移动范围变小；心浊音界缩小或消失，肝浊音界下移。

（4）听诊 双肺肺泡呼吸音普遍减弱，呼气音延长，两肺可闻及散在的干啰音，双肺底可闻及细湿啰音。

3. 支气管哮喘 由肥大细胞、嗜酸性粒细胞和T淋巴细胞等多种炎症细胞参与的慢性气道炎症性疾病。临床上表现为反复发作性的喘息、呼气性呼吸困难等，可自行或经治疗缓解。发作期体征如下：

（1）视诊 强迫端坐位，严重呼气性呼吸困难，发绀，胸廓饱满，呼吸运动减弱。

（2）触诊 双肺胸廓扩张度减弱，语音震颤减弱。

（3）叩诊 两肺呈过清音。

（4）听诊 双肺肺泡呼吸音减弱，呼气音明显延长，满布哮鸣音。

4. 胸腔积液 胸膜腔内有较多液体积聚称为胸腔积液。少量积液时体征不明显，或仅有患侧胸廓扩张度减弱，中量以上积液可出现如下体征：

（1）视诊 呼吸浅快，患侧呼吸运动减弱，胸廓及肋间隙饱满，心尖搏动移向健侧。

（2）触诊 气管及心尖搏动移向健侧，患侧胸廓扩张度减弱，语音震颤减弱或消失。

（3）叩诊 积液区为浊音或实音。

（4）听诊 积液区肺泡呼吸音减弱或消失，积液区上方有时可闻及支气管呼吸音。

5. 气胸 为胸膜腔内有气体积存。少量胸腔积气常无明显体征，积气量多时可出现以下体征：

（1）视诊 患侧胸廓饱满，肋间隙增宽，呼吸运动减弱或消失。

（2）触诊 患侧胸廓扩张度减弱，语音震颤减弱或消失，气管、心尖搏动后移向健侧。

（3）叩诊 患侧呈鼓音，心界向健侧移位，右侧气胸时肝浊音下移。

（4）听诊 患侧呼吸音减弱或消失。

知识链接

硬币征

将一枚硬币贴在背部，用另一枚硬币叩击之。把听诊器体件置于前胸两侧对称部位，比较听到的叩击声。气胸侧的胸膜腔内气体起到共鸣作用，因此听到清晰的金属叩击音，而健侧听到的叩击音比较模糊。

四、心脏评估

心脏评估（examination of heart）对了解心脏疾病的病因、性质、部位和程度等很有帮助。评估时按视诊、触诊、叩诊、听诊的顺序进行。评估对象可取仰卧位、坐位，也可根据需要取左侧卧位或前倾坐位，充分暴露胸部。

（一）视诊

1. 心前区外形 正常人前胸左右对称，无异常隆起和凹陷。心前区局部隆起常提示先天性心脏病或风湿性心脏病伴心脏增大；心前区外观饱满提示大量心包积液。

2. 心尖搏动（apical impulse） 心脏收缩时，心尖向前冲击胸壁相应部位，引起局部肋间软组织向外搏动，称为心尖搏动。正常成人心尖搏动位于第5肋间左锁骨中线内侧0.5～1cm处，搏动范围的直径为2～2.5cm。肥胖、女性乳房悬垂时不易看见。

（1）心尖搏动位置的改变 生理情况下，心尖搏动位置可因体位、体型、年龄、妊娠等有所变化。如体型瘦长者，心脏呈垂位，心尖搏动向内下方移位；体型矮胖者，心脏呈横位，心尖搏动向外上方移位；仰卧位时，心尖搏动稍向上移位；左侧卧位时，心尖搏动可向左移位；右侧卧位时，心尖搏动可向右移位。病理情况下，心尖搏动位置可因疾病而发生改变：①心脏疾病：左心室增大时，心尖搏动向左下移位；右心室增大时，心尖搏动向左移位，甚至可稍向上；全心增大时，心尖搏动向左下移位，伴心界向两侧扩大。②胸部疾病：一侧胸腔积液或气胸，心尖搏动随心脏向健侧移位；一侧肺不张或胸膜粘连，心尖搏动向患侧移位。③腹部疾病：大量腹水或腹腔巨大肿瘤等使腹内压增高，横膈抬高，心尖搏动随之向上移位。

（2）心尖搏动强弱及范围的变化　病理情况下，心尖搏动减弱见于扩张型心肌病、心肌梗死等心肌病变；心尖搏动减弱或消失见于心包积液，左侧胸腔大量积液、积气或肺气肿；心尖搏动增强，范围大于直径2cm见于左心室肥大、甲状腺功能亢进症、发热和严重贫血，尤以左心室肥大明显，可呈抬举性心搏。

（二）触诊

心脏触诊可进一步证实视诊所见，还能发现视诊未能察觉的体征。评估者通常以右手全手掌、手掌尺侧或中间并拢的三指指腹触诊。

1. 心尖搏动　对于确定心尖搏动的位置、强弱和范围，触诊较视诊更准确。左心室肥大时触诊的手指可被强有力的心尖搏动抬起，称抬举性搏动（heaving apex impulse），为左心室肥大的重要体征。

2. 震颤（thrill）　又称猫喘，是触诊时用手触知的一种微细的振动感，为器质性心血管疾病的特征性体征。其发生是由于血流经狭窄的口径或循异常的方向流动形成湍流，造成瓣膜、心腔壁或血管壁振动传至胸壁所致。多见于心脏瓣膜狭窄及某些先天性心血管疾病。发现震颤应注意其部位、时相和临床意义。

3. 心包摩擦感（pericardium friction rub）　是由心包膜发生炎症时，纤维蛋白渗出使心包脏层和壁层粗糙，心脏搏动时两层粗糙的心包相互摩擦产生振动传至胸壁所致。以胸骨左缘第4肋间处最易触及，坐位前倾或呼气末明显，屏气时仍存在。

（三）叩诊

心脏叩诊用于确定心界，判断心脏大小、形状及其在胸腔内的位置。心脏不被肺遮盖的部分叩诊呈绝对浊音（实音）；其左右缘被肺遮盖的部分，叩诊呈相对浊音。叩心界是指叩诊心相对浊音界，反映心脏的实际大小。

1. 叩诊方法及循序　评估对象取坐位时，评估者左手板指与肋间垂直，仰卧位时与肋间平行。叩诊力度不可过强或过弱，用力要均匀。先叩左界，后叩右界，由下而上，自外向内循序渐进。叩诊心左界时，从心尖搏动最强点外2～3cm处开始，由外向内叩诊至叩诊音由清音变为浊音时，示已达心脏边界，用笔做一标记，如此逐一肋间向上叩诊，直至第2肋间。叩诊心右界时，先叩出肝上界，于肝浊音界的上一肋间开始，由外向内叩出浊音界，做标记，按肋间依次向上至第2肋间。用硬尺测量前正中线至各标记点的垂直距离，再测量左锁骨中线距前正中线的距离，以记录心脏相对浊音界的位置。

2. 正常心脏相对浊音界　正常成人心相对浊音界至前正中线的垂直距离见表6－3。

表 6－3　正常成人心脏相对浊音界

右（cm）	肋间	左（cm）
2～3	Ⅱ	2～3
2～3	Ⅲ	3.5～4.5
3～4	Ⅳ	5～6
	Ⅴ	7～9

注：左锁骨中线距前正中线 8～10cm。

3. 心脏浊音界改变及临床意义

（1）左心室增大　心界向左下扩大，心腰部加深，使心界呈靴形。最常见于主动脉瓣关闭不全，又称主动脉型心，也可见于高血压性心脏病。

（2）右心室增大　轻度增大时，心绝对浊音界扩大，相对浊音界无明显变化；显著增大时，相对浊音界向左右扩大，以向左扩大明显，常见于肺源性心脏病。

（3）左、右心室增大　心浊音界向两侧扩大，且左界向左下扩大，称普大型心。常见于扩张型心肌病、重症心肌炎和全心衰竭。

（4）左心房与肺动脉扩大　胸骨左缘第 2、3 肋间心浊音界向外扩大。心腰部饱满或膨出，心界呈梨形，又称二尖瓣型心，常见于二尖瓣狭窄。

（5）心包积液　心包积液达一定量时，心界向两侧扩大，并随体位改变而变化。坐位时心浊音区呈三角形，仰卧位时心底部浊音区明显增宽呈球形，为心包积液的特征性体征。

（四）听诊

1. 听诊方法　听诊时评估对象取仰卧位或坐位，必要时可改变体位，或嘱评估对象做深吸气或深呼气，或适当运动后听诊，以更好地辨别心音或杂音。

2. 心脏瓣膜听诊区　心脏各瓣膜开闭时产生的声音，沿血流方向传导至胸壁不同部位，于体表听诊最清楚处即为该瓣膜听诊区。瓣膜听诊区与其解剖部位不完全一致，传统的心脏瓣膜听诊区有 5 个（图 6－31）。

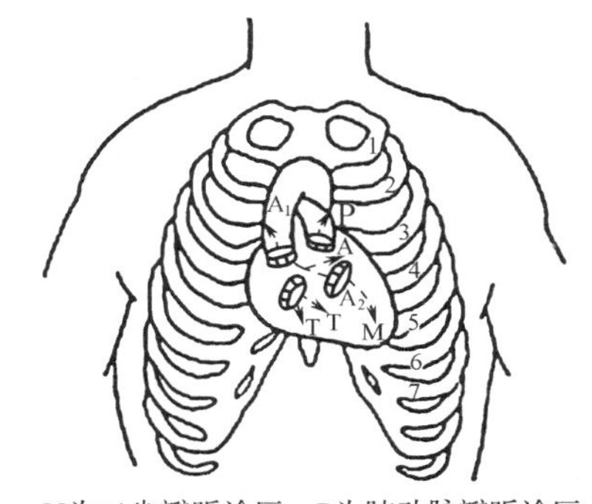

M为二尖瓣听诊区；P为肺动脉瓣听诊区
A_1主动脉瓣听诊区；A_2为主动脉瓣第二听诊区；T为三尖瓣听诊区

图 6－31　心脏瓣膜解剖部位及瓣膜听诊区

（1）二尖瓣区（mitral area，MA）　位于心尖搏动最强点。

（2）肺动脉瓣区（pulmonary area，PA）　位于胸骨左缘第 2 肋间。

（3）主动脉瓣区（aortic area，AA）　位于胸骨右缘第 2 肋间。

（4）主动脉瓣第二听诊区　位于胸骨左缘第 3、4 肋间，又称为 Erb 区。

（5）三尖瓣区（tricuspid area，TA）　位于胸骨体下端左缘。

3. 听诊顺序　心脏听诊顺序通常按逆时针方向从二尖瓣区开始，依次至肺动脉瓣区、主动脉瓣区、主动脉瓣第二听诊区和三尖瓣区。

4. 听诊内容　主要包括心率、心律、心音、额外心音、杂音及心包摩擦音：

（1）心率（heart rate）　正常成人心率多为60～100次/分，3岁以下儿童多在100次/分以上，老年人多偏慢。成人心率超过100次/分，婴幼儿心率超过150次/分，称为心动过速，见于剧烈运动、情绪激动、贫血、发热、甲状腺功能亢进症等。心率低于60次/分，称为心动过缓，见于颅内压增高、阻塞性黄疸、甲状腺功能低下、二度或三度房室传导阻滞，或服用普萘洛尔、美托洛尔等药物。心动过缓亦可见于健康人，尤其是运动员、长期从事体力劳动者，安静时心率可低于60次/分，但无临床意义。

（2）心律（cardiac rhythm）　为心脏跳动的节律。正常成人心律规则，青年和儿童的心律在吸气时可增快，呼气时可减慢，这种随呼吸而出现的心律不齐称为窦性心律不齐，一般无临床意义。常见心律失常的听诊特点为：

1）期前收缩（premature beat）听诊特点：①在规则的节律中提前出现的心音，其后有一较长间歇。②提前出现的心跳，第一心音增强，第二心音减弱。③长间歇后出现的第一个心跳，第一心音减弱。如每一次正常心搏后出现一次期前收缩称二联律，每两次正常心搏后出现一次期前收缩称三联律。

2）心房颤动（trial fibrillation）听诊特点：①心律绝对不规则。②第一心音强弱不等。③脉率少于心率，这种脉搏脱漏现象称为脉搏短绌（pulse deficit）。心房颤动常见于二尖瓣狭窄、冠状动脉硬化性心脏病或甲状腺功能亢进症和各种心脏病。

（3）心音（cardiac sound）　正常心音有4个，按出现的先后命名为第一心音（S_1）、第二心音（S_2）、第三心音（S_3）和第四心音（S_4）。通常只能听到第一和第二心音。第三心音可在部分青少年中闻及，若听到第四心音，则属病理性。

1）正常心音：正常第一心音出现于心室收缩早期，标志着心室收缩的开始，主要由房室瓣关闭引起的振动所产生；第二心音出现于第一心音之后，标志着心室舒张的开始；主要由半月瓣关闭引起的振动所产生。第一心音与第二心音听诊特点见表6－4。

表6－4　第一心音与第二心音听诊特点

鉴别点	第一心音	第二心音
音调	较低	较高
强度	较响	较 S_1 弱
性质	较钝	较清脆
所占时间	较长，持续约0.10秒	较短，持续约0.08秒
听诊部位	心尖部最清楚	心底部最清楚
与心尖搏动的关系	同时出现	之后出现

2）异常心音：包括心音强度改变和心音性质改变：

心音强度改变包括：①第一心音改变：S_1 的变化与心肌收缩力、心室充盈情况、瓣膜弹性及位置有关。S_1 增强常见于二尖瓣狭窄、高热、甲状腺功能亢进症或心动过速；S_1 减弱常见于二尖瓣关闭不全、心肌炎、心肌病、心肌梗死或左心衰竭等；S_1 强弱不等见于心房颤动和频发室性早搏。②第二心音改变：影响 S_2 强度的主要因素为主动脉、肺动脉内的压力及半月瓣的完整性和弹性。主动脉瓣区第二心音（A_2）增强主要见于高血压、动脉粥样硬化症等；肺动脉瓣区第二心音（P_2）增强主要见于肺心病、二尖瓣狭窄时的肺淤血；主动脉瓣区第二心音（A_2）减弱主要见于主动脉瓣狭窄、主动脉瓣关闭不全等；肺动脉瓣区第二心音（P_2）减弱主要见于肺动脉瓣狭窄、肺动脉瓣关闭不全等。③第一、第二心音同时改变：S_1、S_2 同时增强，见于心脏活动增强时，如劳动、情绪波动、贫血等；S_1、S_2 同时减弱，见于心肌炎、心肌病、心肌梗死等心肌严重受损或左侧胸腔大量积液、肺气肿或休克等循环衰竭时。

心音性质改变：以钟摆律最常见。当心肌严重受损时，第一心音失去原有特征而与第二心音相似，且多有心率增快，致收缩期与舒张期几乎相等，听诊类似钟摆声，故称为钟摆律（pendular rhythm）。见于急性心肌梗死和重症心肌炎等。

（4）额外心音（extra cardiac Sound） 指在 S_1、S_2 之外闻及的附加心音。大部分出现于舒张期，也可出现于收缩期，其中以舒张早期奔马律最多见，临床意义也较大。由于其额外心音出现在舒张早期，与原有的 S_1、S_2 共同组成的节律，在心率大于 100 次/分时，犹如马奔跑的蹄声，故而得名。发生机制是由于舒张期心室负荷过重，在心室舒张早期，大量的心房血液快速注入心室，使过度充盈的心室壁产生振动所引起。舒张早期奔马律提示有严重的器质性心脏病，常见于心力衰竭、急性心肌梗死等。

（5）心脏杂音（cardiac murmur） 是指在心音和额外心音以外出现的具有不同频率、不同强度、持续时间较长的异常声音。它可与心音分开或相连续，甚至完全遮盖心音。

1）杂音产生机制：杂音是由于血流速度加快、管径异常或心腔内漂浮物，致血流由层流变为湍流或漩涡，不规则的血流撞击心壁、瓣膜、腱索或大血管壁，使之产生振动，从而在相应部位产生的声音。

2）杂音听诊的要点：杂音的听诊应根据以下要点来分析其临床意义：

部位：一般杂音在某瓣膜区最响，提示病变位于该区相应瓣膜。

时期：发生在第一心音与第二心音之间的杂音称收缩期杂音（systolic murmur, SM）。发生在第二心音与下一心动周期第一心音之间的杂音称舒张期杂音（diastolic murmur, DM）。连续出现在收缩期和舒张期的杂音称连续性杂音（continuous murmur）。一般认为舒张期和连续性杂音均为病理性器质性杂音，而收缩期杂音则有器质性和功能性两种可能，应注意区分。

性质：杂音性质常以吹风样、隆隆样、叹息样、机器样、乐音样描述。按音调高低可分为柔和和粗糙两种。功能性杂音柔和，器质性杂音较粗糙。临床上根据杂音性质推断不同病变，如二尖瓣区收缩期粗糙的吹风样杂音，提示二尖瓣关闭不全；舒张期隆隆样杂音是二尖瓣狭窄的特征；主动脉瓣区舒张期叹息样杂音为主动脉瓣关闭不全的特征；机器样杂音见于动脉导管未闭；乐音样杂音见于感染性心内膜炎、梅毒性心脏病。

强度：即杂音的响度。杂音的强弱与多种因素有关：①狭窄程度：一般狭窄越重，杂音越强，但若严重狭窄以致通过血流极少，杂音反而减弱或消失。②血流速度：血流速度增加时杂音可增强。③压力阶差：狭窄口两侧压力阶差越大，杂音越强，如室间隔缺损面积大，左右室之间压力阶差小，则杂音减弱甚至消失。④心肌收缩力：推动血流的力量越大杂音越强，心力衰竭时心肌收缩力减弱，杂音减弱。

收缩期杂音强度一般采用Levine 6级分级法表示。记录杂音强度时，以杂音的级别为分子，6级为分母，例如杂音强度为4级，则记录为4/6级杂音。一般认为3/6级及以上的收缩期杂音多为器质性，具有病理意义，但应结合杂音性质、粗糙程度等判定。舒张期杂音多为器质性，一般不分级。如分级，则分级标准仍采用Levine 6级分级法（表6-5）。

表6-5 杂音强度分级

级别	响度	听诊特点	震颤
1	最轻	很弱，安静环境下仔细听诊才能听到	无
2	轻度	弱，但较易听到	无
3	中度	较响亮，容易听到	无或有
4	响亮	杂音响亮	有
5	很响	杂音更响亮，但听诊器离开胸壁则听不到	明显
6	最响	杂音震耳，即使听诊器离开胸壁一定距离也可听到	强烈

传导：杂音常沿血流方向传导。如二尖瓣关闭不全的收缩期杂音向左腋下、左肩胛下区传导；主动脉瓣狭窄的收缩期杂音向颈部传导；二尖瓣狭窄的舒张期杂音常局限于心尖部。

体位、呼吸与运动对杂音的影响：①体位：左侧卧位可使二尖瓣狭窄的舒张期隆隆样杂音更明显；前倾坐位可使主动脉瓣关闭不全的舒张期叹息样杂音更明显。②呼吸：深吸气可使与右心相关的杂音增强；深呼气可使与左心相关的杂音增强。③运动：运动时心率增快，循环血量增加，血流加速，在一定心率范围内杂音可增强。

3）杂音的临床意义：在分析杂音的临床意义时，须注意区分是功能性还是器质性杂音。器质性杂音（organic murmur）是指病变部位的器质性损害所产生的杂音。功能性杂音（functional murmur）是指产生杂音的部位没有器质性病变，它包括：①生理性杂音（physiological murmur）。②全身疾病造成的血液动力学改变产生的杂音（如甲状腺功能亢进症血流加速时）。③有心脏病理意义的相对性关闭不全或狭窄引起的杂音。生理性杂音是指在心脏和大血管均无器质性病变的健康人中发现的杂音。生理性杂音与器质性收缩期杂音鉴别要点见表6-6。临床常见器质性心脏杂音特点见表6-7。

表6-6 生理性杂音与器质性收缩期杂音的鉴别

鉴别点	生理性杂音	器质性收缩期杂音
年龄	儿童、青少年多见	不定
部位	肺动脉瓣区和（或）心尖区	不定
性质	柔和、吹风样	粗糙，多种性质
持续时间	短促	较长，常为全收缩期
强度	≤2/6级	常≥3/6级
震颤	无	3/6级以上可伴有震颤
传导	局限	沿血流方向传导较远而广

表 6－7　常见器质性心脏杂音特点

时期	病变	最响部位	性质	传导
收缩期	二尖瓣关闭不全	心尖区	吹风样	左腋下
	主动脉瓣狭窄	主动脉瓣区	喷射性	颈部
	肺动脉瓣狭窄	肺动脉瓣区	喷射性	上下肋间
	室间隔缺损	胸骨左缘第 3、4 肋间	粗糙	心前区
舒张期	二尖瓣狭窄	心尖区	隆隆样	无
	主动脉瓣关闭不全	主动脉瓣第二听诊区	叹息样	心尖区
连续性	动脉导管未闭	胸骨左缘第 2 肋间	机器样	上胸部及肩胛区

（6）心包摩擦音（pericardial friction sound）　是指壁层和脏层因心包炎症或其他原因发生纤维蛋白沉着而变得粗糙，心脏搏动时，互相摩擦产生的振动。听诊特点为性质粗糙，与心跳一致，与呼吸无关，屏气时摩擦音仍出现。心包摩擦音可在整个心前区闻及，但以胸骨左缘第 3、4 肋间最响，坐位前倾时更明显。心包摩擦音常见于感染性心包炎（结核性、化脓性）。

知识链接

心包摩擦音与胸膜摩擦音的鉴别

心包摩擦音与心跳一致，屏气时不消失，在胸骨左缘 3、4 肋间听诊最清楚；胸膜摩擦音与呼吸一致，屏气时消失，在胸廓沿腋中线 5～6 肋间听诊最清楚。

五、血管评估

血管评估的重点是周围血管评估，主要是通过对动脉、静脉和毛细血管的评估，了解周围循环状况。

（一）脉搏、血压评估

见本章第二节。

（二）周围血管征

周围血管征阳性多由于脉压增大所致，包括水冲脉、枪击音、毛细血管搏动征等。

1. 水冲脉（water hammer pulse）　脉搏骤起骤降，急促而有力，犹如潮水冲涌。评估者左手指掌侧紧握评估对象右手腕桡动脉处，将其前臂抬举过头，感受桡动脉的搏动。如感知明显的水冲脉，表明脉压差增大，主要见于主动脉瓣关闭不全，也可见于严重贫血、甲状腺功能亢进症、动脉导管未闭等。

2. 枪击音（pistol shot sound） 是指在四肢动脉处听到的一种短促的如同开枪时的声音。主要见于脉压增大，如主动脉瓣关闭不全、甲状腺功能亢进症、严重贫血等。听诊部位常选择股动脉，部分病人在肱动脉、足背动脉处也可听到。

3. 杜柔双重音（Duroziez sign） 将听诊器体件放置于股动脉上，稍加压力，在收缩期与舒张期皆可听到吹风样杂音，为连续性。这是由于脉压增大时，听诊器加压，人为造成动脉狭窄，血流往返于狭窄处形成杂音。此杂音见于主动脉瓣关闭不全。

4. 颈动脉搏动（carotid arterial pulse） 在脉压增大的情况下，查体时可发现颈动脉搏动或伴点头运动。

5. 毛细血管搏动征（capillary pulsation sign） 评估者用手指轻压评估对象指甲末端，或以清洁的玻片轻压其口唇黏膜，若见红、白交替的节律性微血管搏动现象，称毛细血管搏动征。常见于脉压增大的疾病，如主动脉瓣关闭不全和甲状腺功能亢进症等。

附：循环系统常见疾病主要体征

1. 二尖瓣狭窄 是风湿性心脏瓣膜病最常见的类型，病理改变为二尖瓣瓣膜增厚、粘连、挛缩，瓣膜口狭窄。

（1）视诊 二尖瓣面容，心尖搏动向左移位。儿童期的二尖瓣狭窄可有心前区隆起。

（2）触诊 心尖部可触及舒张期震颤，以左侧卧位明显。

（3）叩诊 心浊音界于胸骨左缘第 3 肋间向左扩大，呈梨形心。

（4）听诊 心尖部可闻及舒张中晚期隆隆样局限性杂音，可伴开瓣音；心尖部 S_1 增强，呈拍击性，P_2 亢进并分裂。

2. 二尖瓣关闭不全 多由风湿或非风湿病变引起二尖瓣瓣叶、瓣环、腱索及乳头肌中任一部分的功能失调或器质性损害所致。

（1）视诊 心尖搏动向左下移位。

（2）触诊 心尖搏动向左下移位，可呈抬举性。

（3）叩诊 心浊音界向左下扩大。

（4）听诊 心尖部可闻及全收缩期 3/6 级以上吹风样较粗糙的杂音，可向左腋下或左肩胛下传导，常掩盖 S_1、P_2，可略亢进伴分裂。

3. 主动脉瓣关闭不全 是主动脉瓣或主动脉根部病变导致的主动脉瓣不能正常关闭。

（1）视诊 颜面较苍白，颈动脉搏动明显，头部随心搏呈节律性点头运动，心尖搏动明显并向左下移位。

（2）触诊 心尖搏动向左下移位且呈抬举性，有水冲脉及毛细血管搏动征。

（3）叩诊 心浊音界向左下扩大，呈靴形心。

（4）听诊 主动脉瓣第二听诊区中闻及舒张期叹气样杂音，可向心尖部传导，前倾坐位最清楚；可闻及枪击音和杜柔双重音。

4. 主动脉瓣狭窄　可见于风湿性、先天性、退行性等病变。

(1) 视诊　心尖搏动增强，可向左下移位。

(2) 触诊　心尖部可触及抬举性心尖搏动，胸骨右缘第 2 肋间可有收缩期震颤。

(3) 叩诊　心浊音界向左扩大。

(4) 听诊　胸骨右缘第 2 肋间可闻及收缩期 3/6 级以上粗糙喷射性杂音，向颈部传导；A_2 减弱并伴 S_2 逆分裂。

5. 心包积液　是心包腔内积聚过多的液体。

(1) 视诊　心前区饱满，心尖搏动减弱或消失，颈静脉怒张。

(2) 触诊　心尖搏动不能触到，若触之则在心脏相对浊音界以内。脉搏快且弱，可有奇脉。

(3) 叩诊　心浊音界向双侧扩大，且随体位而改变。

(4) 听诊　心率快、心音弱而遥远；积液量少时可闻及心包摩擦音，量多时心包摩擦音消失。

6. 心力衰竭　是指在静脉回流无器质性障碍的情况下，由于心脏舒缩功能障碍，不能将回心血量充分排出，以致动脉系统缺血，静脉系统淤血所引起的一组临床综合征。可分为左心衰竭和右心衰竭。

(1) 左心衰竭　主要为肺循环淤血的体征。

1) 视诊：有程度不等的呼吸困难、发绀；多取半卧位或端坐位。急性肺水肿时，可有大量粉红色泡沫样痰、大汗淋漓。

2) 触诊：重者可有交替脉。

3) 叩诊：除原有心脏病体征外，一般无特殊发现。

4) 听诊：心率增快，心尖部及其内侧可闻及舒张期奔马律，P_2 亢进；单侧或双侧肺底部可有细小湿啰音；急性肺水肿时两肺满布湿啰音及哮鸣音。

(2) 右心衰竭　主要为体循环淤血的体征。

1) 视诊：颈静脉怒张，发绀，水肿。

2) 触诊：可有不同程度的肝大、压痛及肝颈静脉回流征阳性；下肢或腰骶部等下垂处呈凹陷性水肿。

3) 叩诊：可出现胸腔积液或腹水体征。

4) 听诊：三尖瓣区闻及因右心室扩大致三尖瓣相对关闭不全的收缩期吹风样杂音。

第七节　腹部评估

腹部由腹壁、腹膜腔和腹腔脏器组成。腹部范围上起横膈，下至骨盆入口，前面和侧面为腹壁，后面为脊柱和腰肌。其内为腹膜腔及腹腔脏器。腹部评估以触诊为主，为避免叩诊和触诊刺激肠蠕动而影响听诊结果，一般按视、听、叩、触顺序进行，但记录时为了格式的统一，仍按视、触、叩、听顺序。

一、腹部的体表标志及分区

（一）腹部体表标志（图6－32）

为了准确描述和记录腹部脏器及病变的位置，需要借助某些体表标志及人工划线对腹部进行适当的分区。

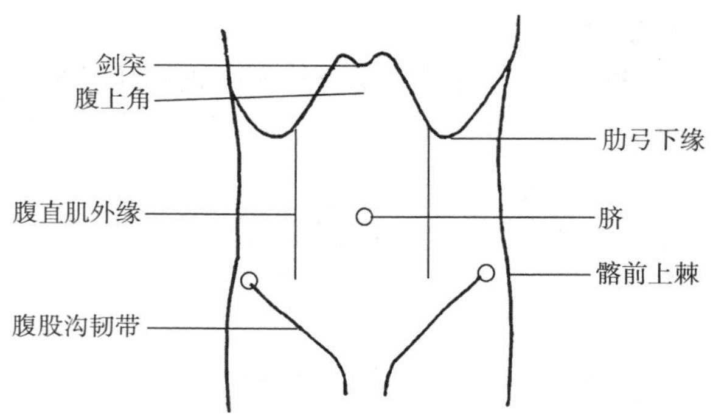

图6－32 腹部前面体表标志示意图

1. 肋弓下缘（costal margin） 由第8～10肋软骨构成，其下缘为体表腹部上界，常用于腹部分区、胆囊定位及肝脾测量的定位。

2. 脐（umbilicus） 为腹部的中心，平第3～4腰椎之间，为腹部分区和腰椎穿刺的定位标志。

3. 腹股沟韧带（inguinal ligament） 两侧腹股沟韧带与耻骨联合上缘共同构成体表腹部下界。

4. 腹上角（epigastric angle） 为两侧肋弓至剑突根部的交角，用于判断体型及肝脏测量的定位。

5. 腹中线（mediventral line） 为前正中线至耻骨联合的延续。

6. 腹直肌外缘（lateral border of rectus muscles） 相当于锁骨中线的延续，右侧腹直肌外缘与肋弓下缘交界处为胆囊点。

7. 髂前上棘（anterior superior iliac spine） 髂嵴前上方突出点，为腹部九区分法及阑尾压痛点的定位标志。

8. 肋脊角（costovertebral angle） 背部两侧第12肋骨与脊柱的交角，为检查肾区叩击痛的部位。

（二）腹部分区

1. 九区分法 由两条水平线和两条垂直线将腹部分成为9个区。上水平线为两侧肋弓下缘最低点的连线，下水平线为两侧髂前上棘连线；两条垂直线为通过左右髂前上棘至腹中线连线的中点所做的垂直线。四线相交将腹部分为左右季肋部、左右腰部、左右髂部及上腹部、脐部和下腹部9个区域，是目前常用的腹部分区法（图6－33）。

2. 四区分法　通过脐画一水平线与一垂直线，将腹部分为右上腹、右下腹、左上腹和左下腹 4 个区域（图 6－34）。

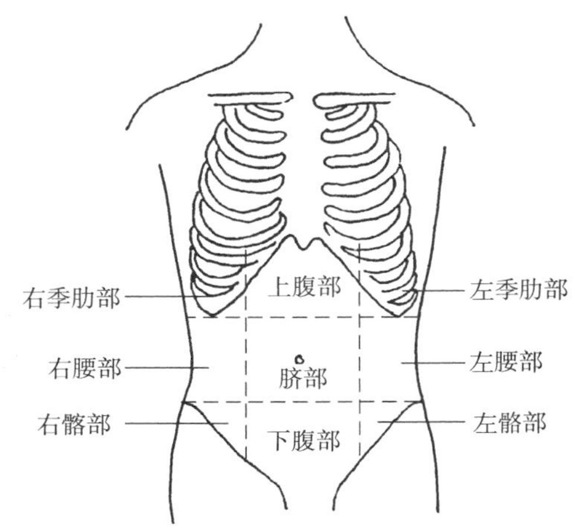

图 6－33　腹部体表九区分法示意图

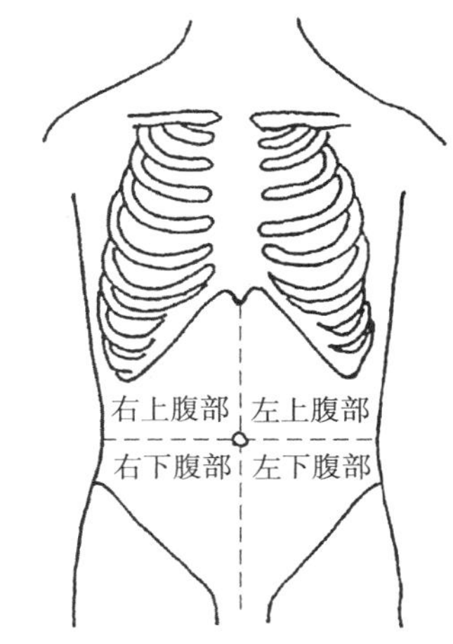

图 6－34　腹部体表四区分法示意图

二、评估方法

（一）视诊

腹部视诊时，评估对象应取仰卧位，暴露全腹，评估者站在评估对象右侧，一般自上而下按一定顺序全面视诊。光线应充足适宜，因灯光下不易辨别皮肤黄染等变化，故以自然光线为佳。

1. 腹部外形　正常成人仰卧时，腹部外形两侧对称，前腹壁大致与肋缘至耻骨联合平面相平，称为腹部平坦。前腹壁稍内凹或低于此平面者，称为腹部低平，常见于消瘦者。前腹壁圆凸或稍高于此平面，称为腹部饱满，见于小儿及肥胖者。

（1）腹部膨隆　仰卧时前腹壁明显高于肋缘至耻骨联合平面，外形呈凸起状，称为腹部膨隆（abdominal bulge）。可见于肥胖、妊娠等生理情况，或腹水、巨大腹腔肿瘤等病理情况。由于病因不同又可表现为全腹膨隆或局部膨隆：

1）全腹膨隆：又称弥漫性膨隆，腹部外形可呈球形或椭圆形。常见于腹腔大量积液、胃肠胀气、巨大腹部肿瘤、妊娠晚期、过度肥胖等。腹腔内积液称腹水（ascites），当腹腔内大量积液时，仰卧位时液体因重力作用下沉于腹腔两侧，致腹部外形宽而扁，称为蛙腹（frog belly）。坐位时下腹部明显膨出。

2）局部膨隆：局部腹膨隆常因炎性包块、脏器肿大、腹内肿瘤、腹壁上的肿物和疝等所致。

（2）腹部凹陷　仰卧时前腹壁明显低于肋缘至耻骨联合平面，称为腹部凹陷（abdominal retraction）。根据凹陷的范围可分为全腹凹陷和局部凹陷：

1）全腹凹陷：常见于脱水和消瘦者。严重者前腹壁凹陷几乎贴近脊柱，肋弓、髂嵴和耻骨联合显露，全腹呈舟状，称为舟状腹（scaphoid abdomen），见于恶性肿瘤、结核等慢性消耗性疾病所致的恶病质。

2）局部凹陷：不多见，可因腹部手术或外伤后瘢痕收缩引起，病人增加腹压或立位时凹陷更明显。

知识链接

腹围的测量

为详细观察全腹膨隆的程度和变化，常需测量腹围。测量时让病人排尿后平卧，用软尺经脐和第4腰椎棘突绕腹一周，测得的周长即为腹围（脐周腹围），通常以厘米为单位，还可以测其腹部最大周长（最大腹围），同时记录。定期在同样条件下测量比较，可观察腹围的动态变化。

2. 呼吸运动　正常人可见到呼吸时腹壁上下起伏运动，吸气时上抬，呼气时下陷，称腹式呼吸运动。儿童和成年男性以腹式呼吸为主，成年女性则以胸式呼吸为主，呼吸时腹壁起伏不明显。腹式呼吸减弱见于急性腹痛、腹膜炎症、腹水、腹腔内巨大肿瘤或妊娠。腹式呼吸消失见于消化性溃疡穿孔所致急性腹膜炎或膈肌麻痹等。腹式呼吸增强较少见，常因肺部或胸膜疾病等使胸式呼吸受限所致。

3. 腹壁静脉　正常人腹壁静脉一般不显露。较瘦者或皮肤较薄而松弛的老年人，有时隐约可见，但不迂曲，多呈较直的条纹，仍属正常。明显可见或迂曲变粗，称为腹壁静脉曲张（subcutaneous varicose vein of abdominal wall），常见于门静脉高压或上、下腔静脉回流受阻而有侧支循环形成时。

评估腹壁曲张静脉的血流方向，有利于鉴别静脉曲张的来源，其方法为选择一段没有分支的腹壁静脉，评估者将右手示指和中指并拢压在该段静脉，然后用一手指紧压并向外移动，挤出静脉中的血液，至一定距离时放松该手指，另一手指仍紧压不动，观察挤空的静脉是否快速充盈，如迅速充盈，则血流方向是从放松手指端流向紧压的手指端。再用同法放松另一手指，观察血流的方向（图6－35）。

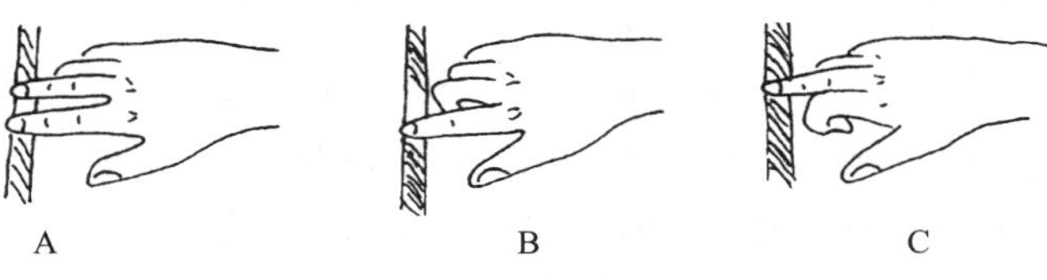

图6－35　鉴别静脉血流方向示意图

正常时脐水平线以上的腹壁静脉血流自下向上经胸壁静脉和腋静脉而进入上腔静脉；脐水平线以下的腹壁静脉血流自上向下经大隐静脉而进入下腔静脉。门静脉高压时，血流方向以脐为中心呈放射状；上腔静脉梗阻时，血流方向向下；下腔静脉梗阻时，血流方向向上。

4. 胃肠型和蠕动波 胃肠道发生梗阻时，梗阻近端的胃或肠段饱满而隆起，显出各自的轮廓，称胃型或肠型（gastral or intestinal pattern），同时伴有该部位蠕动增强，可见蠕动波（peristaltic rushes）；当胃肠道梗阻时，可在腹部见到明显的胃型或肠型，并伴有蠕动波。

（二）触诊

触诊时评估对象取仰卧位，两腿屈曲并稍分开，微张口做平静腹式呼吸。评估者站于评估对象右侧，面向评估对象，前臂与腹部表面在同一水平，由左下腹开始逆时针方向，先浅触诊，后深触诊，依次触诊腹的各部，边触诊边观察评估对象的反应与表情。对精神紧张或有痛苦者，可边触诊边与其交谈，转移其注意力以减轻腹肌紧张。

1. 腹壁紧张度 正常人腹壁触之柔软，有一定张力，但较易压陷，称腹壁柔软。某些病理情况可致腹壁紧张度增加或减弱。

（1）腹壁紧张度增加 全腹壁紧张度增加见于：①急性胃肠穿孔或实质脏器破裂所致的急性弥漫性腹膜炎，因炎症刺激腹膜引起腹肌痉挛，腹壁明显紧张，甚至强直硬如木板，称为板状腹（tabulate venter）。②结核性腹膜炎或癌性腹膜炎，因炎症对腹膜刺激缓慢，且伴腹膜增厚、肠管和肠系膜粘连，故腹壁柔韧而具抵抗力，不易压陷，称揉面感（dough kneading sensation）。③肠胀气、腹腔内大量积液者，因腹腔内容物增加，触诊腹壁张力较大，但无腹肌痉挛，压痛可有可无。

局部腹壁紧张度增加见于：急性胆囊炎可见右上腹肌紧张，急性阑尾炎可见右下腹肌紧张，因腹内脏器炎症累及腹膜所致。

（2）腹壁紧张度减低 触诊腹壁松软无力，失去弹性，见于经产妇、年老体弱者、慢性消耗性疾病及大量放腹水后。全腹紧张度消失见于重症肌无力和脊髓损伤所致腹肌瘫痪。局部腹壁紧张度降低少见，多为局部的腹肌瘫痪或缺陷所致。

2. 压痛及反跳痛 正常腹部触诊无疼痛，重按时仅有压迫不适感。若由浅入深按压腹部引起疼痛，称为压痛（tenderness）。触诊腹部出现压痛后，手指稍停片刻，使压痛感趋于稳定，然后将手突然抬起，此时如病人感觉腹痛骤然加剧，并有痛苦表情，称为反跳痛（rebound tenderness）。反跳痛是腹膜壁层受炎症累及的征象。腹壁紧张，同时伴有压痛和反跳痛，称为腹膜刺激征（peritoneal irritation sing），是急性腹膜炎的重要体征。压痛多由腹壁或腹腔内的炎症，肿瘤，脏器淤血、破裂、扭转、结石等病变所致。压痛局限于某一部位时，为压痛点。某些疾病常有位置较固定的压痛点：麦氏（McBurney）点位于右髂前上棘与脐连线外 1/3 与中 1/3 交界处，阑尾病变时此处有压痛；胆囊点位于右侧腹直肌外缘与肋弓交界处，胆囊病变时此处有明显压痛。

3. 肝触诊 常用单手触诊：评估者将右手掌平放于评估对象右锁骨中线，四指并拢，掌指关节伸直，与肋缘大致平行，自髂前上棘水平开始自下而上，与评估对象腹式呼吸运动紧密配合进行深触诊。评估对象深呼气时，腹壁松弛下陷，指端压向腹深部；深吸气时，手随腹壁隆起缓慢抬起，并向前上迎触下移的肝缘。如此反复进行，直至触及肝缘或肋缘。以同样方法于前正中线触诊肝左叶。为提高触诊效果，亦可用双手触诊法：评估者右手位置同单手触诊法，用左手掌托住评估对象右后腰部，将肝向上托起，使肝下缘紧贴前腹壁，左大拇指张开置于右肋缘，限制右下胸扩张，以增加膈肌下移的幅度，使吸气下移的肝更易被触及（图6－36，图6－37）。

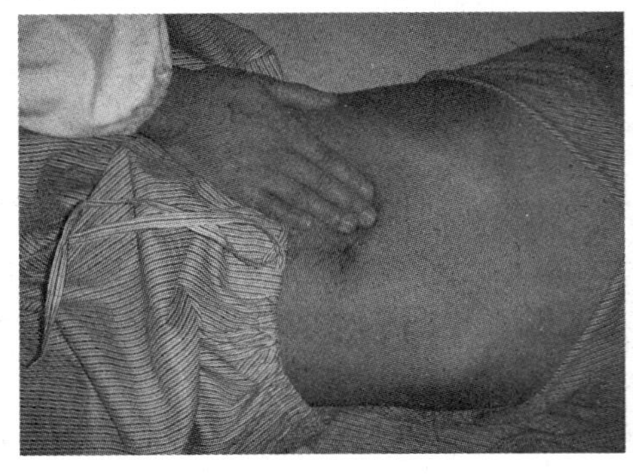

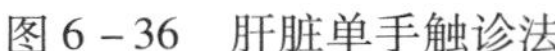

图6－36 肝脏单手触诊法

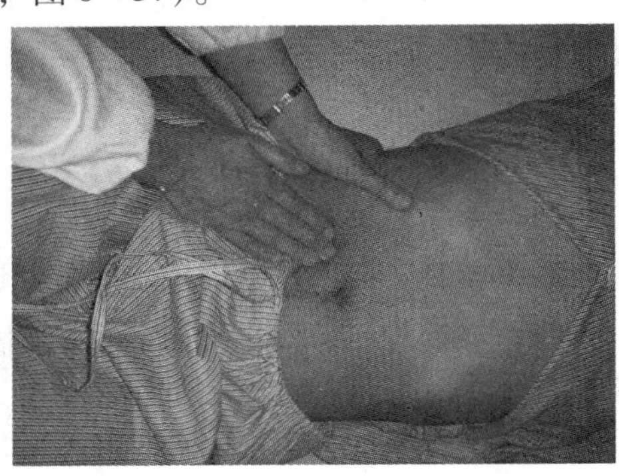

图6－37 肝脏双手触诊法

（1）大小 正常肝下缘在右肋下不超过1cm，剑突下不超过3cm，如超过上述范围，且肝上界正常或升高，提示肝大。弥漫性肝大见于肝炎、脂肪肝、肝淤血、早期肝硬化、白血病、血吸虫病等；局限性肝大见于肝脓肿、肝囊肿、肝肿瘤等，常能触及或看到局部膨隆。

（2）质地 一般将肝质地分为3级：即质软、质韧和质硬。触之似口唇者为质软，见于正常人；触之似鼻尖者为质韧，见于肝炎、脂肪肝及肝淤血等；触之硬如额头者为质硬，见于肝硬化、肝癌等。

（3）表面形态及边缘 正常肝表面光滑、边缘整齐且厚薄一致。肝炎、脂肪肝、肝淤血者表面光滑，边缘圆钝；肝硬化者表面不光滑呈结节状，边缘不整齐且较薄；肝癌、多囊肝表面不光滑呈不均匀的粗大结节状，边缘厚薄也不一致；巨块型肝癌、肝脓肿者表面呈大块状隆起。

（4）压痛 正常肝脏无压痛。当肝包膜有炎性反应或因肝大受牵拉，则肝有压痛。急性肝炎、肝淤血时常有弥漫性轻度压痛；较表浅的肝脓肿有局限性剧烈压痛。

4. 胆囊触诊 正常胆囊不能触及。胆囊肿大时，在右肋下腹直肌外缘处可触及。肿大的胆囊呈梨形或卵圆形，张力较高，随呼吸而上下移动，常见于急性胆囊炎、胆囊结石、胆囊癌等。

某些胆囊炎胆囊尚未肿大或虽已肿大而未达肋缘以下者，不能触及胆囊，但此时可探及胆囊触痛。评估胆囊触痛时评估者将左手掌平放于评估对象右胸下部，以拇指指腹钩压于右肋下缘与腹直肌外缘交界处，然后嘱其缓慢深吸气。在吸气过程中发炎的胆囊下移时碰到用力按压的拇指，可引起疼痛或因疼痛而突然屏气，为墨菲（Murphy）征阳性，见于急性胆囊炎（图6－38）。

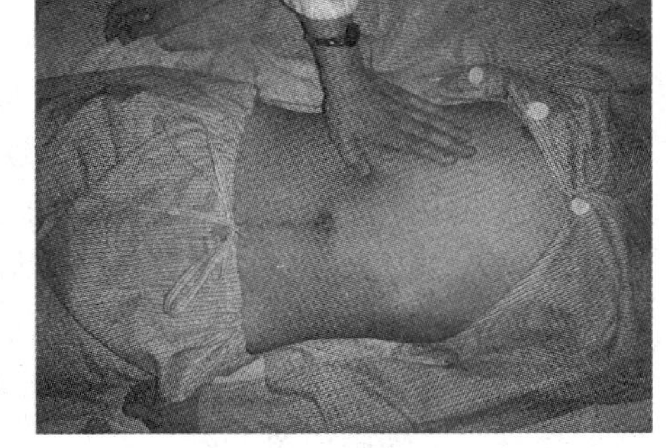

图6－38 墨菲（Murphy）征检查方法

5. 脾触诊　正常脾不能触及。内脏下垂、左侧大量胸腔积液或积气致膈肌下降，脾随之下移，深吸气时可在左肋缘下触及。除此之外触及脾则提示脾大。脾明显肿大而位置较表浅时，用单手浅部触诊即可触及。如肿大的脾位置较深，则用双手触诊法进行检查。触诊脾时，评估对象取仰卧位，双腿稍屈曲，评估者左手绕过评估对象腹部前方，手掌置于其左侧第 7～10 肋处，将脾由后向前托起并与拇指共同限制胸廓运动。右手掌平置于脐部，与左肋弓呈垂直方向，以稍弯曲的手指末端压向腹部深处，配合评估对象腹式呼吸运动，迎触脾尖直到触及脾缘或左肋缘。脾轻度肿大，仰卧位不易触及时，可嘱评估对象取右侧卧位，右下肢伸直，左下肢屈髋、屈膝，此时双手触诊较易触及。触及脾后应注意其大小、质地、表面形态、有无压痛等（图 6－39）。

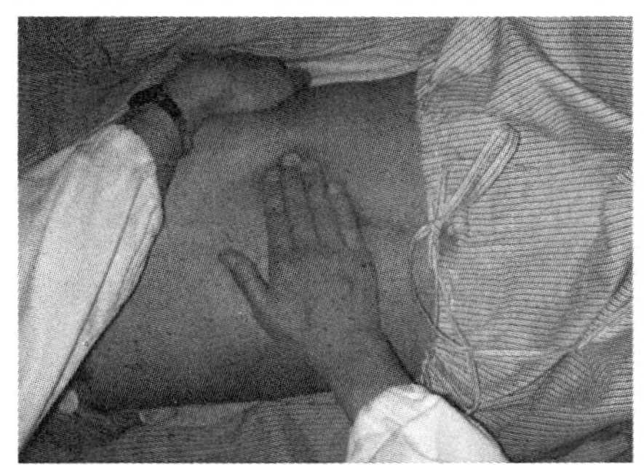

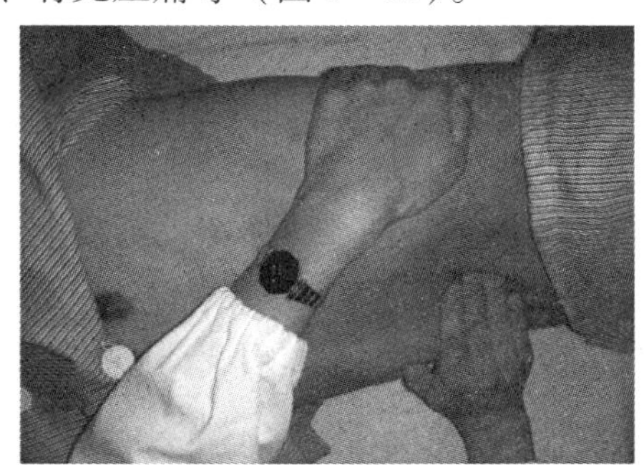

图 6－39　脾脏触诊法

临床上常根据脾下缘至肋弓下缘的距离，将脾肿大分为轻、中、高 3 度。深吸气时脾缘不超过肋下 3cm，为轻度肿大，常见于急慢性肝炎、伤寒等；超过 3cm，但在脐水平线以上，为中度肿大，常见于肝硬化、慢性淋巴细胞性白血病、淋巴瘤、系统性红斑狼疮等；超过脐水平线或向右超过前正中线，为高度肿大，常见于慢性粒细胞白血病、慢性疟疾、恶性组织细胞病、淋巴瘤等（图 6－40）。

6. 膀胱触诊　正常膀胱空虚时隐于盆腔内，不易触及。当膀胱充盈胀大时，超出耻骨上缘，可在下腹中部触及。触诊膀胱多用单手滑行触诊法。评估对象仰卧屈膝，评估者以右手自脐开始向耻骨联合方向触摸。若触及包块应详查其性质，以鉴别其为膀胱、子宫或其他肿物。膀胱增大多由积尿所致，呈扁圆形或圆形，触之有囊性感，不能被推移，按压时有尿意，排尿或导尿后缩小或消失。膀胱胀大常见于尿道梗阻、脊髓病（截瘫）所致的尿潴留，也见于昏迷、腰椎或骶椎麻醉后、手术后局部疼痛者。

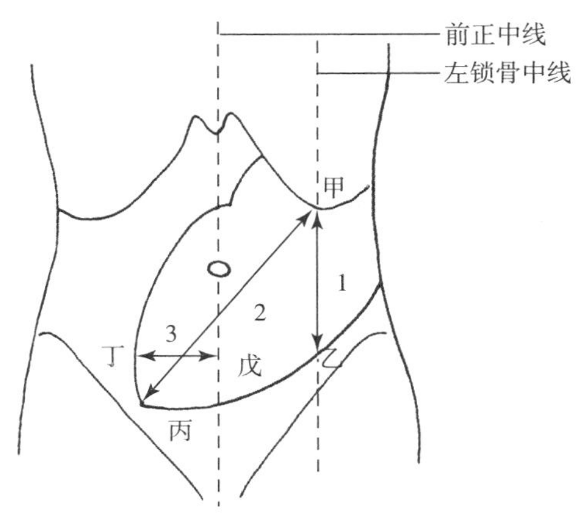

图 6－40　脾大的测量法

7. 腹部包块触诊　腹腔内实质脏器的肿大、空腔器官的扩张、肿瘤、囊肿、炎性组织或肿大的淋巴结等，均可形成腹部包块。触诊腹部包块时须注意：位置、大小、形态、质地、压痛、活动度。此外，还应注意包块有无搏动、波动以及与腹壁和皮肤的关系等。

8. 液波震颤（fluid thrill） 指腹腔有大量游离液体时，评估者用手叩击腹部感觉到的一种波动感。评估时评估对象平卧，评估者以一只手的手掌贴于评估对象一侧腹壁，另一手4指并拢屈曲，以指端叩击对侧腹壁，如腹腔有大量游离液体，则贴于腹壁的手掌有被液体波动冲击的感觉。为防止腹壁本身的震动传至对侧，可让另一人将手掌尺缘轻压于脐部腹中线上，以阻止腹壁震动的传导。当腹腔游离液体超过3000～4000ml以上才能出现液波震颤。

（三）叩诊

腹部叩诊包括直接叩诊法和间接叩诊法，临床中多采用间接叩诊法。

1. 腹部叩诊音 正常人除肝、脾所在部位、增大的膀胱和子宫占据的部位，以及两侧腰部近腰肌处叩诊呈浊音或实音外，其余部位均为鼓音。鼓音范围明显增大见于胃肠高度胀气、胃肠穿孔所致气腹。肝、脾或其他实质性脏器极度肿大，腹腔内大量积液或肿瘤时鼓音范围缩小，病变部位叩诊呈浊音或实音。

知识链接

胃泡鼓音区

胃泡鼓音区又称特劳伯鼓音区（Traube's area），是在左前胸下部叩出的呈半圆形的鼓音区，为胃内含气所致。其上界为膈及肺下缘，下界为肋弓，左界为脾脏，右界为肝左缘。此区明显扩大见于胃扩张、幽门梗阻等；明显缩小见于心包积液、左侧胸腔积液、肝左叶肿大、脾肿大等。

2. 肝脏叩诊 评估对象平静呼吸，分别沿右锁骨中线、右腋中线和右肩胛线，由肺清音区往下叩诊至出现浊音，即为肝上界。再由腹部鼓音区沿右锁骨中线或正中线向上叩至浊音处即为肝下界。由于肝下界与胃和结肠等重叠，很难叩准，故常用触诊确定。一般叩诊的肝下界比触诊的肝下界高1～2cm。匀称体型者正常肝上界在右锁骨中线上第5肋间，下界位于右季肋下缘，两者之间的距离为肝浊音区上下径，为9～11cm；在右腋中线上，肝上界在第7肋间，下界相当于第10肋骨水平；在右肩胛线上，肝上界为第10肋间，下界不易叩出。瘦长体型者肝上、下界均可低一个肋间，矮胖体型者则可高一个肋间。

病理情况下，肝浊音界向上移位见于右肺不张、右肺纤维化及气腹鼓肠等；肝浊音界向下移位见于肺气肿、右侧张力性气胸等。肝浊音界扩大或缩小见于肝脏病变；肝浊音界消失代之以鼓音是急性胃肠穿孔的重要体征。

3. 移动性浊音 评估对象取仰卧位，液体因重力作用多积聚在腹腔低处，含气的肠管漂浮其上，故叩诊腹中部呈鼓音，腹部两侧呈浊音。评估者自腹中部脐平面开始叩向左侧至出现浊音时，板指固定不动，嘱评估对象右侧卧，再度叩诊，如呈鼓音，即为移动性浊音阳性（shifting dullness），提示腹腔内游离腹水达1000ml以上（图6－41）。

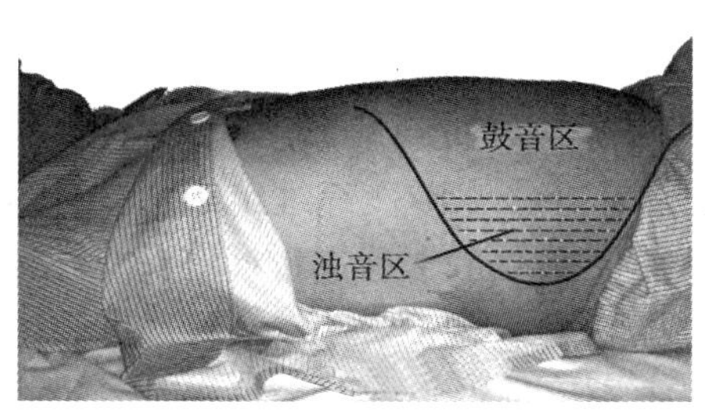

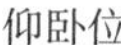
仰卧位

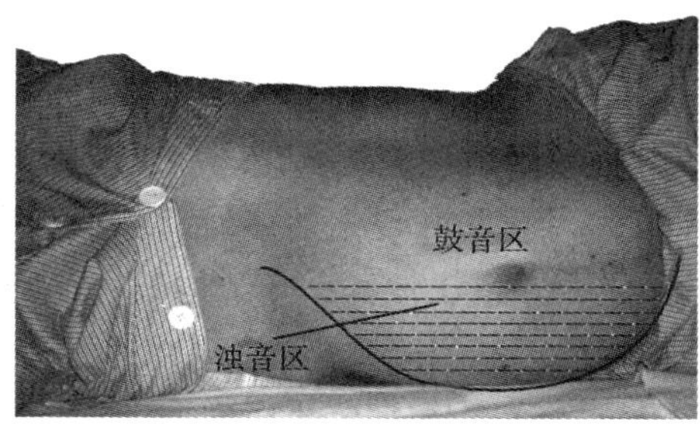

侧卧位

图6－41　移动性浊音示意图

（四）听诊

1. 肠鸣音　肠蠕动时，肠管内气体和液体随之流动，产生一种断续的咕噜声或气过水声，称为肠鸣音（bowel sound）。正常肠鸣音每分钟4～5次，以脐部最清楚。肠鸣音超过每分钟10次，音调不特别高亢，称肠鸣音活跃（bowel sounds active），见于服泻药后、急性肠炎或胃肠道大出血。肠鸣音次数多且呈响亮、高亢的金属音，称肠鸣音亢进（hyperactive bowel sounds），见于机械性肠梗阻。肠鸣音明显少于正常，称肠鸣音减弱（hypoactive bowel sounds），见于老年性便秘、电解质紊乱及胃肠动力低下等。如持续听诊3～5分钟未闻及肠鸣音，称肠鸣音消失，见于急性腹膜炎或各种原因所致的麻痹性肠梗阻。

2. 振水音　评估对象仰卧，评估者侧耳贴近评估对象上腹部或将听诊器体件置于此处，用稍弯曲的手指连续迅速冲击评估对象上腹部，如听到胃内液体和气体相互撞击的"咣啷"声，即为振水音（succussion splash）。正常人餐后或饮入较多液体时，可出现振水音。空腹或餐后6～8小时以上仍有振水音，提示胃内有液体潴留，见于幽门梗阻、胃扩张等。

3. 血管杂音　正常腹部无血管杂音（vascular murmur）。血管杂音可分为动脉性和静脉性。动脉性杂音与低调的心脏杂音相似；静脉性杂音为连续性嗡鸣声，无收缩期与舒张期之分。腹壁静脉明显曲张者脐周或上腹部闻及静脉性杂音，提示门静脉高压伴侧支循环形成。

附：消化系统常见疾病主要体征

1. 消化性溃疡　消化性溃疡主要是指发生在胃、十二指肠的慢性溃疡，其形成与胃酸和胃蛋白酶的消化作用有关。常见体征如下：

（1）视诊　病人多数为瘦长体型，腹上角呈锐角。如有出血，可见全身皮肤及黏膜苍白。如有幽门梗阻则可见胃型与胃蠕动波。

（2）触诊　缓解期一般无明显特征；发作期常有上腹部固定而局限性的压痛，部位与溃疡的位置基本一致。胃溃疡的压痛在上腹部稍偏左，十二指肠溃疡的压痛在上腹部稍偏右。并发穿孔时，位置在前壁则有腹膜炎的体征，位置在后则在相应背部可出现明显压痛。

（3）叩诊　一般无变化。

（4）听诊　一般无变化。如并发幽门梗阻，可于空腹时听到振水音。

2. 肝硬化　肝硬化是一种以肝细胞广泛的变性坏死、弥漫性纤维组织增生、再生结节形成，导致正常肝小叶结构破坏、肝内循环障碍为特点的慢性进行性肝病。临床上以肝功能损害和门静脉高压为主要表现。常见体征如下：

（1）视诊　病人有肝病面容，皮肤及巩膜黄染，可见淤点、紫癜、淤斑；面、颈及上胸部可见蜘蛛痣，有肝掌，男性可有乳房发育。有腹水的病人全腹膨隆呈蛙腹，可有脐疝，腹式呼吸运动减弱，可见腹壁静脉曲张。

（2）触诊　早期肝大，晚期肝缩小，表面不光滑，可触及结节，边缘锐利，质地变硬，无压痛。脾大，下肢可有水肿。

（3）叩诊　如腹水严重，可有移动性浊音。

（4）听诊　腹壁静脉曲张者可在脐部或上腹部闻及静脉的连续性嗡鸣声。

3. 急性腹膜炎　急性腹膜炎是一种常见的外科急腹症。当腹膜受到细菌感染或化学物质（如胃液、肠液、胰液、胆汁等）的刺激时，导致腹膜急性炎症，称为急性腹膜炎。常见体征如下：

（1）视诊　急性危重病容，全身出冷汗，病人表情痛苦，强迫仰卧位，双下肢屈曲，呼吸浅快。弥漫性腹膜炎病人，腹式呼吸运动减弱或消失，出现肠麻痹时可见全腹膨隆。

（2）触诊　腹膜刺激征阳性。局限性腹膜炎的病人其腹膜刺激征局限在某一部位，弥漫性腹膜炎者则遍及全腹，胃肠或胆囊穿孔引起者可呈“板状腹”。

（3）叩诊　腹腔内有较多游离液体时，可有移动性浊音。如胃肠穿孔时游离气体移至膈下，叩诊肝浊音界缩小或消失。

（4）听诊　肠鸣音减弱或消失。

4. 肠梗阻　肠梗阻是指肠内容物在肠道内通过受到阻碍所导致的一种常见的急腹症。根据产生的原因不同可分为3类：机械性肠梗阻、动力性肠梗阻和血管性肠梗阻。常见体征如下：

（1）视诊　重症病容，表情痛苦，眼窝凹陷呈脱水貌，呼吸急促。机械性肠梗阻可见肠型及蠕动波，麻痹性肠梗阻时全腹膨隆。

（2）触诊　腹肌紧张，有压痛，有时有反跳痛。

（3）叩诊　肠道积气较多时，叩诊腹部鼓音范围可扩大。

（4）听诊　机械性肠梗阻听诊肠鸣音亢进，呈金属音；麻痹性肠梗阻时肠鸣音减弱或消失。

第八节　脊柱、四肢评估

一、脊柱评估

脊柱是支撑体重、维持躯体各种姿势的重要支柱。脊柱病变的主要表现为疼痛、姿势或形态异常以及活动障碍。评估脊柱时应该注意其弯曲度、活动度、有无压痛、叩击痛等。评估以视诊为主，结合触诊和叩诊。

（一）脊柱弯曲度

评估时评估对象取坐位或站位，双臂自然下垂，视诊其脊柱弯曲度，或用手指沿脊柱棘突以适当的压力自上而下划压，使皮肤出现一条红色充血痕，以此观察脊柱有无侧弯。

1. 生理性弯曲　正常人直立时脊柱从背面观察无侧弯。从侧面观察脊柱有4个生理性弯曲，即颈椎段向前凸、胸椎段稍向后凸、腰椎段明显向前凸、骶椎段明显向后凸，类似“S”形。

2. 病理性变形

（1）脊柱后凸　多发生于胸椎段。表现为脊柱过度后弯。常见于佝偻病、胸椎结核、类风湿脊柱炎、老年退行性变、脊椎骨折等。

（2）脊柱前凸　多发生于腰椎段。表现为脊柱向前突出性弯曲。常见于妊娠晚期、大量腹水、腹腔巨大肿瘤、先天性髋关节后脱位等。

（3）脊柱侧凸　表现为脊柱偏离正中线向左或向右偏移，包括姿势性侧凸和器质性侧凸。姿势性侧凸特点是改变体位可使侧凸得以纠正，常见于儿童期坐立姿势不端正、椎间盘脱出症、脊髓灰质炎后遗症等；器质性侧凸特点是改变体位不能使侧凸纠正，常见于佝偻病、慢性胸膜肥厚及粘连、肩部或胸廓的畸形等。

知识链接

脊柱出现生理弯曲的奥秘

小儿出生时脊柱是直的，3个月左右抬头动作的发育使颈椎出现前凸，6个月后会坐时出现胸椎后凸，1岁左右开始行走时出现腰椎前凸。这些弯曲的出现使身体能保持平衡，开始时弯曲是有弹性的，至6~7岁时脊柱这几个生理弯曲逐渐被韧带固定。

（二）脊柱活动度

脊柱的运动主要在颈椎段和腰椎段。评估脊柱活动度时应让评估对象做前屈、后伸、左右侧弯及左右旋转动作。正常颈椎在直立时前屈、后伸各30°~45°，左右侧弯各45°，左右旋转各60°~80°；腰椎前屈90°，后伸30°，左右侧弯各20°~30°，左右旋转各30°。

脊柱各段活动度受限常见于相应脊柱节段肌肉、韧带劳损，脊椎增生性关节炎，结核或肿瘤所致脊椎骨质破坏，脊椎外伤所致骨折或关节脱位。

（三）脊柱压痛与叩击痛

1. 压痛　评估对象取端坐位，身体稍向前倾，评估者用右手拇指自上而下逐个按压脊椎棘突，观察有无压痛（图6-42）。

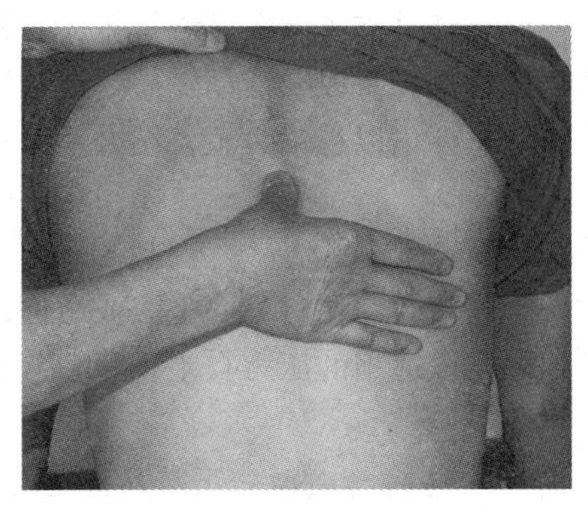

图6-42　脊柱压痛检查法

2. 叩击痛　评估时以叩诊锤或手指直接叩击各脊柱棘突，为直接叩诊法；或以左手掌置于评估对象头顶，右手半握拳以小鱼际肌部叩击左手背，观察脊柱有无疼痛，为间接叩诊法。叩击痛阳性见于脊椎结核、骨折及椎间盘脱出症等（图6-43）。

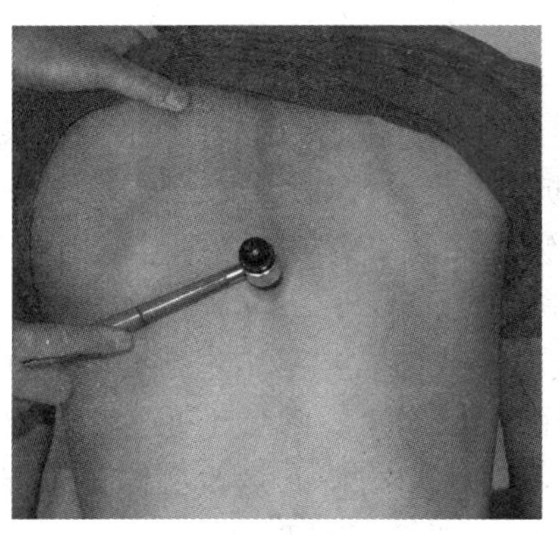

直接检查

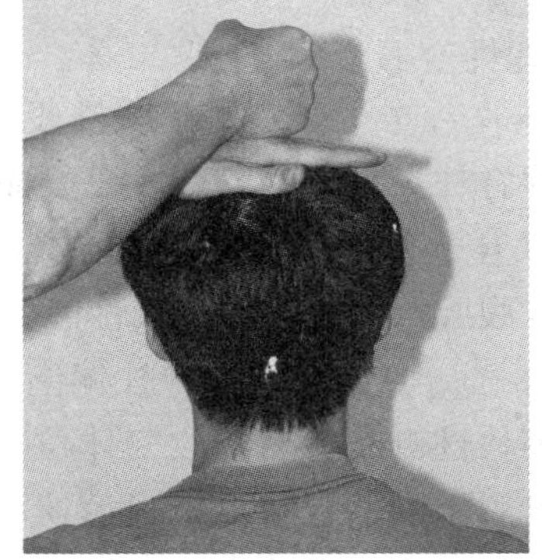

间接检查

图6-43　脊柱叩击痛检查法

知识链接

脊柱健康小贴士

1. 保持良好姿势。卧位、坐位或站位时，注意保持良好的姿势以减轻对脊柱组织的压迫，减轻对脊柱的损伤和促进脊柱的健康。

2. 给予定期休息，避免长期保持同一姿势。长期坐立或者站立时，注意定期休息，活动小腿和腰部。定期运动可以避免脊柱过度紧张和损伤。

3. 不宜负荷过重。可能的条件下，应该依赖纠正姿势和减少生理活动以减轻腰肌的疲劳和紧张。

二、四肢评估

四肢评估多以视诊和触诊为主，主要观察其形态、活动度或运动情况。正常人四肢左右对称，形态正常，无肿胀及压痛，活动不受限。

（一）形态异常

1. 匙状甲（spoon nails） 又称反甲（koilonychia），其特点为指甲中央凹陷，边缘翘起，变薄，表面粗糙有条纹。多见于缺铁性贫血（图6－44）。

2. 杵状指（achropachy） 手指或足趾末端指节明显增宽、增厚，呈杵状膨大，指（趾）甲从根部到末端呈弧形隆起。常见于支气管肺癌、支气管扩张、肺脓肿、发绀型先天性心脏病、溃疡性结肠炎等。其发生与肢端缺氧、代谢障碍及中毒性损害有关（图6－45）。

3. 肢端肥大（acral growth） 成人腺垂体功能亢进，生长激素分泌增多所致骨末端及其韧带等软组织增生与肥大，使肢体末端较正常明显粗大，表现为手指、足趾粗而短，手、足背厚而宽，称为肢端肥大。见于肢端肥大症与巨人症。

4. 指关节变形（knuckle deformity） ①梭形关节：指关节呈梭形畸形，活动受限，重者手指及腕部向尺侧偏移，多为双侧性，见于类风湿关节炎（图6－46）。②爪形手（claw hand）：掌指关节常过伸，指间关节屈曲，骨间肌和大小鱼际肌萎缩，手呈鸟爪样，见于尺神经损伤、进行性肌萎缩、脊髓空洞症或麻风病。

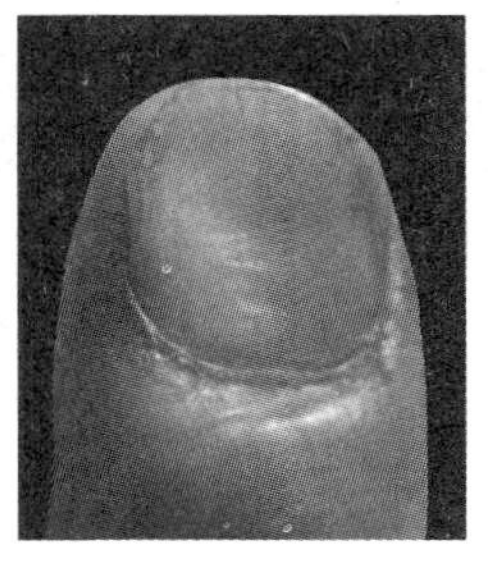

图6－44 匙状甲

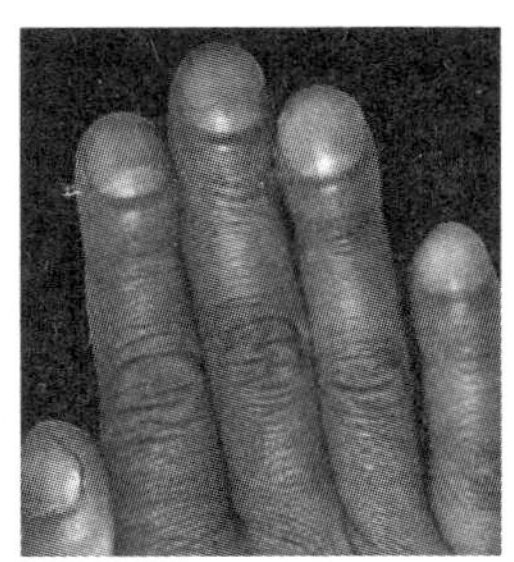

图6－45 杵状指

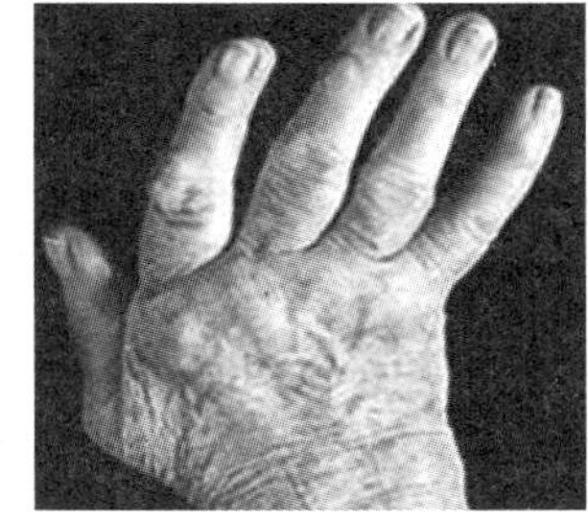

图6－46 梭形关节

5. 膝关节变形（knee－joint deformity） 膝关节红、肿、热、痛及运动障碍，多为炎症所致。关节腔内积液时，触诊有浮动感，称浮髌现象（floating patella phenomenon）。浮髌现象的评估方法为：评估对象平卧，患肢放松；评估者左手拇指与其余手指分别固定在肿胀关节上方两侧，右手拇指和其余手指分别固定于下方两侧，使关节腔内积液不能流动；然后用右手示指将髌骨向后方连续按压数次。如压下时有髌骨与关节面碰触感，放开时有髌骨随手浮起感，为浮髌试验阳性。浮髌试验阳性是膝关节腔积液的重要体征（图6－47）。

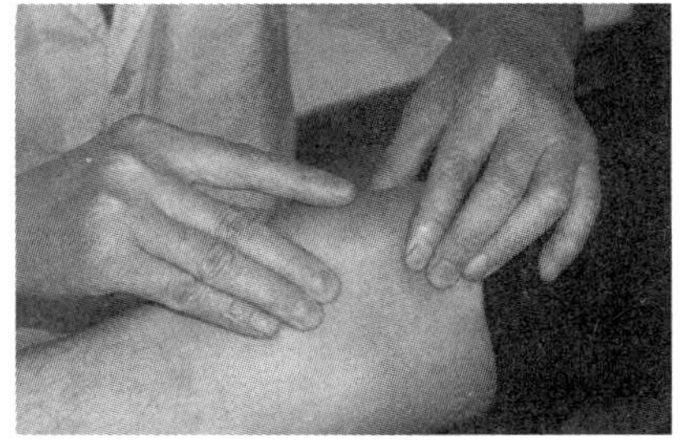

图6－47 浮髌试验

6. 膝内、外翻（genu varus，genu valgus） 正常人两足并拢时，双膝和双踝可靠拢。如双踝并拢时双膝分离呈“O”形，称膝内翻（图6－48）；如双膝靠拢时，双踝分离呈“X”形，称膝外翻（图6－49）。见于佝偻病和大骨节病。

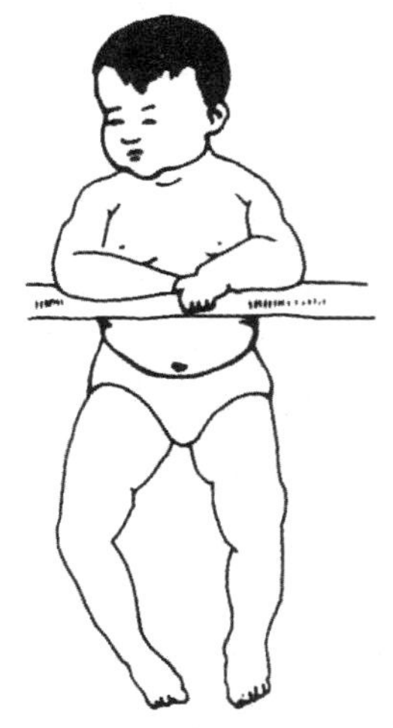
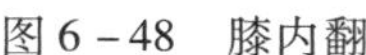

图6－48 膝内翻

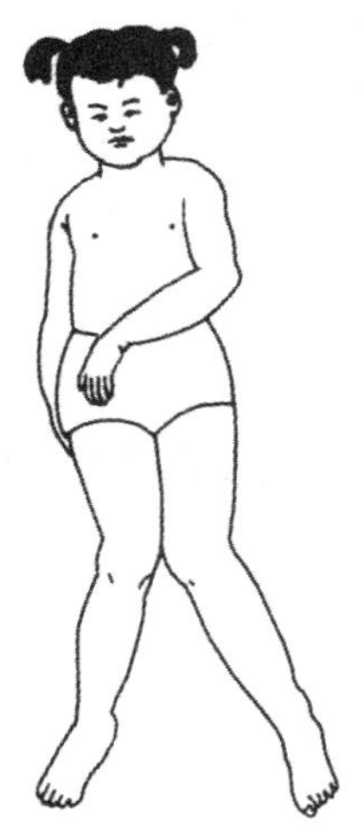

图6－49 膝外翻

7. 足内、外翻（pes varus，pes valgus） 正常人足做内、外翻动作时皆可达35°，复原时足掌、足跟可着地。足内、外翻畸形者足呈固定内翻、内收位或外翻、外展位，见于脊髓灰质炎后遗症和先天性畸形（图6－50）。

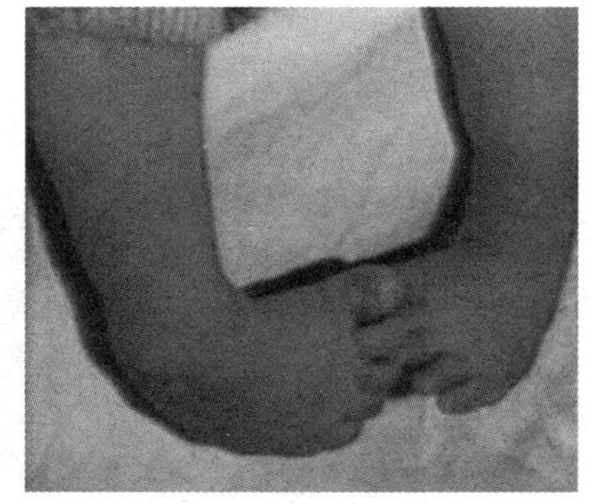

图6－50 足内翻

8. 肌肉萎缩（muscle atrophy） 为中枢或周围神经病变、肌炎或肢体废用所致的部分或全部肌肉组织体积缩小、松弛无力，常见于脊髓灰质炎后遗症、偏瘫、周围神经损伤、外伤性截瘫、多发性神经炎等。

9. 下肢静脉曲张（varicose veins of lower extremity） 表现为小腿静脉呈蚯蚓状弯曲、怒张，重者感腿部肿胀、局部皮肤颜色暗紫或有色素沉着，可形成经久不愈的溃疡，见于栓塞性静脉炎或从事站立性工作者。

10. 水肿 可呈单侧或双侧肢体水肿，指压凹陷或无凹陷，由局部或全身因素所致。

（二）运动障碍

1. 评估方法 嘱评估对象做主动或被动运动，观察其关节的活动幅度、有无活动受限或疼痛。当关节活动不能达到各自的活动幅度时，为关节运动障碍。

2. 临床意义 关节或神经、肌肉病变均可引起运动功能障碍。疼痛，肌肉痉挛或挛缩，关节囊及其周围组织炎症、肥厚及粘连，关节腔积液，骨或软骨增生可致关节运动异常；神经、肌肉病变可致不同程度的随意运动障碍。

第九节　神经反射评估

反射（reflex）为神经活动的基本形式，是对刺激的非自主反应。反射是通过反射弧完成的。反射弧由感受器、传入神经、中枢、传出神经和效应器组成，反射活动受高级中枢控制。反射弧本身或高级中枢病变，均可导致反射异常，表现为反射亢进、减弱或消失。

神经反射包括生理反射、病理反射和脑膜刺激征。评估时应转移评估对象注意力，促使肢体放松，并注意两侧对比。

一、生理反射

（一）浅反射

刺激皮肤或黏膜引起的肌肉收缩反应称为浅反射（superficial reflex）。浅反射包括角膜反射、腹壁反射、提睾反射、跖反射等。

1. 角膜反射（corneal reflex）　评估对象向内上方注视，评估者用棉签纤维由角膜外缘向内轻触其角膜。正常时可见眼睑迅速闭合。角膜反射完全消失见于深昏迷病人。

2. 腹壁反射（abdominal reflex）　评估对象仰卧位，下肢稍屈以使腹壁放松，然后用竹签按上、中、下三个部位轻划腹壁皮肤。正常人于受刺激部位可见腹壁肌肉收缩。上部反射消失见于胸髓 7～8 节病损，中部反射消失见于胸髓 9～10 节病损，下部反射消失见于胸髓 11～12 节病损。双侧上、中、下三部反射均消失见于昏迷或急腹症病人。一侧腹壁反射消失见于同侧锥体束病损（图 6－51）。

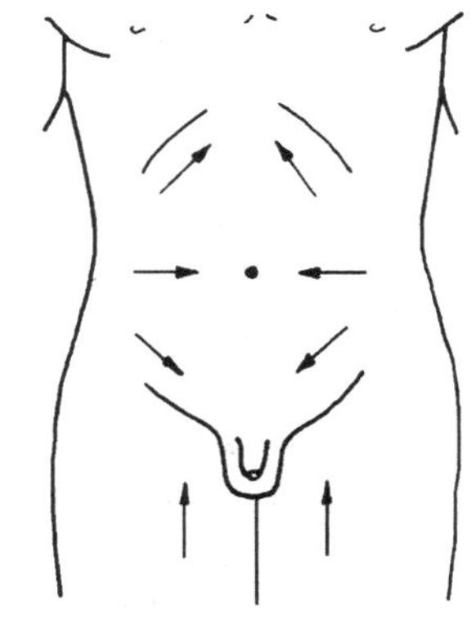

图 6－51　腹壁反射、提睾反射示意图

3. 提睾反射（cremasteric reflex）　用竹签由上向下轻划股内侧上方皮肤，可引起同侧提睾肌收缩，使睾丸上提。双侧反射消失见于腰髓 1～2 节病损。一侧反射减弱或消失见于锥体束损害、老年人或腹股沟疝、阴囊水肿、精索静脉曲张、睾丸炎、附睾炎等。

4. 跖反射（plantar reflex）　评估对象仰卧，髋及膝关节伸直，评估者手持其踝部，用竹签由后向前划足底外侧，至小趾掌关节处再转向拇趾侧。正常表现为足跖屈，即 Babinski 征阴性。

（二）深反射

刺激骨膜、肌腱引起的反应称为深反射（deep reflex）。

1. 肱二头肌反射（biceps reflex）　评估者以左手扶托评估对象屈曲的肘部，将拇指置于肱二头肌肌腱上，然后用叩诊锤叩击拇指。正常反应为肱二头肌收缩，前臂快速屈曲。反射中枢为颈髓5~6节（图6-52）。

2. 肱三头肌反射（triceps jerk reflex） 评估者用左手扶托评估对象肘部，嘱其肘部屈曲，然后以叩诊锤直接叩击鹰嘴上方的肱三头肌肌腱，反应为肱三头肌收缩，前臂稍伸展。反射中枢为颈髓7~8节（图6-53）。

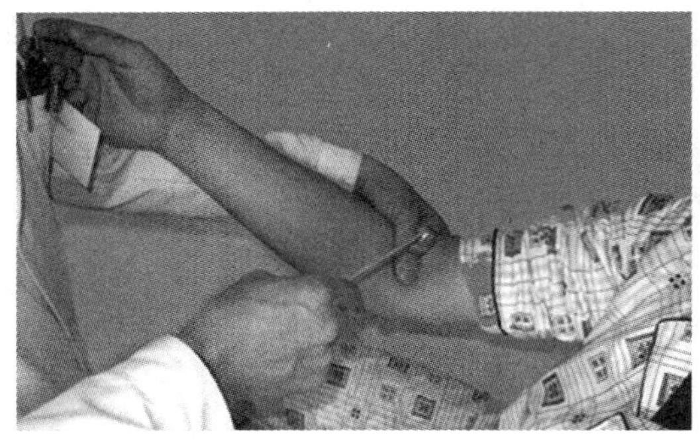

图6-52 肱二头肌反射检查方法

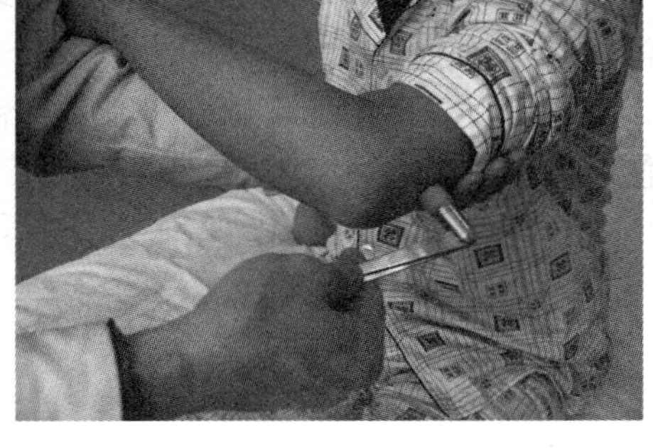

图6-53 肱三头肌反射检查法

3. 膝反射（knee jerk reflex） 坐位检查时，小腿完全松弛，自然下垂。卧位时，评估者用左手在腘窝处托起两下肢，使髋、膝关节稍屈，然后用右手持叩诊锤叩击髌骨下方的股四头肌肌腱。正常反应为小腿伸展。反射中枢为腰髓2~4节（图6-54）。

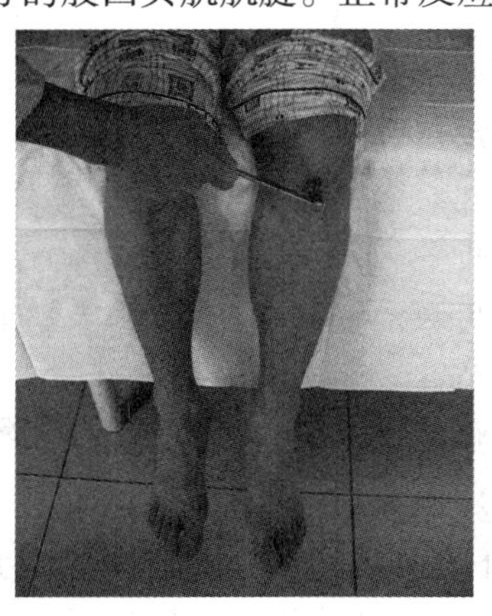

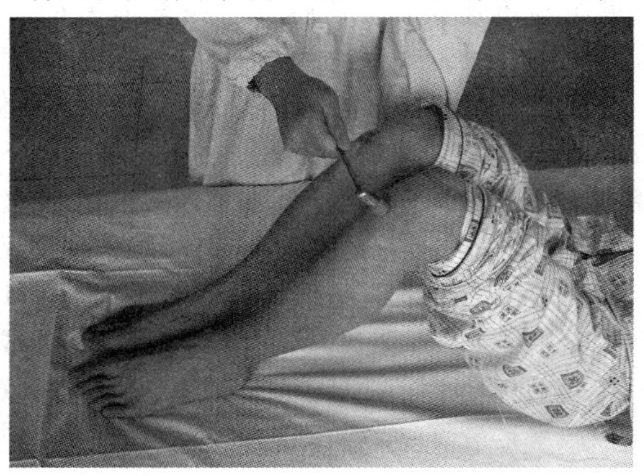

图6-54 膝反射检查法

4. 跟腱反射（achilles tendon reflex） 评估对象仰卧，髋及膝关节稍屈曲，下肢取外旋外展位，评估者用左手托其足掌，使足呈过伸位，然后以叩诊锤叩击跟腱。正常反应为腓肠肌收缩，足向跖面屈曲。如卧位不能测出时，可嘱评估对象跪于椅面上，双足自然下垂，然后轻叩跟腱，反应同前。反射中枢为骶髓1~2节（图6-55）。

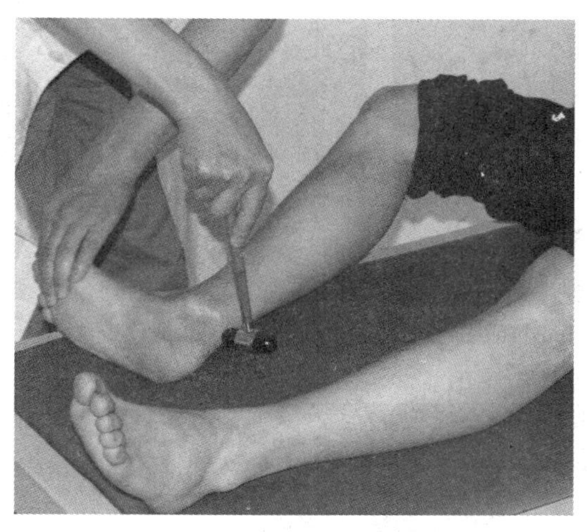
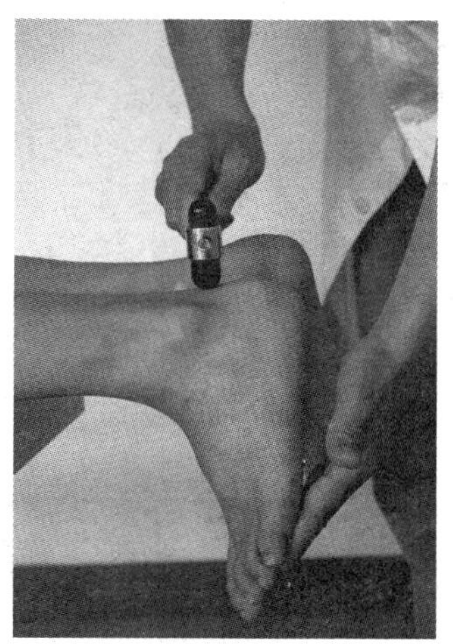

图 6-55　跟腱反射检查法

知识链接

深反射程度分级

(-)：反射消失。

(+)：反射存在，但无相应的关节活动，为反射减弱，可为正常或病理状况。

(++)：肌肉收缩并导致关节活动，为正常反射。

(+++)：反射增强，可为正常或病理状况。

(++++)：反射亢进并伴有非持续性的阵挛。

(+++++)：反射明显亢进并伴有持续性的阵挛。

二、病理反射

病理反射（pathologic reflex）是指锥体束病损时，失去了对脑干和脊髓的抑制功能而出现的踝和趾背伸的异常反射。1 岁半以内的婴幼儿由于锥体束尚未发育完善，可出现上述反射，不属异常（图 6-56）。

1. Babinski 征　评估方法同跖反射。阳性反应为拇趾缓缓背伸，其余四趾呈扇形展开。

2. Chaddock 征　评估时嘱评估对象仰卧位，两下肢伸直，评估者持钝竹签由足跟向小趾划足背外侧缘，至小趾跖关节再转向拇趾侧。阳性反应同 Babinski 征（图 6-56）。

3. Oppenheim 征　评估者用拇指及示指沿评估对象胫骨前缘用力由上向下滑压。阳性反应同 Babinski 征。

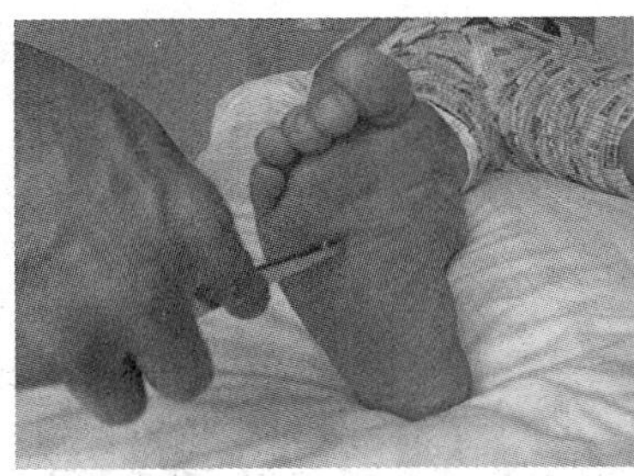
Babinski征阴性

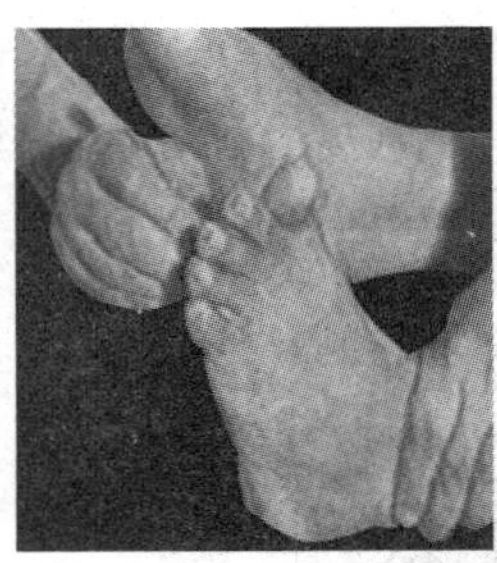
Babinski征阳性

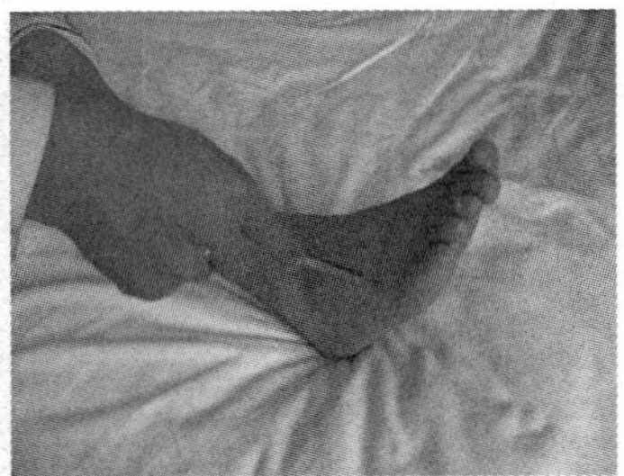
Chaddock征检查法

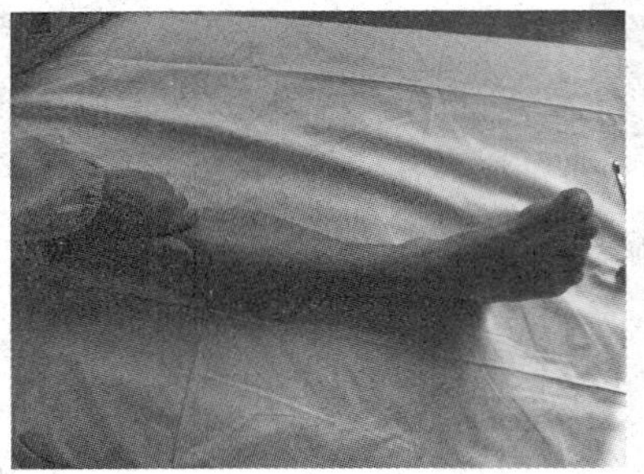
Oppenheim征检查法

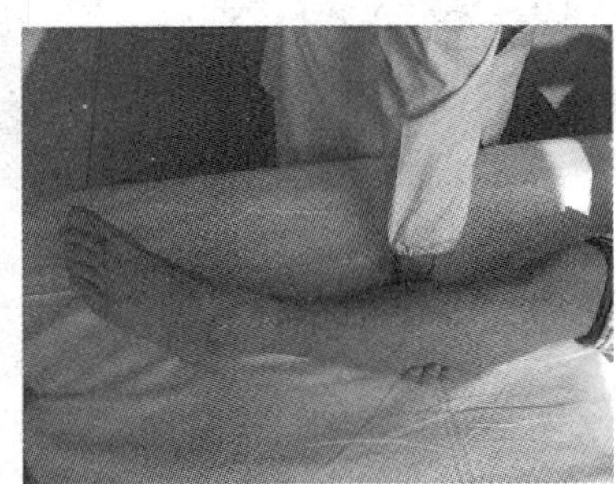
Gordon征检查法

图6－56 病理反射检查法

4. Gordon 征 评估者用一定力量挤压评估对象的腓肠肌。阳性反应同 Babinski 征。

三、脑膜刺激征

脑膜刺激征（menigeal irritation sign）为脑膜受激惹的表现，见于脑膜炎、蛛网膜下腔出血、颅压增高等。

1. 颈强直（cervical rigidity） 评估对象仰卧，以手托扶其枕部做被动屈颈动作，以测试颈肌抵抗力。颈强直表现为被动屈颈时阻力增强。在除外颈椎或颈部肌肉局部病变后即可认为有脑膜刺激征。

2. Kernig 征 评估对象仰卧，下肢伸直，先将一侧髋关节屈成直角，膝关节也在近乎直角状态。评估者手抬高其小腿，正常人膝关节可伸达135°以上。阳性表现为伸膝受限并伴有疼痛与屈肌痉挛（图6－57）。

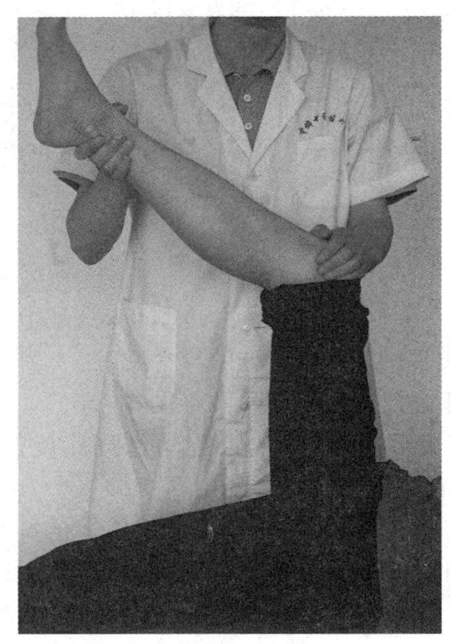
图6－57 Kernig 征检查法

3. Brudzinski 征 评估对象仰卧，下肢自然伸直，评估者一手托其枕部，一手置于其胸前，然后使其头部前屈。阳性表现为两侧膝关节和髋关节屈曲（图6－58）。

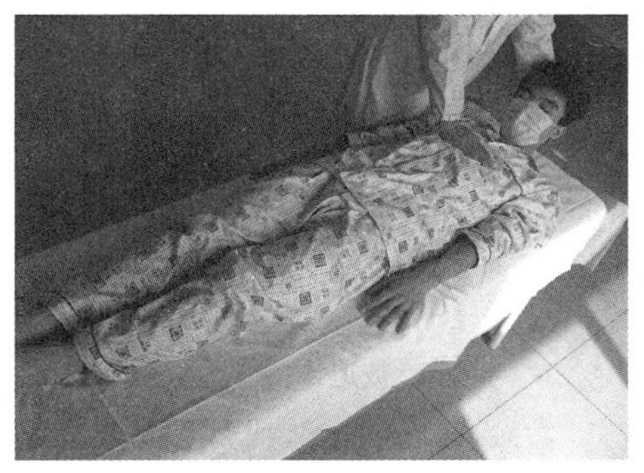

阴性

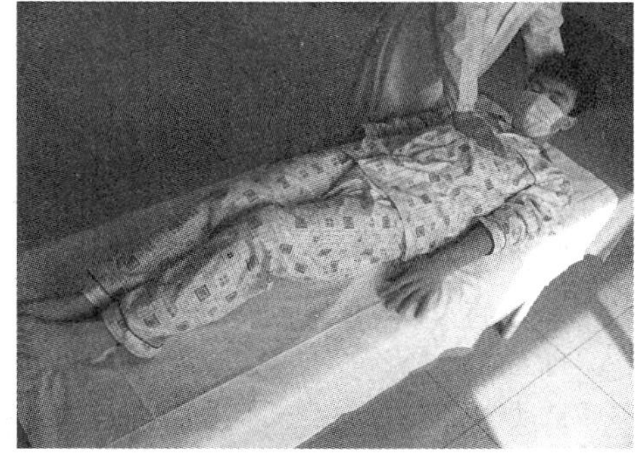

阳性

图6－58 Brudzinski征检查法

同步训练

1. 鼓音可在以下哪个部位叩出：

A. 正常肺部　　B. 胃泡区　　C. 心、肝被肺覆盖部分

D. 腹部　　E. 阻塞性肺气肿

2. 一个神志不清的病人，其呼出气有烂苹果味，最可能的原因是：

A. 大量饮酒　　B. 幽门梗阻　　C. 肝昏迷

D. 糖尿病酮症酸中毒　　E. 尿毒症

3. 呼吸中带有刺激性蒜味的现象见于：

A. 支气管扩张　　B. 肺脓肿　　C. 尿毒症

D. 酮症酸中毒　　E. 有机磷农药中毒

4. 病人痰液有恶臭味，为何种细菌感染：

A. 病毒　　B. 绿脓杆菌　　C. 厌氧菌

D. 霉菌　　E. 化脓菌

5. 气管向健侧移位见于：

A. 胸膜粘连　　B. 肺不张　　C. 肺萎缩

D. 肺纤维化　　E. 胸腔积液

6. 起步后小步急速趋行，身体前倾，有难以止步之势见于：

A. 脑性瘫痪　　B. 震颤麻痹　　C. 脊髓痨

D. 腓总神经麻痹　　E. 佝偻病

7. 用手试病人某部位的温度，以评估者的（　　）为宜

A. 手掌　　B. 手背　　C. 指腹

D. 手心　　E. 掌指关节掌面

8. 小儿佝偻病常出现：

A. 巨颅　　B. 尖颅　　C. 方颅

D. 长颅　　E. 小颅

9. 二尖瓣面容的特点是：

A. 面部毛细血管扩张　B. 两颊部紫红，口唇轻度发绀

C. 两颊部紫红色斑　D. 两颊部蝶形红斑

E. 午后两颊潮红

10. 测量脉搏首选动脉是：

A. 足背动脉　B. 桡动脉　C. 肱动脉

D. 股动脉　E. 颞动脉

11. 昏迷病人的体位属于：

A. 自主体位　B. 强迫体位　C. 被迫体位

D. 被动体位　E. 自动体位

12. 不属于压疮易发部位的是：

A. 仰卧位—髂前上棘　B. 半坐卧位—骶尾部

C. 俯卧位—膝部　D. 侧卧位—踝部

E. 头高足低位—足跟

13. 某病人大腿皮肤有许多紫色片状出血，直径为15mm，较平坦，评估时称：

A. 淤点　B. 紫癜　C. 淤斑

D. 血肿　E. 蜘蛛痣

14. 代谢性酸中毒病人的呼吸表现为：

A. 抑制性呼吸　B. 深大而规则　C. 潮式呼吸

D. 间停呼吸　E. 浅快不规则呼吸

15. 下列因素除哪项外，可使血压值升高：

A. 激动　B. 睡眠不佳　C. 寒冷环境

D. 高热环境　E. 精神紧张

16. 双侧瞳孔缩小见于：

A. 一氧化碳中毒　B. 有机磷农药中毒　C. 低血糖昏迷

D. 脑疝　E. 阿托品中毒

17. 以兴奋性增高为主的高级神经中枢急性失调状态称为：

A. 中度昏迷　B. 重度昏迷　C. 谵妄

D. 意识模糊　E. 嗜睡

18. 病人男性，60岁，连续3天测血压为140/95mmHg。此病人属于：

A. 正常血压　B. 正常高限　C. 高血压

D. 收缩压正常、舒张压升高　E. 收缩压升高，舒张压正常

19. 皮疹与出血点的主要鉴别在于：

A. 出现或消退时间　B. 形态大小　C. 压之是否褪色

D. 颜色深浅　E. 出现部位

20. 病人女性，75岁，因脑血栓导致左侧偏瘫。住院3日后，护士发现其右侧骶尾部有约2cm×2.5cm大小发红处，并伴有肿、热、痛，护士判断病人局部的状况是压疮的：

A. 淤血红肿期　B. 炎性浸润期　C. 浅表溃疡期

D. 坏死溃疡期　E. 深度溃疡期

21. 病人女性，70岁，患尿毒症，护士查房时发现病人表情淡漠，反应迟钝，此种表现是：

A. 意识模糊　B. 深昏迷　C. 浅昏迷

D. 嗜睡　　E. 谵妄

22. 乳癌淋巴转移的最早和最常见部位是：

A. 胸骨旁淋巴结　　B. 腋窝淋巴结　　C. 锁骨上淋巴结

D. 锁骨下淋巴结　　E. 颈部淋巴结

23. 浊音可在以下哪个部位叩出：

A. 正常肺部　　B. 胃泡区　　C. 心、肝被肺覆盖部分

D. 心、肝　　E. 阻塞性肺气肿

24. 李某，男，44 岁，车祸后 1 小时入院。其呼吸呈由浅慢逐渐加深加快，又由深快逐渐变为浅慢，继之暂停 30 秒再度出现前述状态，该病人的呼吸是：

A. 鼾声呼吸　　B. 叹息样呼吸　　C. 呼吸困难

D. 间停呼吸　　E. 潮式呼吸

25. 气管移向患侧见于：

A. 气胸　　B. 胸腔积液　　C. 单侧甲状腺肿大

D. 胸膜粘连　　E. 纵隔肿瘤

26. 正常成年男性右锁骨中线第 3 肋间的叩诊音是：

A. 清音　　B. 实音　　C. 浊音

D. 鼓音　　E. 过清音

27. 心脏位置正常，二尖瓣听诊区应位于：

A. 胸骨左缘第 2 肋间处　　B. 胸骨左缘第 3 ~4 肋间处

C. 胸骨右缘第 2 肋间处　　D. 左锁骨中线内侧第 5 肋间处

E. 胸骨体下端近剑突稍偏左处

28. 肺部闻及呼气延长的哨笛音称为：

A. 鼾音　　B. 大水泡音　　C. 小水泡音

D. 哮鸣音　　E. 肺泡呼吸音

29. 计算肋间隙顺序时，找到胸骨角，对应：

A. 第 1 肋骨　　B. 第 2 肋骨　　C. 第 3 肋骨

D. 第 4 肋骨　　E. 锁骨

30. 支气管肺泡呼吸音的特点为：

A. 像哨笛样的声音　　B. 呼气和吸气时间大致相等

C. 像水泡似的声音　　D. 呼气时间小于吸气时间

E. 呼气时间大于吸气时间

31. 二尖瓣关闭不全的最主要体征是：

A. 第一心音减弱　　B. 心尖区全收缩期吹风样杂音

C. 可闻及第三心音　　D. 肺动脉瓣区第二心音分裂

E. 肺动脉瓣区第二心音亢进

32. 二尖瓣狭窄最具特征性的体征是：

A. 心尖部可扪及震颤　　B. 二尖瓣面容　　C. 心尖区 S_1 亢进

D. 心尖区可闻及局限的隆隆样舒张期杂音　　E. P_2 亢进并分裂

33. 体检某病人，心率 94 次/分，吸气时心率增快，呼气时心率减慢，心尖部有舒张期杂音，心底部第二心音亢进。反映有病理变化的特征是：

A. 心率　　B. 心律　　C. 呼吸

D. 杂音　　E. 第二心音

34. 仰卧位时，前腹壁大致位于肋缘至耻骨联合同一平面，称为：

A. 腹部低平　　B. 腹部平坦　　C. 腹部饱满

D. 腹部膨隆　　E. 腹部凹陷

35. 仰卧位时腹部呈蛙腹状见于：

A. 巨大腹部肿块　　B. 妊娠晚期　　C. 大量腹腔积液

D. 胃肠胀气　　E. 卵巢囊肿

36. 腹壁曲张静脉的血流方向以脐为中心向四周放射，见于：

A. 门静脉高压　　B. 下腔静脉阻塞　　C. 上腔静脉阻塞

D. 门静脉和下腔静脉阻塞　　E. 上、下腔静脉阻塞

37. 触诊腹部揉面感常见于：

A. 化脓性腹膜炎　　B. 急性弥漫性腹膜炎　　C. 急性胆囊炎

D. 结核性腹膜炎　　E. 急性阑尾炎

38. 腹部触诊出现反跳痛表示炎症已：

A. 累及壁腹膜　　B. 波及大网膜　　C. 累及脏腹膜

D. 波及邻近脏器　　E. 并发穿孔

39. 可叩出移动性浊音，表明腹腔内游离液体至少在：

A. 600ml　　B. 800ml　　C. 1000ml

D. 1200ml　　E. 1500ml

40. 匙状甲常见于：

A. 慢性肺脓肿　　B. 支气管肺癌　　C. 支气管扩张

D. 肝硬化　　E. 缺铁性贫血

41. 梭形关节见于：

A. 进行性肌萎缩　　B. 尺神经损伤　　C. 风湿性关节炎

D. 类风湿关节炎　　E. 脊髓空洞症

42. 用一定力量挤压腓肠肌，可见拇趾缓缓背伸，其余四趾呈扇形展开，此阳性反应为：

A. Chaddock 征　　B. Kerning 格征　　C. Oppenheim 征

D. Babinski 征　　E. Gordon 征

第七章　实验室检查

学习目标

1. 掌握血液检查、尿液检查、粪便检查和肝肾功能检查的标本采集方法。
2. 掌握血液常规检查、血电解质、血糖检查的参考值与临床意义。
3. 掌握尿液、粪便一般性状内容与临床意义。
4. 熟悉粪便隐血试验标本采集与临床意义。
5. 了解尿液及粪便显微镜检查内容与临床意义。
6. 了解浆膜腔穿刺、脑脊液检查内容与临床意义。

实验室检查是通过多学科实验技术，对人体的血液、体液、排泄物、分泌物等标本进行检测，以获得病原体及脏器功能状态等方面的资料，对协助疾病诊断、制定护理方案、观察病情变化、判断疗效及预后等有重要意义。因实验室检查结果受到多种因素的影响，比如仪器灵敏度、技术误差、检测方法及机体反应等，实验室检查结果只能作为诊断疾病的辅助依据，必须结合其他临床资料，全面综合分析。

第一节　血液检查

血液循环于一个密闭的管道系统中，与组织、细胞发生着直接或间接的联系。血液的改变会影响各个器官、全身组织、细胞的代谢和功能；全身各系统病变亦会导致血液成分发生改变。因此，血液检查不但能筛检血液系统的疾病，也可为其他系统的病变提供诊断依据。

一、标本采集注意事项

（一）采血部位

1. 毛细血管采血　成人常在指端、婴幼儿在拇指或足跟，选择无炎症、水肿等病变的皮肤完整处，深度适当，忌用力挤压。

2. 静脉采血　需血量多时采用。成人多在肘部静脉、腕部静脉或手背静脉，婴幼儿在颈部外静脉采血。抽血时避免产生大量气泡，抽血后应先拔出针头，严禁从静脉输液管中采取血液标本。

（二）采血时间

无固定采血时间。可空腹采血，也可急诊采血，根据评估对象病情决定。

（三）标本采集后处理

1. 抗凝剂　采血后应立即将血液标本注入含适当抗凝剂的试管中，并充分混匀。
2. 及时送检　因血液离体后仍可产生一些变化，可不同程度影响检查结果。

知识链接

血液标本分类和应用

血标本分为全血、血浆和血清等。全血由血细胞和血浆组成，主要用于临床血液学检查，全血标本的化学物质易受血细胞量增减的影响，已较少应用于临床化学检查；血浆为全血除去血细胞的部分，用于生理性和病理性化学成分的测定，适合临床生化检查，特别是内分泌激素测定，也适合血栓与止血的检查；血清是离体后的血液自然凝固后析出的液体成分，更适合于多数临床化学和临床免疫学检查。

二、血液常规检查

随着血液学分析仪器的发展及广泛应用，血液常规检查项目增多，包括红细胞计数（red blood cell count，RBC）、血红蛋白测定（hemoglobin test，Hb）、白细胞计数（white blood cell count，WBC）及白细胞分类计数（white blood cell differential count）、血小板计数等。是临床应用最广泛的检查项目之一。

（一）红细胞计数和血红蛋白测定

【参考值】

成年男性：红细胞计数（4～5.5）$\times 10^{12}$/L；血红蛋白 120～160g/L。
成年女性：红细胞计数（3.5～5）$\times 10^{12}$/L；血红蛋白 110～150g/L。
新生儿：红细胞计数（6～7）$\times 10^{12}$/L；血红蛋白 170～200g/L。

【临床意义】

1. 红细胞及血红蛋白减少

（1）生理性　见于婴幼儿、15 岁以前儿童、部分老年人、妊娠中晚期等。

（2）病理性　见于各种原因引起的贫血：①造血物质缺乏所引起的缺铁性贫血和巨幼红细胞性贫血。②红细胞丢失过多所引起的失血性贫血。③红细胞破坏增多所引起的溶血性贫血。④骨髓功能衰竭所引起的再生障碍性贫血等。

2. 红细胞及血红蛋白增多

（1）相对性　见于血液浓缩，如剧烈呕吐、腹泻、大面积烧伤、糖尿病酮症酸中毒等。

（2）绝对性　见于长期缺氧致红细胞代偿性增多：①生理性：见于新生儿、高山居民、剧烈运动等。②病理性：见于原发性增多（真性红细胞增多症）、代偿性红细胞增多症（先天性心脏病、严重肺心病）。

3. 贫血分级　根据血红蛋白减少的程度，将贫血分为4级：

轻度贫血：男 Hb < 120g/L；女 Hb < 110g/L。

中度贫血：Hb < 90g/L。

重度贫血：Hb < 60g/L。

极度贫血：Hb < 30g/L。

（二）白细胞计数及白细胞分类计数

循环血液中的白细胞包括中性粒细胞、嗜酸性粒细胞、嗜碱性粒细胞、单核细胞和淋巴细胞。白细胞计数是测定血液中各种白细胞的总数，而分类计数是经涂片后求得各种类型白细胞的百分数。各种类型细胞的绝对值为白细胞总数分类计数的百分数。分析白细胞变化的意义时，必须计算出各种类型白细胞的绝对值才有诊断参考价值。

【参考值】

1. 白细胞计数　成人（4～10）×10^9/L；新生儿（15～20）×10^9/L；6个月～2岁（11～12）×10^9/L。

2. 白细胞分类计数　见表7－1：

表7－1　白细胞分类计数

细胞类型	百分数（%）	绝对值（10^9/L）
中性粒细胞（neutrophil，N）		
杆状核（st）	0～5	0.04～0.05
分叶核（sg）	50～70	2～7
嗜酸性粒细胞（eosinophil，E）	0.5～5	0.05～0.5
嗜碱性粒细胞（basophil，B）	0～1	0～0.1
淋巴细胞（lymphocyte，L）	20～40	0.8～4
单核细胞（monocyte，M）	3～80	12～0.8

【临床意义】

由于外周血中白细胞的组成主要以中性粒细胞为主，多数情况下白细胞总数的增多与减少受中性粒细胞的影响较大，故其增多与减少与中性粒细胞的增多与减少有相同的意义（详见中性粒细胞的临床意义）。

1. 中性粒细胞

（1）中性粒细胞增多

1）生理性增多：见于新生儿、妊娠、分娩、高温、严寒、饱餐、剧烈运动等。

2）病理性增多：①急性感染：为引起中性粒细胞增多的最主要原因，尤其是急性化脓性球菌感染。②严重的组织损伤及大量血细胞破坏：如严重外伤、大手术、大面积烧伤、急性心肌梗死及严重血管内溶血等。③急性大出血：在急性大出血后1～2小时内明显增高，特别是内出血时表现尤为显著，可作为内出血早期诊断的重要指标。④急性中毒：如糖尿病酮症酸中毒，急性铅、汞中毒及安眠药中毒等。⑤白血病、骨髓增生性疾病及恶性肿瘤：如急、慢性白血病，骨髓纤维化，以及胃癌、肝癌等非造血系统恶性肿瘤。

（2）中性粒细胞减少　中性粒细胞绝对值低于$1.5\times10^9/L$称粒细胞减少症；中性粒细胞绝对值低于$0.5\times10^9/L$称粒细胞缺乏症。引起中性粒细胞减少的原因如下：

1）感染：见于伤寒、副伤寒杆菌等革兰阴性杆菌感染；流感、病毒性肝炎、水痘、风疹等病毒感染性疾病，以及疟疾或黑热病等某些原虫感染。

2）血液系统疾病：见于再生障碍性贫血、非白血性白血病等。

3）理化损伤：物理因素如放射线损伤，化学物质如苯、铅、汞中毒等，以及某些药物如氯霉素、磺胺类药、抗肿瘤药、抗甲状腺药和免疫抑制剂的使用等。

4）单核－巨噬细胞系统功能亢进：见于各种原因引起的脾功能亢进、淋巴瘤等。

5）自身免疫性疾病：见于系统性红斑狼疮、类风湿关节炎等。

（3）中性粒细胞的核象变化　中性粒细胞的核象是指中性粒细胞核的分叶状况，可反映粒细胞的成熟程度。正常人周围血液的中性粒细胞以2～3叶的分叶核居多，可见少量杆状核。

1）核左移：周围血中不分叶核粒细胞（包括杆状核粒细胞及幼稚阶段的粒细胞）的百分率>5%时，称为核左移。常见于感染，特别是急性化脓性感染，也可见于急性失血、急性中毒、急性溶血反应及白血病等。

2）核右移：周围血中若中性粒细胞核出现5叶或更多分叶，其百分率>3%者，称为核右移，主要见于造血功能衰退。

2. 嗜酸性粒细胞　①增多见于变态反应性疾病，如支气管哮喘、食物或药物过敏、荨麻疹等；寄生虫病，如钩虫病、蛔虫病等；皮肤病，如湿疹、牛皮癣、银屑病等；其他如嗜酸性粒细胞白血病、脾切除术后等。②减少见于伤寒、副伤寒、长期使用肾上腺糖皮质激素等。

3. 嗜碱性粒细胞　增多见于慢性粒细胞白血病（特别在慢粒急变时，是与急性白血病鉴别的重要指标）、嗜碱性粒细胞白血病、某些转移癌及骨髓纤维化；其减少无临床意义。

4. 淋巴细胞　增多见于部分病毒和杆菌感染（如病毒性肝炎、流行性腮腺炎等），淋巴细胞白血病，急性传染病恢复期；减少见于长期接触放射线、传染病急性期等。

5. 单核细胞　增多见于活动性肺结核、单核细胞白血病、粒细胞缺乏症恢复期等；

减少无临床意义。

（三）血小板计数

血小板由骨髓中成熟巨核细胞胞质脱落后，形成的圆盘状无核细胞，它的主要功能是止血、促凝血作用。血小板接触带负电荷的表面如玻璃、胶原等物质后被激活而发生黏附、聚集和变形。因此，在进行血小板计数检查时，采血要迅速，并立即用血小板稀释液或抗凝剂抗凝。血小板检验包括血小板计数、形态和功能检查。以下主要介绍血小板计数。

【参考值】

成人（100～300）$\times 10^9$/L。

【临床意义】

1. 血小板减少　血小板计数 $<100\times 10^9$/L 称为血小板减少：①血小板生成障碍：如再生障碍性贫血、急性白血病、放射线损伤、骨髓纤维化等。②血小板破坏或消耗增多：如特发性血小板减少性紫癜、免疫性血小板减少症、输血后血小板减少症、脾功能亢进、弥散性血管内凝血等。③血小板分布异常：如脾肿大、血液被稀释等。

2. 血小板增多　血小板 $>400\times 10^9$/L 称血小板增多，血小板增多可增加血液的黏滞性，使血液处在血栓前状态，此时应采取必要的防栓措施。血小板增多常见于慢性粒细胞白血病早期、溶血性贫血、脾切除术后、特发性血小板增多症、真性红细胞增多症、急性出血等疾病。

三、血液的其他检查

（一）网织红细胞测定

网织红细胞（reticulocyte，Ret）是晚幼红细胞脱核后到完全成熟的红细胞之间的过渡型细胞。临床上常通过测定网织红细胞的绝对值和百分比来了解骨髓造血功能的活跃程度。

【参考值】

百分数：成人0.5%～1.5%；新生儿3%～7%。

绝对值：（24～84）$\times 10^9$/L。

【临床意义】

网织红细胞计数是反映骨髓造血功能的敏感指标，对贫血的诊断、鉴别诊断及疗效观察等具有重要意义。

1. 评价骨髓造血功能

（1）网织红细胞增多　提示骨髓红细胞系增生旺盛，常见于溶血性贫血、急性失血性贫血等。

（2）网织红细胞减少　提示骨髓造血功能低下，常见于再生障碍性贫血、骨髓病性贫血等。

2. 观察贫血治疗效果　缺铁性贫血或巨幼红细胞性贫血治疗有效时，可见网织红细胞增高，为判断贫血疗效的指标。

（二）红细胞沉降率测定

红细胞沉降率（erythrocyte sedimentation rate，ESR），简称血沉，是指红细胞在一定条件下沉降的速率。

【参考值】

Westergren 法：成人男性 0～15mm/1h 末；女性 0～20mm/1h 末。

【临床意义】

血沉的改变缺乏特异性，故不能单独根据血沉的变化来诊断疾病，但对某些疾病的疗效观察和鉴别诊断有一定的参考价值。

1. 血沉增快

（1）生理性增快　见于 12 岁以下的儿童、60 岁以上的老年人、妇女月经期、妊娠 3 个月以上等。

（2）病理性增快

1）炎症性疾病：感染是引起血沉增快的最常见原因。急性细菌性炎症发生后 2～3 天即可出现血沉增快。慢性炎症，如结核病、风湿热等，于活动期血沉增快，病情好转时血沉减慢，非活动期血沉可正常。

2）组织损伤及坏死：较大的组织损伤或手术创伤，或脏器梗死后所致组织坏死，均可引起血沉增快。急性心肌梗死时血沉增快，心绞痛则无改变，故血沉可作为二者鉴别的参考。

3）恶性肿瘤：恶性肿瘤血沉多增快，治疗有效时血沉趋于正常，转移或复发时又增快，而良性肿瘤血沉多正常。

4）血浆球蛋白增高性疾病：如慢性肾炎、肝硬化、多发性骨髓瘤、系统性红斑狼疮等。

5）其他：如贫血、动脉粥样硬化、糖尿病、肾病综合征等。

2. 血沉减慢　临床意义较小。

（三）凝血时间测定

凝血时间（clotting time，CT）是指血液离体后至完全凝固所需的时间。凝血时间长短与各凝血因子的含量和功能有关，反映内源性凝血系统的功能状态。

【参考值】

普通试管法：4～12 分钟；硅化试管法：15～32 分钟。

【临床意义】

1. 凝血时间延长　见于血友病、严重的肝脏损害、应用肝素、口服抗凝药物等。

2. 凝血时间缩短　见于血液高凝状态、血栓性疾病。

（四）血浆凝血酶原时间测定

血浆凝血酶原时间（prothrombin time，PT）是指在被检血浆中加入组织凝血活酶和钙离子后，测定血浆凝固所需的时间，为反映外源性凝血系统的筛选试验。

【参考值】

1. 凝血酶原时间　通常成人 11 ~13 秒，测定值超过正常对照值 3 秒以上为异常。

2. 凝血酶原时间比值（prothrombin time ratio，PTR）　即被检者凝血酶原时间（秒）与正常人凝血酶原时间的比值，参考范围 0. 85 ~1. 15。

3. 国际正常化比值（international normalized ratio，INR）　即 PTR^{ISI}，参考范围 1 ±0. 1。国际敏感性指数（international sensitivity index，ISI）越接近 1，组织凝血活酶的敏感度越高。

【临床意义】

1. 凝血酶原时间延长　①先天性凝血因子Ⅰ、Ⅱ、Ⅴ、Ⅶ、Ⅹ缺乏。②继发性凝血因子缺乏，如严重肝病、维生素 K 缺乏、纤溶亢进、弥散性血管内凝血（DIC）、使用抗凝药物等。

2. 凝血酶原时间缩短　见于血液高凝状态，如 DIC 早期、脑血栓形成、心肌梗死等。

3. 口服抗凝药监测　在应用口服抗凝剂的过程中需进行实验室检测以防出血，PT 及 PTR 为临床上的首选指标。使 PT 维持在正常对照值的 1. 5 ~2 倍；PTR 维持在 1. 5 ~2，INR 维持在 2 ~3。

（五）活化部分凝血活酶时间测定

活化部分凝血活酶时间（activated partial thromboplastin time，APTT）测定是受检血浆中加入接触因子激活剂、部分磷脂和钙离子后，观察血浆凝固所需时间，反映内源性凝血系统是否有异常。

【参考值】

31 ~43 秒，较正常对照值延长 10 秒以上为异常。

【临床意义】

1. APTT 延长　见于血友病、严重肝脏疾病、应用抗凝剂（如肝素）、先天性凝血因子缺乏等。

2. APTT 缩短　见于高凝状态，如妊娠高血压、心肌梗死、DIC 早期。

第二节　尿液检查

尿液（urine）检查是临床常用的实验室检查之一，尿液检查的结果不仅可以为泌尿系统疾病提供诊断、治疗、护理、药物的影响等资料，还可以为其他系统疾病的评估提供参考依据。

一、标本采集注意事项

1. 集尿液标本的容器，必须干燥、清洁，具有较大口径以便于收集。

2. 门诊病人的常规检验可留随机新鲜尿50~100ml送检，住院病人最好收集首次空腹晨尿。留取的新鲜尿液应及时送检，以避免某些化学成分或有形成分被破坏，如葡萄糖分解、红细胞溶解、管型破坏等，可影响尿液检验结果。

3. 留取尿液标本时，应避免粪便、其他分泌物等混入，影响检查结果。成年女性留尿液时，应避开月经期，防止阴道分泌物混入，以留取中段尿送检为宜。

4. 细菌培养时，收集标本应严格无菌操作，可用1∶1000新洁尔灭浸泡过的棉球擦洗外阴部，再进行尿道口消毒，用无菌带塞试管留取中段尿，禁用防腐剂。

5. 如需做尿糖、尿蛋白、17-羟皮质类固醇、尿17-酮皮质类固醇等定量检查时，为准确测定其含量，需留24小时全部尿液，并加入适宜的防腐剂（如甲苯约2ml置入100ml尿中、甲醛1~2ml置入24小时尿中等），以保存某些化学成分，同时应做到准时留尿。

知识链接

标本采集原则

留取标本的基本原则是保持离体标本采集质和量的完整性。任何离体标本，要尽可能保持体内当时生理或病理的固有状态，使标本的有形成分和无形成分的质和量基本不变。保持标本新鲜，是保持标本完整性的主要方法。衡量标本是否新鲜的简单尺度，是从标本采集到检验所允许的时限。因此，标本越及时送检、越早完成检验，检验结果就越可靠。

二、尿液一般检查

尿液一般检查包括尿量、颜色、气味、透明度、酸碱反应、相对密度等。

（一）尿量

【参考值】

正常成人24小时尿量为1000~2000ml。

【临床意义】

24小时尿量少于400ml或每小时尿量持续少于17ml称少尿；24小时尿量少于100ml称无尿；24小时尿量多于2500ml称多尿。尿量的多少与当日饮水量及其他途径排出的体液量有关。

1. 少尿或无尿 ①肾前性：如各种原因所致休克、严重脱水等。②肾性：如急性肾小球肾炎、慢性肾衰竭等。③肾后性：如肿瘤、结石等所致的尿路梗阻。

2. 多尿 生理性多尿见于饮水过多、输液过多、应用利尿剂等。病理性多尿见于糖尿病、慢性肾炎、尿崩症等。

(二) 颜色

【参考值】

正常新鲜尿液多呈淡黄色，其颜色改变易受尿量、食物、药物等因素的影响。

【临床意义】

1. 血尿 尿液内含有一定量的红细胞时，称血尿。出血量不多时，尿液呈淡红色、洗肉水样；出血量多时，呈红色，可混有血凝块。尿液中含血量超过1ml/L时，可出现淡红色，称肉眼血尿。如尿外观无变化，离心沉淀后，镜检时红细胞数 >3 个/HP，称镜下血尿。血尿的出现提示泌尿系统有出血，常见于急性肾炎、肾结石、肾肿瘤、出血性疾病等。

2. 血红蛋白尿 尿液呈酱油色或浓茶色，系血管内溶血所致。镜检无红细胞，但隐血试验呈阳性。常见于阵发性睡眠性血红蛋白尿、急性溶血性贫血、血型不合的输血反应等。

3. 胆红素尿 尿液呈深黄色，振荡后有黄色泡沫，系尿液中含有大量的胆红素所致。常见于肝细胞性黄疸、阻塞性黄疸等。

4. 乳糜尿 尿液呈乳白色，系尿内含有大量脂肪微粒所致。见于丝虫病、肾周围淋巴管阻塞等。

5. 脓尿及菌尿 尿液呈不同程度的黄白色混浊或含脓丝状悬浮物，系尿内含有大量白细胞或细菌等炎性渗出物所致，离心沉淀后镜检可见大量脓细胞。常见于肾盂肾炎、膀胱炎、前列腺炎等。

(三) 透明度

【参考值】

新鲜尿清澈透明，放置一段时间后呈微浊。

【临床意义】

如新鲜尿混浊，可见于下列情况：

1. 生理性变化 见于尿液中含有尿酸盐、磷酸盐或碳酸盐。若尿液中含有尿酸盐，加热或加碱后混浊消失。尿液中含磷酸盐或碳酸盐，加酸后混浊消失。

2. 病理性变化 见于脓尿及菌尿，因尿中含有大量脓细胞或细菌而呈云雾状混浊。加热、加酸、加碱后其混浊加重，见于泌尿系感染。

(四) 酸碱反应

【参考值】

正常尿液呈弱酸性或中性，pH 值 6 ~ 7，久置后呈弱碱性。尿液酸碱性可受食物、药物、疾病的影响。

【临床意义】

1. 尿 pH 值降低　见于酸中毒、糖尿病、痛风、肾炎、白血病、服用大量酸性药物等。

2. 尿 pH 值升高　见于碱中毒、严重呕吐、膀胱炎、服用大量碱性药物等。

（五）相对密度

尿相对密度又称尿比重（specific gravity urine，SGU），可反映肾小管的浓缩和稀释功能。

【参考值】

正常人尿相对密度在 1.015～1.025 之间，受饮水、排汗影响较大。除糖尿病外，尿相对密度一般与尿量成反比。

【临床意义】

1. 相对密度增高　见于高热、脱水、急性肾炎、糖尿病等。

2. 相对密度降低　见于急性肾功能衰竭多尿期、尿崩症、慢性肾炎等。

三、尿液显微镜检查

尿液显微镜检查是通过显微镜对新鲜尿液标本中的有形成分，如细胞、管型和结晶进行观察，对泌尿系统疾病的诊断、鉴别诊断、预后判断等具有重要意义。

（一）细胞（图 7－1）

【参考值】

正常尿液中可有少量扁平上皮细胞和移行上皮细胞，无肾小管上皮细胞。

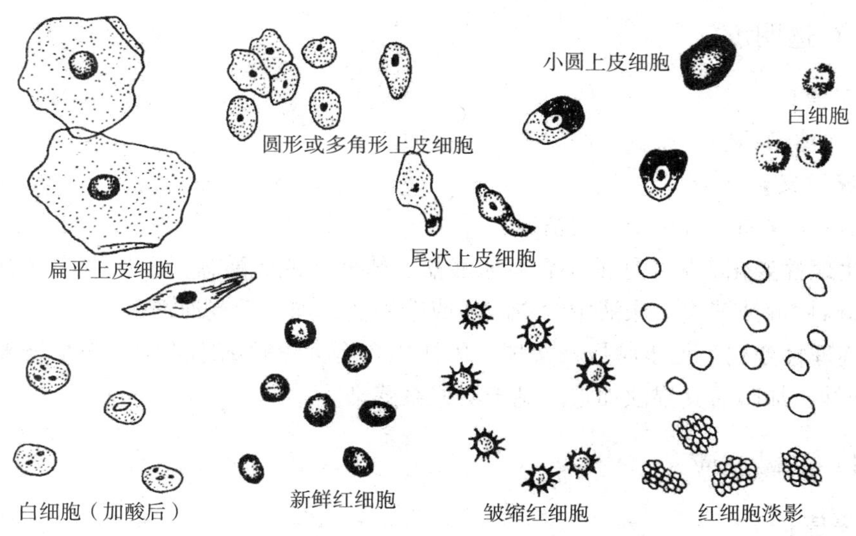

图 7－1　尿液常见细胞

1. 红细胞

（1）直接镜检法 0～偶见/HP。

（2）离心镜检法 0～3个/HP。

2. 白细胞

（1）直接镜检法 男性0～1个/HP，女性0～2个/HP。

（2）离心镜检法 男性0～3个/HP，女性0～5个/HP。

【临床意义】

1. 上皮细胞 扁平上皮细胞增多常见于下尿路感染。来自于肾盂、输尿管、膀胱、近膀胱段尿道的移行上皮细胞增多，则表明该部位发生炎症。如出现肾小管上皮细胞则提示肾实质损害，见于急、慢性肾小球肾炎，肾移植后排异反应期。

2. 红细胞 尿中红细胞增多意义同血尿。

3. 白细胞 增多主要见于泌尿系炎症，如肾盂肾炎、膀胱炎、尿道炎、前列腺炎等。

（二）管型

管型是蛋白质、细胞及其破碎产物在肾小管内凝固而形成的圆柱状体。管型可有多种类型（图7－2）。

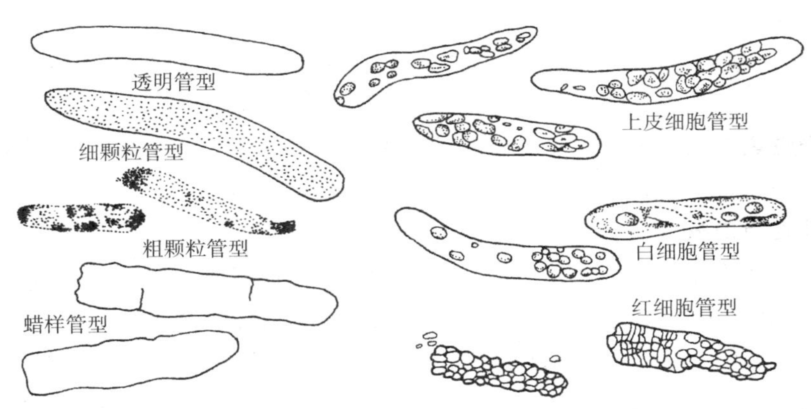

图7－2 尿液常见的管型

【参考值】

正常尿中无管型或偶见透明管型。

【临床意义】

1. 细胞管型 为含有各种细胞成分的管型，按细胞种类可分为上皮细胞管型、红细胞管型、白细胞管型。其临床意义与尿液中细胞增多的意义一致。

2. 透明管型 为无色半透明，是各种管型形成的基础。经常或大量出现提示肾小球毛细血管膜有损伤，见于急、慢性肾炎，肾淤血，肾动脉硬化，长期发热等。肾炎晚期可出现异常粗大的透明管型。

3. 颗粒管型 为肾上皮细胞的变性产物，由变性蛋白颗粒、脂肪小体、类脂质颗粒组成。颗粒管型的出现提示肾小管有严重损害，见于急性肾小球肾炎、慢性肾炎、肾盂肾炎、慢性铅中毒等。

4. 脂肪管型 为上皮细胞脂肪变性产物，管型内含有大量脂肪滴，见于 Epstein 综合征、慢性肾炎晚期，常提示预后不良。

5. 蜡样管型 是透明管型在肾小管内久留而形成，形同受热变形的蜡烛。它的出现提示肾小管有严重的变性坏死，多见于重症肾小球肾炎、慢性肾炎晚期、肾功能不全及肾淀粉样变，常提示预后不良。

（三）结晶

尿中的结晶多来自食物或盐糖代谢，一般无临床意义。

四、化学免疫检查

（一）尿蛋白质检查

常用的检查方法有定性试验和定量试验。

【参考值】

正常尿内蛋白质含量极微，定性试验：阴性；定量试验：20～80mg/24h。

【临床意义】

尿蛋白定性试验呈阳性，或尿蛋白含量达 150mg/24h，或尿蛋白 >100mg/L 时，称蛋白尿。

1. 生理性蛋白尿 尿蛋白定性一般不超过（+），定量 <0.5g/L，见于劳累、精神紧张、寒冷、长期站立、妊娠等。

2. 病理性蛋白尿

（1）肾小球性蛋白尿 因肾小球受炎症、毒素等损害而致肾小球毛细血管壁通透性增加，滤出较多的血浆蛋白，超过了肾小管的重吸收能力而形成的蛋白尿称为肾小球性蛋白尿。常见于急性肾小球肾炎、慢性肾小球肾炎、肾病综合征、系统性红斑狼疮继发肾损害等。

（2）肾小管性蛋白尿 因炎症或中毒致近曲小管对低分子蛋白质的重吸收功能减退，出现以低分子蛋白质为主的蛋白尿，称肾小管性蛋白尿。常见于肾盂肾炎、间质性肾炎、肾小管性酸中毒、重金属中毒、应用庆大霉素、肾移植术后等。

（3）混合性蛋白尿 肾脏病变同时累及肾小球及肾小管时，产生的蛋白尿称混合性蛋白尿。常见于肾小球肾炎或肾盂肾炎晚期等。

（4）溢出性蛋白尿 血液循环中出现大量低分子蛋白质（如血浆肌红蛋白），超过肾小管重吸收的极限而致的蛋白尿，称溢出性蛋白尿。见于大面积心肌梗死、骨骼肌严重创伤、多发性骨髓瘤等。

（二）尿糖检查

【参考值】

正常尿糖含量甚微，定性试验：阴性；定量试验：0.56～5mmol/24h。

【临床意义】

尿糖定性试验呈阳性，或定量增高，称为糖尿。

1. 暂时性糖尿

（1）生理性糖尿　见于精神紧张、大量摄入糖、妊娠等。

（2）应急性糖尿　见于如颅脑外伤、脑出血、急性心肌梗死等。

（3）药物性糖尿　见于应用糖皮质激素、大剂量阿司匹林、咖啡因、茶碱等。

2. 持续性糖尿

（1）血糖增高性糖尿　见于糖尿病、甲状腺功能亢进症、嗜铬细胞瘤、肝功能不全、胰腺炎、胰腺癌等。

（2）血糖正常性糖尿　见于慢性肾炎、肾病综合征、家族性糖尿等。

知识链接

非葡萄糖性糖尿

当乳糖、半乳糖、果糖、戊糖等非葡萄糖摄入过多或代谢紊乱时，可出现相应的糖尿，即为非葡萄糖性糖尿。常见的有哺乳期妇女的乳糖尿、大量进食水果后的果糖尿、戊糖尿等。

五、尿液的其他检查

（一）尿酮体检查

尿酮体包括丙酮、乙酰乙酸及β-羟丁酸，是体内脂肪代谢的中间产物。尿酮体检查一般是指对24小时尿液中酮体含量的测定。

【参考值】

正常人尿酮体检查为阴性。

【临床意义】

尿酮体检查阳性见于糖尿病酮症酸中毒、严重呕吐、中毒性休克、发热、饥饿等。

（二）尿胆红素与尿胆原

【参考值】

正常人尿胆红素定性：阴性；尿胆原定性：阴性或弱阳性反应。

【临床意义】

尿胆红素阳性见于肝细胞性黄疸、胆汁淤积性黄疸，尿胆原增高见于肝细胞性黄疸、溶血性黄疸。

（三）尿淀粉酶测定

淀粉酶主要由胰腺分泌，进入十二指肠参与消化过程。当胰腺出现炎症或胰液排出受阻时，淀粉酶逆流入血，经血液循环而随尿排出，出现尿淀粉酶增加。

【参考值】

正常人尿淀粉酶 <1000U/L（Somogyi 法）。

【临床意义】

尿淀粉酶增高见于急性胰腺炎、胰腺癌、胆石症、胆总管阻塞等。

第三节 粪便检查

粪便（stool）主要是由食物残渣、消化道分泌物、细菌、无机盐及水等组成。粪便检查是临床最常用的检查项目之一，其检查的主要目的在于：①了解消化道有无炎症、出血、寄生虫感染、恶性肿瘤等。②了解消化状况，借以粗略判断胃肠、肝胆、胰腺的功能状况。③检查粪便中有无致病菌等。

一、标本采集注意事项

1. 收集标本的容器应干燥、清洁，不可混有尿液、消毒剂、防腐剂等其他成分。如做细菌检查容器应无菌、有盖。

2. 标本应采集自然排出的新鲜粪便，并于 1 小时内送验。无粪便而必须检查时，可用肛门指诊采取，不可用服泻药及灌肠后的标本。

3. 一般检查留少许粪便（拇指头大小）即可，如做集卵或孵化毛蚴时应收集一次排出的全部大便。

4. 采取标本时应用竹签挑取带黏液、脓血部分。

5. 做隐血检查时，应于采集标本前 3 天禁食肉类、肝及含动物血食物，禁服维生素 C 及铁剂。

6. 检查溶组织阿米巴滋养体或细菌培养时，标本不仅要新鲜，冬季还应注意保温。

二、一般性状检查

包括颜色与性状、量、气味、寄生虫体等。

【参考值】

正常成人排便每日一次，量约 100～300g。正常粪便为黄褐色成形软便，其颜色变化可因服药、摄食不同而异。有臭味，是粪便中的蛋白分解产物（如吲哚及粪臭素）所致。粪便中无寄生虫虫体。

【临床意义】

（一）颜色与性状

1. 球形硬便　见于便秘。

2. 细条状、扁平状便　见于直肠癌、直肠肛门狭窄等。

3. 粥样或稀水样便　见于各种感染（如急性肠炎）和非感染（如服导泻药）原因引起的腹泻。大量黄绿色的稀汁样便并含有膜状物，见于假膜性肠炎。

4. 黏液脓血便　见于细菌性痢疾、阿米巴性痢疾、溃疡性结肠炎、结肠癌、直肠癌等。

5. 鲜血便　见于痔疮、肛裂、直肠息肉、结肠癌等下消化道出血疾病。

6. 柏油样便　见于上消化道出血，当出血量达到50～70ml时，可出现柏油样便。

7. 米泔样便　呈淘米水样，量多，内含黏液片块，见于霍乱。

8. 胶冻状便　肠易激综合征病人常于腹部绞痛后排出胶冻状、膜状或纽带状物，慢性菌痢病人也可排出类似的粪便。

9. 绿色稀便或乳凝块状稀便　常见于小儿消化不良。

10. 白陶土样便　常见于胆道梗阻。

（二）量

胃肠、胰腺发生炎症、功能紊乱及消化不良时，粪便常增多。

（三）气味

与饮食结构有关。食肉者味重，食素者味轻。直肠癌继发感染时常有恶臭。阿米巴痢疾病人粪便有鱼腥臭味。

（四）寄生虫体

可见于蛔虫、蛲虫及绦虫等感染。粪便中如存在较大的肠道寄生虫虫体或其片段时，肉眼即可分辨。

三、显微镜检查

包括食物残渣、细胞、寄生虫和虫卵、结晶等检查。

【参考值】

正常粪便中的食物残渣为无定型的细小颗粒，无红细胞，无或偶见白细胞，可有少量扁平上皮细胞，无寄生虫和虫卵，有少量草酸钙、磷酸盐、碳酸钙等结晶。

【临床意义】

（一）食物残渣

淀粉颗粒、脂肪小滴、植物细胞及肌纤维等大量出现，常提示消化不良或胰腺外分泌功能不全。

（二）细胞

1. **红细胞** 增多见于下消化道出血、炎症（如痢疾、溃疡性结肠炎）及肠道肿瘤（如结肠癌、直肠癌）等。

2. **白细胞** 大量出现见于溃疡性结肠炎、细菌性痢疾等。

3. **上皮细胞** 大量出现常见于慢性结肠炎等。

4. **巨噬细胞** 见于急性细菌性痢疾、溃疡性结肠炎等。

（三）寄生虫和虫卵

常见的寄生虫卵有蛔虫卵、鞭虫卵、蛲虫卵、钩虫卵、绦虫卵、姜片虫卵、血吸虫卵等。粪便中找到寄生虫卵是诊断寄生虫感染的最直接、最可靠的依据。

（四）结晶

1. **夏科－莱登（Charcot－Leyden）结晶** 常与嗜酸性粒细胞同时出现，见于阿米巴痢疾、过敏性结肠炎、钩虫病等。

2. **菱形结晶** 见于胃肠道出血性疾病。

四、化学免疫检查

（一）粪便隐血试验（fecal occult blood test，FOBT）

肉眼及显微镜检查均不能发现的胃肠出血称隐血。临床上隐血试验的方法有化学检查法和免疫学方法。近年来多采用免疫学方法，因其特异性高，并不受动物血红蛋白影响，不需控制饮食。

【参考值】

正常人为阴性。

【临床意义】

根据出血程度可表现为弱阳性（±）、阳性（+～++）、强阳性（+++～++++）3种。

粪便隐血试验阳性主要见于上消化道出血。消化性溃疡时阳性率为40%～70%，胃癌阳性率达95%，且多呈持续阳性。故粪便隐血检查常用于消化道恶性肿瘤诊断的筛选试验。此外，血液病及中毒性疾病也可呈阳性或弱阳性反应。

（二）胆色素检查

粪胆色素检查包括粪胆红素、粪胆原、粪胆素检查。

【参考值】

粪胆红素定性：阴性。

粪胆原、粪胆素定性：阳性。

【临床意义】

1. **粪胆红素** 阳性见于成人腹泻或婴儿粪便。

2. **粪胆原** 定性或定量检查对于黄疸类型的鉴别具有一定价值。溶血性黄疸时，粪胆原含量明显增加；胆汁淤积性黄疸时，粪胆原含量明显减少；肝细胞性黄疸时，视肝内梗阻情况，粪胆原可增加，也可减少。

3. **粪胆素** 减少或消失见于胆管结石、肿瘤等导致的胆道梗阻。完全梗阻时呈阴性，不完全梗阻时呈弱阳性。

第四节 肾功能检查

肾的主要功能是排泄废物，调节体内水、电解质和酸碱平衡。此外，还具有内分泌功能，如合成和分泌促红细胞生成素、肾素、前列腺素等。肾脏具有很强的储备和代偿能力，早期肾脏病变一般很难通过肾功能检查发现。因此，肾功能检查的目的主要是通过对各项指标的动态观察，判断肾脏疾病的严重程度、疗效及预后。肾功能检查包括肾小球功能检查和肾小管功能检查。

一、标本采集注意事项

1. 检查前连续 3 天低蛋白饮食（每日摄入蛋白质少于 40g），并禁食肉类（无肌酐饮食），避免剧烈运动。

2. 检查当日收集 24 小时尿液（容器内加入甲苯 3 ~ 5ml 防腐），采取静脉抗凝血 2 ~ 3ml 同时送检。

3. 尿浓缩 - 稀释试验时尿标本采集：病人正常饮食，每餐含水量 500 ~ 600ml，不再另饮水。晨 8 时排空膀胱，于 10 时、12 时、下午 2 时、4 时、6 时、8 时各收集一次尿液，分装待检，另将晚 8 时至次晨 8 时的尿收集于一个容器内，将上述 7 次尿标本一起送检。

4. 尿渗量测定标本采集：晚餐后禁饮 8 小时，次晨空腹收集尿液，并采取静脉血，肝素抗凝后一并送检。

二、肾小球功能检查

（一）内生肌酐清除率

肌酐是肌酸的代谢产物。血液中肌酐的生成有外源性和内生性两种途径，外源性肌酐主要来自肉类食物的摄入，内生性肌酐主要来自肌肉的分解。在严格控制饮食并保持肌肉活动相对稳定时，外源性肌酐被排除，血浆肌酐的生成量和尿的排出量较恒定，其含量变化主要受内生性肌酐的影响。肾在单位时间将若干毫升血浆中的内生肌酐全部清除出去，称内生肌酐清除率（endogenous creatinine clearance rate，Ccr）。

【参考值】

成人 80～120ml/min。

【临床意义】

1. 反映肾功能有无损害　成人 Ccr<80ml/min 应视为肾小球滤过功能下降。急性肾小球肾炎病人首先出现 Ccr 下降，并随病情好转而回升。慢性肾小球损害，Ccr 呈进行性下降。

2. 判断肾功能受损程度　Ccr 70～51ml/min 为轻度损害；Ccr 50～30ml/min 为中度损害；Ccr<30ml/min 为重度损害。临床上常用 Ccr 代替肾小球滤过率（GRF）作为肾功能分期的依据。

3. 指导临床治疗与护理　当 Ccr<30～40ml/min 时，应限制蛋白质摄入；当 Ccr≤30ml/min 时，噻嗪类利尿剂治疗常无效；当 Ccr≤10ml/min 时，应进行人工透析治疗。

4. 作为肾移植术的疗效观察指标　如肾移植手术成功，Ccr 将逐渐回升，反之 Ccr 不回升。若发生急性排异反应，Ccr 可再度下降。

（二）血肌酐（Scr）测定

血中的肌酐主要由内源性（机体肌肉代谢）和外源性（肉食）两类组成。主要由肾小球滤过排出，不被肾小管吸收。因此，外源性肌酐摄入稳定的情况下，血中的肌酐浓度取决于肾小球的滤过能力，当肾实质损害，肾小球滤过率降低，血肌酐就会升高。

【参考值】

1. 全血肌酐　88.4～176.8μmol/L。

2. 血清或血浆　男：53～106μmol/L；女：44～97μmol/L。

【临床意义】

血肌酐升高见于：

1. 肾实质性损害　由于肾储备力及代偿能力很强，肾小球受损早期或损害较轻时，血中浓度可正常，故不能反映肾早期受损的程度。血肌酐升高是反映肾实质损害的中、晚期指标。

2. 鉴别肾源性与非肾源性少尿　肾源性少尿时，血肌酐常超过 200μmol/L；非肾源性少尿，如心力衰竭、脱水等，肾血流量减少，血肌酐上升一般不超过 200μmol/L。

3. 同时测定血肌酐和尿素氮对诊断具有帮助　若血肌酐与尿素氮均升高，则说明肾损害明显；若只尿素氮升高，血肌酐正常，则可能是肾外因素所致。

（三）血清尿素氮（BUN）测定

血清尿素氮主要由肾小球滤过随尿排出，当肾实质损害，肾小球滤过率降低，则血中尿素氮浓度增加，故对血清中尿素氮的测定，可了解肾小球的滤过功能。

【参考值】

成人：3.2～7.1mmol/L；儿童：1.8～6.5mmol/L。

【临床意义】

血中尿素氮增高见于：

1. 肾脏疾病　如慢性肾炎、肾动脉硬化、肾盂肾炎、肾结核或肾肿瘤的晚期。

2. 肾前或肾后因素引起的尿量显著减少或无尿　如脱水、尿路结石、循环功能衰竭等。

3. 体内蛋白质分解过多　如上消化道大出血、高热、大面积烧伤、甲状腺功能亢进症等。

三、肾小管功能检查

肾小管除具有强大的重吸收功能外，还具有选择性分泌与排泄的能力。肾小管功能的检查包括尿浓缩－稀释试验、尿渗量测定、酚红排泄试验等。

（一）尿浓缩－稀释试验

在日常或特定的饮食条件下，观察病人的尿量及尿相对密度的变化，借此判断肾浓缩与稀释功能的方法，称为尿浓缩－稀释试验。

【参考值】

1. 尿量　正常成人24小时尿量约为1000～2000ml；日尿量＞夜尿量，日、夜尿量之比为（3～4）：1；12小时夜尿量＜750ml。

2. 尿相对密度　最高尿相对密度＞1.020；尿最高与最低相对密度之差＞0.009。

【临床意义】

1. 早期肾功能不全　夜尿量＞750ml，夜尿量＞日尿量。

2. 肾浓缩功能不全　最高尿相对密度＜1.020，最高与最低相对密度之差＜0.009。

3. 肾稀释功能不全　日尿相对密度恒定在1.018以上，常见于急性肾小球肾炎、出汗过多等。

（二）尿渗量测定

尿渗量是指尿内全部溶质的微粒总数。尿相对密度和尿渗量都能反映尿中溶质的含量，但尿相对密度易受溶质微粒大小和性质的影响，而尿渗量则反映尿中各种溶质微粒的总数，因而测定尿渗量更能准确反映肾浓缩－稀释功能。

【参考值】

正常人禁饮后尿渗量为600～1000mOsm/kgH_2O，平均800mOsm/kgH_2O；血浆渗量为275～305mOsm/kgH_2O，平均300mOsm/kgH_2O；尿渗量/血渗量比值为（3～4.5）：1。

【临床意义】

禁饮后，尿渗量与血浆渗量相等，称为等渗尿；尿渗量高于血浆渗量，称为高渗尿，表示尿已浓缩。尿渗量低于血浆渗量，称为低渗尿，表示尿已稀释。尿渗量/血浆渗量比值等于或小于1，提示肾浓缩功能障碍，见于慢性肾盂肾炎、多囊肾及急、慢性肾衰竭等。

第五节　肝脏疾病的常用实验室检查

肝脏是人体重要的代谢器官，具有参与物质代谢（如蛋白质、糖、脂类、维生素、激素等）、分泌与排泄、生物转化（解毒）等功能，以物质代谢最为重要。因此，肝功能检查可以协助诊断各种肝病，了解损害程度和预后；甲胎蛋白测定作为肝癌的早期筛查；肝炎标志物的检查可以了解病毒性肝炎的类型及传染性。

一、标本采集注意事项

1. 采集时间　空腹采血是指在禁食 8 小时后采取的标本，一般在晨起早餐前采血。可避免饮食成分和白天生理活动对检验结果的影响。

2. 采血部位　静脉采血。

3. 采血标本要求　不抗凝血 2ml，及时送检，切勿溶血。

4. 尿胆红素和尿胆原标本采集要求　留取新鲜晨尿液 20～30ml 于棕色有盖容器中立即送检，如做定量检查须留 24 小时尿液。检查前避免使用磺胺、普鲁卡因等药物，以免呈假阳性反应。

二、蛋白质代谢检查

蛋白质代谢是肝脏重要的代谢功能之一，测定血浆蛋白的种类和数量可了解肝脏蛋白质代谢功能受损的情况。

（一）血清总蛋白、清蛋白、球蛋白及清蛋白与球蛋白的比值测定

【参考值】

正常成人血清总蛋白 60～80g/L；清蛋白（albumin，A）40～55g/L；球蛋白（globulin，G）20～30g/L；清蛋白与球蛋白的比值（A/G）（1.5～2.5）：1。

【临床意义】

血清总蛋白和清蛋白检测主要反映慢性肝损害，肝脏处于代偿期时，各项指标多正常，当肝脏损害到一定程度时才出现指标异常。在急性或局灶性肝损害时，总蛋白和清蛋白多正常。总蛋白减低常与清蛋白减低平行，而总蛋白增高常同时有球蛋白增高。

1. 总蛋白　总蛋白增高见于各种原因引起的血液浓缩或蛋白合成增加；总蛋白减低见于血液稀释、营养不良、慢性消耗性疾病、肝脏蛋白合成功能障碍以及各种原因引起的蛋白丢失过多等。

2. 清蛋白　清蛋白增高见于血液浓缩、Addison 病等。降低见于：①肝细胞损害：慢性肝炎、肝硬化、肝癌、亚急性重型肝炎等。②摄入不足：营养不良、慢性胃肠疾病等。③消耗增加：慢性消耗性疾病、甲状腺功能亢进症、糖尿病等。④丢失过多：肾病综合征、胸腹水、大出血等。血清总蛋白＜60g/L 或 A＜25g/L 时，常出现严重浮肿及胸、腹水，称低蛋白血症。

3. 球蛋白 增高以γ－球蛋白增高为主，见于：①慢性肝病：如慢性肝炎、肝硬化等，球蛋白升高的程度与肝病严重性成正相关。②自身免疫性疾病：类风湿关节炎、风湿热、系统性红斑狼疮等。③恶性肿瘤：多发性骨髓瘤、淋巴瘤等。④慢性感染：疟疾、结核病、亚急性感染性心内膜炎等。球蛋白减低见于婴幼儿、免疫功能抑制如长期应用肾上腺皮质激素或免疫抑制剂、先天性低γ－球蛋白血症等。

4. A/G 比值 A/G 比值减低或倒置最常见于严重肝功能损害，如慢性持续性肝炎、肝硬化、原发性肝癌，以及多发性骨髓瘤、原发性巨球蛋白血症等。

（二）血清蛋白电泳

【参考值】

醋酸纤维膜法：清蛋白 62% ~71%；α1 球蛋白 3% ~4%；α2 球蛋白 6% ~10%；β 球蛋白 7% ~11%；γ 球蛋白 9% ~18%。

【临床意义】

1. 肝病型 清蛋白减低，α1、α2 和 β 球蛋白有减少倾向；γ 球蛋白增高，见于慢性肝炎、肝硬化等。

2. M 蛋白血症型 清蛋白轻度减低，单克隆γ球蛋白明显增高，γ 区带、β 区带或 β 区带与 γ 区带之间出现明显的 M 蛋白区带，见于多发性骨髓瘤、原发性巨球蛋白血症等。

3. 肾病型 清蛋白和 γ 球蛋白减低，α2 和 β 球蛋白增高，见于糖尿病肾病、肾病综合征等。

4. 炎症型 α1、α2 和 β 球蛋白均增高，见于急、慢性炎症或应激反应等。

5. 其他 如结缔组织病常有 γ 球蛋白增高。

三、胆红素代谢检查

肝脏是胆红素代谢的重要场所。血清中的胆红素主要来源于衰老的红细胞在单核－巨噬细胞系统内被破坏分解的产物。总胆红素（serum total bilirubin，STB）分为非结合胆红素（unconjugated bilirubin，UCB）和结合胆红素（conjugated bilirubin，CB）。UCB 经血循环到达肝，与葡萄糖醛酸结合，形成 CB（因用凡登伯定性试验呈直接反应，故又称为直接胆红素）。CB 随胆汁排出进入肠道，在肠道内经过细菌酶的还原作用而成为尿胆原，其中大部分随大便排出体外，一部分被肠道重吸收，经门静脉回到肝，其中大部分再经肝、胆道排入肠道（肝－肠循环），小部分尿胆原随体循环由肾排出体外，称尿胆素。通过测定血中总胆红素、结合胆红素、非结合胆红素，尿中胆红素和尿胆原的含量，可以判断有无溶血及肝胆系统在胆红素代谢中有无异常。

（一）血清总胆红素、结合胆红素和非结合胆红素测定

【参考值】

成人：STB 3.4 ~ 17.1μmol/L；CB 0 ~ 6.8μmol/L；UCB 1.7 ~ 10.2μmol/L；CB/STB 0.2 ~0.4。

【临床意义】

1. 判断有无黄疸及其程度 STB 为 17.1 ~ 34.2μmol/L 为隐性黄疸或亚临床黄疸；STB 为 34.2 ~ 171μmol/L 为轻度黄疸；STB 为 171 ~ 342μmol/L 为中度黄疸；STB > 342μmol/L 为重度黄疸。

2. 推断黄疸原因 通常溶血性黄疸为轻度黄疸；肝细胞性黄疸为轻、中度黄疸；阻塞性黄疸为中、重度黄疸。

3. 判断黄疸类型 血清总胆红素及结合胆红素升高为梗阻性黄疸；总胆红素及非结合胆红素升高为溶血性黄疸；血清总胆红素、结合及非结合胆红素皆升高为肝细胞性黄疸。根据结合胆红素与总胆红素的比值，也可协助鉴别黄疸类型，CB/STB < 0.2 提示溶血性黄疸，CB/STB0.2 ~ 0.5 之间提示肝细胞性黄疸，CB/STB > 0.5 提示阻塞性黄疸。

（二）尿胆红素及尿胆原测定

【参考值】

1. 尿胆红素定性：阴性；尿胆原定性：阴性或弱阳性（1∶20 稀释后应为阴性）。
2. 尿胆原定量：0.84 ~ 4.2μmol/24h。

【临床意义】

尿胆红素、尿胆原和尿胆素称为尿三胆，前二者称尿二胆。

尿胆原和尿胆红素检查在黄疸鉴别诊断中有较大价值：溶血性黄疸尿胆原明显增加，尿胆红素阴性；阻塞性黄疸尿胆原减少或缺如，尿胆红素强阳性；肝细胞性黄疸尿胆原中度增加，尿胆红素常呈阳性。

临床通过测定血中结合胆红素、非结合胆红素及尿胆红素、尿胆原诊断是否有黄疸及黄疸类型（表 7 – 2）。

表 7 – 2 黄疸鉴别诊断

	血清胆红素（μmol/L）			尿胆色素	
	CB	UCB	CB/UCB	尿胆红素	尿胆原
正常	0 ~ 6.8	1.7 ~ 10.2	0.2 ~ 0.4	（–）	0.84 ~ 4.2
阻塞性黄疸	↑↑↑	↑	>0.5	（++）	↓或缺如
肝细胞性黄疸	↑↑	↑↑	0.2 ~ 0.5	（–）	正常或↑
溶血性黄疸	↑	↑↑	<0.2	（+）	↑↑

四、血清酶学检查

肝脏含有丰富的酶，肝脏病变时，血液中与肝脏有关的酶浓度发生改变，因此通过检测肝脏酶活性的变化，可以了解肝脏病变情况。但酶也存在于人体各组织器官中，无明显特异性，在分析结果时注意排除肝外因素影响。

（一）血清转氨酶测定

转氨酶有很多种，用于肝脏疾病检查的主要有丙氨酸氨基转移酶（alanine aminotransferase，ALT）和天门冬氨酸氨基转移酶（aspartate aminotransferase，AST）。ALT 主要分布于肝细胞中，其次为骨骼肌、心肌、脑和肾脏组织；AST 主要分布于心肌，其次为肝脏、骨骼肌和肾脏组织。

【参考值】

连续监测法（37℃）：ALT5～40U/L；AST8～40U/L；ALT/AST≤1。

【临床意义】

1. 病毒性肝炎　急性或轻型肝炎时，ALT 和 AST 均升高，但以 ALT 升高明显；重症肝炎时，AST 升高明显，若黄疸进行性加重，酶活性反而下降，即所谓的“胆酶分离”现象，提示肝细胞严重坏死，预后不良；慢性肝炎时，ALT 和 AST 轻度升高或正常，ALT/AST＞1；如果 ALT/AST＜1，提示慢性肝炎进入活动期的可能。

2. 非病毒性肝病　如药物性肝炎、脂肪肝、肝癌等，血清转氨酶轻度增高或正常，ALT/AST＜1。

3. 急性心肌梗死　发病后 6～12 小时，AST 开始增高，24～48 小时达高峰，3～5 天恢复正常，如 AST 再次增高，提示梗死范围扩大或出现新的梗死。

4. 其他　胆汁淤积、皮肌炎、胰腺炎等转氨酶可轻度增高。

（二）碱性磷酸酶测定

碱性磷酸酶（alkaline phosphatase，ALP）主要分布于肝脏、骨骼、肾脏、小肠等组织中，肝脏的 ALP 经胆汁排出小肠，当胆汁排出受阻时，ALP 产生增多，为胆汁淤积的酶学指标。

【参考值】

连续监测法（磷酸对硝基苯酚速率法 37℃）：成人 40～110U/L；儿童＜350U/L。

【临床意义】

1. 肝胆疾病　肝内、肝外胆管阻塞性疾病，ALP 明显增高；肝炎等累及肝实质的肝胆疾病，ALP 轻度增高。

2. 骨骼疾病　如变形性骨炎、骨肉瘤、骨折愈合期等。

3. 其他　如佝偻病、甲状旁腺功能亢进症、妊娠后期等。

（三）γ－谷氨酰转移酶测定

γ－谷氨酰转移酶（γ－glutamyl transferase，γ－GT）主要分布于肾脏、肝脏、胰腺。血清中 γ－GT 主要来源于肝胆系统。当肝内 γ－GT 合成增多或胆汁排出受阻时，可引起 γ－GT 增高。

【参考值】

连续监测法（37℃）：＜50U/L。

【临床意义】

1. 胆道梗阻　胆汁淤积、肝癌等明显升高，肝癌时可达 500U/L 以上。

2. 病毒性肝炎、肝硬化　急性肝炎，γ－GT 升高；慢性肝炎、肝硬化非活动期 γ－

GT正常；若γ-GT持续升高，提示病变活动或病情恶化。

3. 酒精性或药物性肝炎 γ-GT可明显或中度以上升高。

4. 其他 如脂肪肝、胰腺炎、胰腺肿瘤、前列腺肿瘤等，γ-GT可轻度增高。

五、血清甲胎蛋白测定

血清甲胎蛋白（alpha-fetoprotein，AFP）是胎儿发育早期由肝脏和卵黄囊合成的一种血清糖蛋白，胎儿出生后不久即逐渐消失。当肝细胞或生殖腺胚胎组织发生恶变时，AFP的生成能力重新恢复，导致血液中AFP明显增高。动态监测血清AFP对诊断原发性肝癌、睾丸及卵巢胚源性恶性肿瘤有重要意义。

【参考值】

ELISA法：<25μg/L。

【临床意义】

1. 原发性肝癌 约50%的病人AFP>300μg/L，或者AFP由低浓度逐渐升高，有少部分原发性肝癌病人AFP不升高。

2. 急、慢性肝炎，肝硬化，妊娠，睾丸及卵巢胚源性癌等 AFP含量可轻度增加，多不超过400μg/L。

六、肝炎标志物监测

病毒性肝炎分别由肝炎病毒甲型（HAV）、乙型（HBV）、丙型（HCV）、丁型（HDV）、戊型（HEV）和庚型（HGV）、输血传播病毒（TTV）引起。

（一）甲型肝炎病毒标志物

1. 甲型肝炎病毒抗原测定

【参考值】

ELISA法检测血清HAV颗粒为阴性。

【临床意义】

HAVAg阳性：见于70.6%~87.5%的甲肝病人。

2. 甲型肝炎病毒抗体测定

【参考值】

ELISA法：抗HAV-IgM、抗HAV-IgA、抗HAV-IgG，均为阴性。

【临床意义】

抗HAV-IgM阳性：在发病后2周为100%，是早期诊断甲肝的特异性指标；抗HAV-IgA阳性：在粪便中测得抗HAV-IgA阳性是早期诊断甲肝的指标之一；抗HAV-IgG阳性：出现于恢复期且持久存在，是获得免疫力的标志，提示既往感染。

（二）乙型肝炎病毒标志物

乙型肝炎病毒（hepatitis B virus，HBV）可分为包膜和核心两部分，包膜上含有乙型肝炎表面抗原（HBsAg），核心部分含有乙型肝炎核心抗原（HBcAg）和乙型肝炎 e 抗原（HBeAg）等。HBV 感染人体后，形成三种抗原－抗体系统：HBsAg－抗 HBs，HBeAg－抗 HBe，HBcAg－HBc。因 HBcAg 全部存在于肝细胞中，释放时抗原周围常被 HBsAg 包裹难以直接测定，临床常只对其他两对半进行检查。

【参考值】

HbsAg（－），抗 HBs（－），HBeAg（－），抗 HBe（－），抗 HBc（－）。

【临床意义】

1. HBsAg（＋）　HBV 感染的标志，见于急、慢性乙型肝炎，乙型肝炎病毒携带者。一般在感染后 3 个月不转阴则易发展为慢性乙型肝炎或肝硬化。

2. 抗 HBs（＋）　抗 HBs 是一种保护性抗体，可中和 HBV，抵御再次感染。多数在 HBsAg 消失后数周在血中出现。抗 HBs 阳性率在急性乙型肝炎恢复期最高，也见于 HBV 既往感染和乙型肝炎疫苗接种后。

3. HBeAg（＋）　HBeAg 是 HBV 复制和具有传染性的标志，表明乙型肝炎处于活动期。若 HBeAg 持续阳性，肝损害较大，且病情可能转向慢性肝炎或肝硬化，并与肝癌的发生密切相关。

4. 抗 HBe（＋）　表示 HBV 复制水平较低，病情趋于稳定和恢复，传染性较低。常见于急性乙型肝炎恢复期、慢性乙型肝炎稳定期及 HBsAg 携带者。

5. 抗 HBc（＋）　反映 HBV 感染的重要指标。阳性见于急、慢性乙型肝炎和 HBsAg 携带者，表明 HBV 正在复制。抗 HBc 包括抗 HBcIgM 和抗 HBcIgG。高滴度的抗 HBcIgM 说明近期感染，若持续阳性可有慢性化趋势。抗 HBcIgG 出现较晚，持续时间长，是既往感染的指标。

HBV 标志物检测与分析见表 7－3。

表 7－3　HBV 标志物检测与分析

HBsAg	抗 HBs	HBeAg	抗 HBe	抗 HBc	临床意义
+	－	+	－	+	俗称“大三阳”，HBV 复制活跃，传染性强，见于急性或慢性乙型肝炎
+	－	－	+	+	俗称“小三阳”，HBV 复制减弱或停止，传染性弱，急性乙型肝炎恢复期或慢性乙型肝炎
+	－	－	－	+	HBV 复制减弱，传染性弱，见于急、慢性乙型肝炎或慢性 HBsAg 携带者
－	+	－	－	+	急性 HBV 感染康复期或有既往感染史，目前保持免疫力
－	－	－	－	+	急性 HBV 感染“窗口期”或既往曾感染过乙型肝炎病毒，有流行病学意义
－	+	－	－	－	疫苗接种后或 HBV 感染后康复
－	－	－	+	+	乙型肝炎恢复期，传染性弱
－	+	－	+	+	急性乙型肝炎康复期，开始产生免疫力
－	－	－	－	－	非乙型肝炎感染（应除外 HbsAg 阴性的乙型肝炎，必要时可行 HBV 定量检查）

（三）丙型肝炎病毒标志物

1. 丙型肝炎病毒抗体 IgM 测定

【参考值】

ELISA 法：阴性。

【临床意义】

抗 HCVIgM 抗体一般在发病的 2～4 天出现，7～15 天达高峰，持续时间一般为 1～2 个月。持续阳性可作为转为慢性肝炎的指标，或提示病毒持续存在并有复制。

2. 丙型肝炎病毒抗体 IgG 测定

【参考值】

ELISA 法：阴性。

【临床意义】

抗 HCVIgG 阳性说明已存在 HCV 感染，但不能作为早期感染的指标。

（四）丁型肝炎病毒标志物

丁型肝炎病毒需有 HBV 或其他嗜肝病毒的辅助才能复制和传播。其外壳为 HBsAg，内部含有 HDVAg 和 HDV 基因组。

1. 丁型肝炎病毒抗原测定

【参考值】

ELISA 法：阴性。

【临床意义】

丁型肝炎病毒抗原（HDVAg）仅持续 1～2 周，常常和 HBsAg 同时阳性。慢性 HDV 感染时，HDVAg 多以免疫复合物形式存在，ELISA 法很难检测出。

2. 丁型肝炎病毒抗体测定 丁型肝炎病毒抗体分为抗 HDVIgG 和抗 HDVIgM。

【参考值】

ELISA 法：阴性。

【临床意义】

抗 HDVIgG 阳性：只能在 HBsAg 阳性的血清中测得，感染后仍可保持多年，是诊断丁型肝炎的可靠指标；抗 HDVIgM 出现早，持续 2～20 周，可用于早期诊断指标。

（五）戊型肝炎病毒标志物

【参考值】

ELISA 法：阴性。

【临床意义】

抗－HEVIgM 阳性：持续时间短，作为急性感染的诊断指标；抗 HEVIgG 阳性：凡戊型肝炎恢复期抗 HEVIgG 效价超过或等于急性期 4 倍者，提示 HEV 新近感染。

（六）庚型肝炎病毒标志物

【参考值】

ELISA 法：阴性。

【临床意义】

抗 HGV 阳性：表示曾感染过 HGV，多见于输血后肝炎或使用血液制品引起 HGV 合并 HCV 感染的病人。

第六节 浆膜腔穿刺液检查

浆膜腔主要指人体的胸腔、腹腔及心包腔。正常成人浆膜腔内有少量液体，主要起润滑作用。病理情况下，腔内液体增多，称浆膜腔积液。按病因及其性质可将浆膜腔积液分为漏出液和渗出液。漏出液为非炎性积液，常由血浆胶体渗透压降低、淋巴管阻塞或毛细血管内压力增高等原因所致；渗出液为炎性积液，主要由细菌感染，少数见于非感染病因，如外伤、恶性肿瘤、风湿性疾病等。

一、标本采集注意事项

浆膜腔积液标本由临床医生分别经胸腔、腹腔、心包腔等以无菌穿刺术采集。条件允许下采集标本前可以嘱病人适当运动，将体内积液混匀。标本分 4 管留取，每管 1～2ml，第 1 管做细菌学检查（如做结核杆菌检查，留 10ml）；第 2 管做化学（生化检查用肝素抗凝）及免疫学检查；第 3 管做细菌学检查（用 EDTA－K_2 抗凝）；第 4 管不加抗凝剂，用于观察有无凝集现象。比重测定标本量应在 60ml 以上。

二、一般性状检查

【参考值和临床意义】

1. 外观　漏出液多为淡黄色、透明；渗出液多混浊，根据病因不同颜色可有以下改变：

（1）深黄色脓样　见于化脓性细菌感染。

（2）红色　见于结核病急性期、恶性肿瘤等。

（3）绿色　见于铜绿假单胞菌感染。

（4）乳白色　见于淋巴管阻塞。

2. 凝固性　漏出液一般不易凝固；渗出液易凝固。

3. 比重　漏出液比重多 <1.018；渗出液比重多 >1.018。

三、化学检查

【参考值和临床意义】

1. 黏蛋白定性试验　浆膜腔上皮细胞在炎症刺激下，黏蛋白分泌增加，其等电点在 pH 3 ~ 5 之间，在稀醋酸溶液中出现白色云雾状混浊或沉淀为阳性。漏出液为阴性，渗出液为阳性。

2. 蛋白定量测定　漏出液多在 25g/L 以下，渗出液多在 30g/L 以上。

3. 葡萄糖测定　漏出液中葡萄糖含量与血糖近似。渗出液因受细菌和炎症细胞的酵解作用，葡萄糖的含量降低，甚至缺如。

4. 乳酸脱氢酶（lactate dehydrogenase，LDH）　化脓性胸膜炎 LDH 活性显著升高，可达正常血清的 30 倍（正常血清 LDH 速率法：95 ~ 200 U/L；连续检测法：104 ~ 245 U/L）。癌性积液中度升高，结核性积液略升高。

四、显微镜检查

【参考值和临床意义】

1. 细胞计数　漏出液白细胞常少于 $0.1 \times 10^9/L$，渗出液常多于 $0.5 \times 10^9/L$。

2. 细胞分类　①红细胞：少量红细胞见于穿刺损伤，大量出现见于肿瘤或结核。②白细胞：淋巴细胞见于漏出液或者慢性炎症（结核性胸膜炎、系统性红斑狼疮等）；中性粒细胞见于急性炎症如化脓性积液及结核性积液早期；嗜酸性粒细胞增多见于过敏性疾病、寄生虫感染。③肿瘤细胞：见于恶性肿瘤引起的渗出液。④淋巴细胞和间皮细胞：见于漏出液。

3. 寄生虫检查　乳糜样积液中可有微丝蚴；阿米巴病的积液中可见阿米巴滋养体。

漏出液与渗出液的鉴别见表 7－4。

表 7－4　漏出液与渗出液的鉴别

指标	漏出液	渗出液
原因	非炎症所致	炎症、肿瘤、化学或物理刺激
外观	淡黄色、浆液性	黄色、血色、脓样、乳糜性
透明度	透明或微混	多混浊
比重	<1.018	>1.018
凝固	不易凝	易凝固
黏蛋白定性	阴性	阳性
蛋白质定量	<25g/L	>30g/L
葡萄糖定量	与血糖相近	低于血糖水平
细胞总数	常 $<100 \times 10^6/L$	常 $>500 \times 10^6/L$
白细胞分类	以淋巴细胞及间皮细胞为主	根据不同病因，分别以中性粒细胞或淋巴细胞为主
细菌	阴性	可找到病原菌

第七节 脑脊液检查

脑脊液（cerebrospinal fluid，CSF）是一种无色透明液体，充满在各脑室、蛛网膜下腔和脊髓中央管内。脑脊液主要由脑室中的脉络丛产生，与血浆和淋巴液的性质相似，略带黏性，能够对脑组织起到保护、营养、代谢、调节等作用，以维持中枢神经系统、内环境的相对稳定，正常脑脊液容量成人为90～150ml，新生儿为10～60ml。中枢神经系统发生病变时，可导致CSF成分的改变。因此，CSF检查对中枢神经系统疾病的诊断、疗效观察和预后判断均有重要意义。

一、标本采集注意事项

通过腰椎穿刺术采集获得，穿刺后先做压力测定，然后撤去测压管，将脑脊液分别收集于3支试管内，每管1～2ml，第1管做细菌学检查，第2管做生物化学和免疫学检查，第3管做细胞计数和分类；若考虑为肿瘤，再留1管做脱落细胞学检查。标本收集后立即送检。

二、一般性状检查

（一）颜色

正常CSF为无色透明液体，异常则出现：

1. 红色　见于蛛网膜下腔出血、脑室出血等，也可见于穿刺损伤（最初几滴为红色，以后逐渐变为无色）。

2. 黄色　见于重症黄疸、蛛网膜下腔陈旧性出血、椎管阻塞（髓外肿瘤）、脑膜炎等。

3. 乳白色　见于化脓性脑膜炎。

4. 棕色或黑色　见于脑膜黑色素瘤。

5. 绿色　见于铜绿假单胞菌引起的脑膜炎等。

（二）透明度

正常CFS清晰透明。病毒性脑炎多无改变，细胞增多或有细菌存在时可呈混浊；结核性脑膜炎呈毛玻璃样混浊；化脓性脑膜炎呈乳白色混浊。

（三）凝固性

正常CSF放置24小时无薄膜、凝块或沉淀。急性化脓性脑膜炎CSF放置1～2小时常有凝块或沉淀物。结核性脑膜炎CSF放置12～24小时可形成纤细的薄膜，取此膜涂片易查到抗酸杆菌。

三、化学检查

（一）蛋白测定

【参考值】

1. 蛋白定性试验　阴性。

2. 蛋白定量试验　①腰椎穿刺：0.2～0.45g/L。②小脑延髓池穿刺：0.10～0.25g/L。③脑室穿刺：0.05～0.15g/L。

【临床意义】

蛋白含量增加（定性试验阳性）主要见于：①脑膜炎：化脓性脑膜炎时蛋白显著增加，结核性脑膜炎中度增加，病毒性脑膜炎轻度增加。②脑出血或蛛网膜下腔出血。③CSF 循环障碍：如脑部肿瘤或椎管梗阻。④其他：中枢神经系统中毒、多发性神经根炎（可出现 CSF 蛋白－细胞分离现象）等。

（二）葡萄糖测定

【参考值】

2.5～4.5mmol/L（腰池），约为血糖的60%。

【临床意义】

CSF 中葡萄糖含量取决于血糖浓度、血脑屏障的通透性和糖酵解速度：①葡萄糖含量减低：见于化脓性脑膜炎，降低最显著；结核性脑膜炎降低不如化脓性脑膜炎；病毒性脑膜炎多无明显改变。②葡萄糖含量增高：见于病毒性神经系统感染、脑出血、糖尿病等。

（三）氯化物测定

【参考值】

120～130mmol/L（腰池）。

【临床意义】

1. 氯化物降低　显著降低见于结核性脑膜炎，化脓性脑膜炎降低不如结核性脑膜炎明显。

2. 氯化物增高　见于慢性肾功能不全、呼吸性碱中毒。

四、显微镜检查

（一）细胞计数和分类

【参考值】

成人（0～8）$\times 10^6$/L，儿童（0～15）$\times 10^6$/L，以淋巴细胞为主。

【临床意义】

CSF 细胞增多：①化脓性脑膜炎：CSF 中白细胞明显增多［（1000～2000）$\times 10^6$/L］，

以中性粒细胞为主。②结核性脑膜炎：CSF 中细胞中度增多（$<500\times10^6$/L），同时存在中性粒细胞、淋巴细胞和浆细胞是本病的特征。③病毒性脑膜炎：CSF 中细胞轻度增多（$<200\times10^6$/L），以淋巴细胞为主。④中枢神经系统恶性肿瘤和脑膜白血病：染色后查到肿瘤细胞和白血病细胞对诊断有重要价值。⑤脑部寄生虫感染：细胞总数可升高，以嗜酸性粒细胞增多为主，离心沉淀后可发现血吸虫卵、弓形虫幼虫。

（二）细菌学检查

正常 CSF 无细菌。细菌性脑膜炎可查到病原菌。革兰染色可查见脑膜炎双球菌、肺炎链球菌、葡萄球菌等；抗酸染色查抗酸杆菌；墨汁染色查新型隐球菌等。细菌培养可提高病原体检出的阳性率，并通过微生物学鉴定进一步明确诊断。

常见 CSF 特点见表 7－5。

表 7－5　常见脑脊液特点

	外观	葡萄糖（mmol/L）	氯化物（mmol/L）	蛋白质		细胞计数及分类（106/L）	细菌
				定性	定量（g/L）		
正常人	透明	2.5～4.5	120～130	（－）	0.2～0.4	（0～8），多为淋巴细胞	（－）
化脓性脑膜炎	浑浊，脓性	↓↓↓	↓	（＋＋＋）以上	↑↑↑	显著增加，＞1000，以中性粒细胞为主	（＋）
结核性脑膜炎	微混，毛玻璃样	↓↓	↓↓	（＋～＋＋）	↑↑	增加，＜500，以淋巴细胞为主	可以查到抗酸杆菌
病毒性脑膜炎	清晰	正常或稍高	正常	（＋～＋＋）	↑	增加，＜200，以淋巴细胞为主	（－）
流行性乙型脑炎	清晰	正常或稍高	正常	（＋）	↑↑	增加，早期以中性粒细胞为主，其后以淋巴细胞为主	（－）

第八节　常用血液生化检查

一、标本采集注意事项

1. 采血时间　血清脂质及脂蛋白、血糖测定需空腹；电解质、心肌酶和心肌蛋白可随机抽血。

2. 采血量　抽取静脉血 2ml。

3. 葡萄糖耐量试验　①受试前禁食 10～16 小时。受试前 8 小时内禁止吸烟、饮酒或咖啡等，停用胰岛素及肾上腺皮质激素药物并卧床休息。②试验日先采集空腹血糖标本，然后一次饮完含 75g 葡萄糖的糖水 200～300ml，在服葡萄糖后 0.5 小时、1 小时、2 小时、3 小时，采静脉血各 1ml 和各时间的尿标本，分别测血糖和尿糖。

4. 采血后处理　注入干燥试管中及时送检，防止溶血。

二、血清电解质检查

电解质指体液中无机物与部分以电解质形式存在的有机物的统称。电解质在维持体液渗透压、酸碱平衡及神经肌肉正常兴奋性等方面有着重要作用。

（一）血清钾

【参考值】

3.5～5.5mmol/L。

【临床意义】

1. 血清钾（potassium，K）减低　血清钾低于3.5mmol/L为低钾血症，见于：①摄入不足：如饥饿、胃肠功能紊乱、长期禁食或无钾饮食等。②丢失过多：如严重呕吐、腹泻、肾小管性酸中毒、长期使用排钾利尿剂等。③细胞外钾内移增多：见于碱中毒、应用大量胰岛素、低钾性周期性麻痹等。

2. 血清钾升高　血清钾高于5.5mmol/L为高钾血症，见于：①摄入过多：高钾饮食、输入大量库存血液、补钾过多过快，过度应用含钾药物，如大剂量注射青霉素钾等。②排出减少：急性肾衰竭少尿期、长期使用潴钾利尿剂、肾上腺皮质功能减退症等。③细胞内钾外移增多：重度溶血、大面积烧伤、挤压综合征、酸中毒、应用β受体阻滞剂。④血液浓缩：脱水、休克等。

（二）血清钠

【参考值】

135～145mmol/L。

【临床意义】

1. 血清钠（sodium，Na）降低　血清钠低于135mmol/L为低钠血症，见于：①消化道丢失：严重呕吐、腹泻、胃肠瘘管或引流。②尿液丢失：慢性肾功能不全、糖尿病酮症酸中毒、尿崩症、大量应用利尿剂。③皮肤丢失：大量出汗、严重损伤。④医源性丢失：体腔液（如胸腔积液、腹腔积液）抽出过量。⑤补充过量无钠液体及假性低钠血症（高血脂、高血浆蛋白等）。⑥摄入过少：如长期饥饿或无盐饮食等。

2. 血清钠升高　血清钠高于145mmol/L为高钠血症，见于：①摄入过多：进食过多钠盐或输注大量高渗盐水，且伴有肾功能不全时。②水分摄入不足或丢失过多：水源断绝、渗透性利尿、肾小管浓缩功能不全等。③内分泌病变：肾上腺皮质功能亢进症、原发性或继发性醛固酮增多症等。

（三）血清氯

【参考值】

95～105mmol/L。

【临床意义】

1. 血清氯（chloride，Cl）降低　血清氯低于95mmol/L为低氯血症，见于：①摄入不足：饥饿、营养不良、低盐疗法。②丢失过多：严重的呕吐、腹泻、长期应用利尿剂、肾上腺皮质功能减退症、呼吸性酸中毒等。③水摄入过多：如尿崩症。④呼吸性酸中毒。

2. 血清氯升高　血清氯高于105mmol/L为高氯血症，见于：①摄入过多：过量补充NaCl、$CaCl_2$、NH_4Cl液体等。②排泄减少：急性肾小球肾炎无尿者、肾血流量减少如充血性心力衰竭。③脱水：严重腹泻、反复呕吐、大量出汗等。④过度换气：呼吸性碱中毒。⑤肾上腺皮质功能亢进：Cushing综合征、长期应用糖皮质激素等。

（四）血清钙

【参考值】

2.25～2.58mmol/L；血清离子钙：1.10～1.34mmol/L（约占总钙50%）。

【临床意义】

1. 血钙（calcium，Ca）降低　总钙低于2.25mmol/L为低钙血症，见于：①摄入不足或吸收不良：长期低钙饮食、乳糜泻、阻塞性黄疸等。②成骨作用增加：如甲状旁腺功能减退症、恶性肿瘤骨转移等。③钙吸收作用减弱：如佝偻病、软骨病等。④其他：急、慢性肾衰竭，肾病综合征，急性坏死性胰腺炎，妊娠等。

2. 血钙增高　总钙高于2.58mmol/L为高钙血症，见于：①摄入过多：静脉输入钙过多、饮用大量牛奶等。②溶骨作用增强：原发性甲状旁腺功能亢进症、转移性骨癌、多发性骨髓瘤等。③钙吸收作用增强：大量应用维生素D或维生素A。④其他：急性肾衰竭、Addison病等。

（五）血清磷

【参考值】

0.97～1.61mmol/L。

【临床意义】

1. 血清磷（phosphorus，P）减低　①摄入不足或吸收不良：饥饿、恶病质、活性维生素D缺乏等。②丢失过多：呕吐、腹泻、血液透析、肾小管性酸中毒等。③转入细胞内：静脉注射葡萄糖或胰岛素、过度换气综合征、急性心肌梗死等。④其他：酒精中毒、糖尿病酮症酸中毒、甲状旁腺功能亢进症等。

2. 血清磷升高　①内分泌疾病：甲状旁腺功能减退症。②肾排泄受阻：慢性肾炎晚期、肾衰竭等。③维生素D摄入过多。④其他：肢端肥大症、多发性骨髓瘤、骨折愈合期、急性肝坏死等。

三、血清脂质及脂蛋白检查

（一）血清脂质测定

血脂（total lipid，TL）是血浆中所有脂质的总称，包括总胆固醇（total cholesterol，TC）、甘油三酯（triglyceride，TG）、磷脂（phospholipid，PL）与游离脂肪酸（free fatty acid，FFA）等。

1. 血清总胆固醇测定

【参考值】

成人 2.82 ~5.95mmol/L；儿童 3.12 ~5.2mmol/L。

【临床意义】

（1）血清总胆固醇增高　见于长期大量进食高胆固醇食物、冠状动脉粥样硬化、甲状腺功能减退症、糖尿病、肾病综合征、胆总管阻塞，以及应用某些药物，如阿司匹林、糖皮质激素、口服避孕药等。

（2）血清总胆固醇降低　见于急性肝坏死、肝硬化、严重贫血、甲状腺功能亢进症、营养不良，以及应用某些药物，如雌激素、钙拮抗剂等。

2. 甘油三酯测定

【参考值】

0.56 ~1.7mmol/L。

【临床意义】

（1）甘油三酯增高　见于高脂饮食、肥胖症、冠心病、高脂血症、动脉粥样硬化症、肾病综合征、甲状旁腺功能减退症、阻塞性黄疸等。

（2）甘油三酯降低　见于严重肝脏疾病、甲状腺功能亢进症、肾上腺皮质功能减退症、低β-脂蛋白血症和无β-脂蛋白血症等。

（二）血清脂蛋白测定

脂蛋白（lipoprotein）是血脂在血液中存在、转运及代谢的形式。超高速离心法根据密度不同将脂蛋白分为乳糜微粒（chylomicron，CM）、极低密度脂蛋白（very low density lipoprotein，VLDL）、中间密度脂蛋白（intermediate density lipoprotein，IDL）、低密度脂蛋白（low density lipoprotein，LDL）和高密度脂蛋白（high density lipoprotein，HDL）。脂蛋白测定可了解血脂的质和量，并能对其生理功能进行分析。

1. 高密度脂蛋白测定　HDL 在胆固醇由末梢组织向肝脏的转运中起重要作用。HDL 水平增高有利于外周组织清除胆固醇，从而防止动脉粥样硬化的发生，因此 HDL 被认为是抗动脉硬化因子。

【参考值】

1.03 ~2.07mmol/L。

【临床意义】

（1）增高　见于慢性肝炎、原发性胆汁性肝硬化等。

（2）减低　见于动脉粥样硬化、糖尿病、肾病综合征、慢性肾衰竭及应用雄激素、β 受体阻滞剂等。

2. 低密度脂蛋白测定

【参考值】

2.7～3.2mmol/L

【临床意义】

（1）增高　LDL－C 是动脉粥样硬化的危险因子，其水平升高与冠心病发病正相关。

（2）减低　见于甲状腺功能亢进症、肝硬化、吸收不良等。

四、血糖及其代谢产物检查

血糖主要指血液中的葡萄糖，检测血糖对判断糖代谢及其与糖代谢有关疾病的诊断有重要价值。

（一）空腹血糖测定

血糖检测是目前诊断糖尿病的主要依据，也是判断糖尿病病情和控制程度的主要指标。

【参考值】

葡萄糖氧化酶法：3.9～6.1mmol/L；邻甲苯胺法：3.9～6.4mmol/L。

【临床意义】

1. 空腹血糖增高　空腹血糖增高而又未达到糖尿病诊断标准时，称为空腹血糖过高；空腹血糖＞7mmol/L，称为高血糖症。当空腹血糖超过肾糖阈（9mmol/L）时，尿糖即可阳性。

（1）生理性增高　见于餐后 1～2 小时、高糖饮食、情绪激动等。

（2）病理性增高　①各型糖尿病。②内分泌疾病，如甲状腺功能亢进症、巨人症、皮质醇增多症等。③应激性因素，如颅脑损伤、心肌梗死、大面积烧伤等。④药物影响，如噻嗪类利尿剂、口服避孕药等。⑤其他，如高热、麻醉、脱水、缺氧、窒息等。

2. 空腹血糖减低　空腹血糖＜3.9mmol/L，称为血糖减低；空腹血糖＜2.8mmol/L，称为低血糖症。

（1）生理性减低　见于饥饿、长时间剧烈运动等。

（2）病理性减低　①胰岛素过多，如胰岛素用量过大、胰岛 B 细胞瘤等。②缺乏抗胰岛素激素，如肾上腺糖皮质激素、生长激素缺乏等。③肝糖原贮存缺乏，如急性肝坏死、肝癌等。④其他如急性酒精中毒、严重营养不良、特发性低血糖等。

（二）口服葡萄糖耐量试验

正常人口服一定量葡萄糖后，暂时升高的血糖可刺激胰岛素的分泌，使血糖在短时间内降至空腹水平，此为正常人葡萄糖耐受性。病理状态下，口服或注射一定量葡萄糖，血糖急剧增高，短时间内血糖不能恢复到原有水平，此即糖耐量减低。口服或注射一定量葡萄糖后间隔一定时间测定血糖浓度称为糖耐量试验（glucose tolerance test，GTT），主要用于疑似糖尿病的诊断。GTT 有静脉葡萄糖耐量试验（intravenous glucose tolerance test，IVGTT）、口服葡萄糖耐量试验（oral glucose tolerance test，OGTT）。现多采用 WHO 推荐的 75g 葡萄糖标准 OGTT。

【参考值】

空腹血糖：<6.1mmol/L。

服糖后 0.5 ~1 小时：7.8 ~9mmol/L，峰值应 <11.1mmol/L。

2 小时血糖：≤7.8mmol/L。

3 小时血糖：应恢复至空腹血糖水平。

各次尿糖均为阴性。

【临床意义】

1. 诊断糖尿病　2 次空腹血糖均≥7mmol/L，或服糖后 2 小时血糖值≥11.1mmol/L，随机血糖≥11.1mmol/L，或有临床症状，可诊断为糖尿病。

2. 糖耐量减低　指空腹血糖 <7mmol/L，服糖后 2 小时血糖为 7.8 ~11.1mmol/L，血糖达高峰时间可延迟至 1 小时以后，血糖恢复正常时间延至 2 ~3 小时后，且有尿糖阳性。多见于 2 型糖尿病、甲状腺功能亢进症、皮质醇增多症等。

3. 葡萄糖耐量曲线低平　指空腹血糖水平低，服糖后血糖增高不明显，2 小时后血糖仍处于低水平。常见于胰岛 B 细胞瘤、腺垂体功能减退症、肾上腺皮质功能减退症等。

（三）糖化血红蛋白测定

糖化血红蛋白（glycosylated hemoglobin，GHb）是在红细胞生存期间 HbA 与己糖缓慢、连续的非酶促反应的产物。因 HbA1c 含量最高，是目前临床最常检测的部分。

【参考值】

HbA1c 4% ~6%。

【临床意义】

1. 评价糖尿病控制程度　增高提示近 2 ~3 个月的血糖控制不良，故可作为糖尿病长期控制的良好观察指标。

2. 预测血管并发症　HbA1c >10%，提示并发症严重，预后较差。

同步训练

1. 能引起中性粒细胞减少的情况是：
A. 新生儿 B. 化脓性感染 C. 流行性感冒
D. 急性大出血 E. 严重组织损伤
2. 能引起嗜酸性粒细胞增高的疾病是：
A. 结核病 B. 伤寒 C. 糖尿病
D. 支气管哮喘 E. 病毒性肝炎
3. 不引起血沉明显增快的疾病是：
A. 心绞痛 B. 风湿热活动期 C. 恶性肿瘤晚期
D. 急性心肌梗死 E. 活动性肺结核
4. 凝血时间延长见于：
A. 血友病 B. 缺铁性贫血 C. 血小板减少性紫癜
D. 再生障碍性贫血 E. 血管壁结构及功能异常
5. 尿液呈浓茶色改变提示的情况是：
A. 肾结核 B. 肾结石 C. 输血反应
D. 急性肾炎 E. 慢性肾炎晚期
6. 尿中出现多量管型提示病变部位在：
A. 尿道 B. 膀胱 C. 肾盂
D. 肾实质 E. 输尿管
7. 镜下血尿是指尿液外观无血色而尿沉渣镜检发现红细胞：
A. >2 个/HP B. >3 个/HP C. >4 个/HP
D. >5 个/HP E. >6 个/HP
8. 能反映骨髓造血功能的血液检查是：
A. 血红蛋白测定 B. 白细胞计数及分类计数
C. 网织红细胞计数 D. 血沉
E. 出血时间测定
9. 粪便隐血试验持续阳性应首先考虑的情况是：
A. 胃癌 B. 钩虫病 C. 胃溃疡
D. 食用动物血 E. 牙龈出血
10. 最能反映早期肾小球功能损害的检查项目是：
A. 尿渗量 B. 血清肌酐测定 C. 尿胆红素定性试验
D. 血清尿素氮测定 E. 内生肌酐清除率测定
11. 对肝硬化诊断最有价值的检查指标是：
A. ALT B. AST C. ALP
D. STB E. A/G
12. 急性心肌梗死明显增高的血清酶是：
A. ALT B. AST C. ALP
D. MAO E. γ - GT

13. 病人血糖及糖耐量试验均正常，尿糖（++），应考虑：

A. 糖尿病　B. 肾糖阈降低　C. 应激性糖尿
D. Cushing 综合征　E. 大量进食碳水化合物

14. 女性，28 岁，尿频、尿急、尿痛 2 天。身体评估右肾区叩击痛；检验结果尿液混浊，尿沉渣镜检红细胞 5 个/HP，白细胞和脓细胞满视野，应考虑：

A. 肾结石　B. 肾结核　C. 慢性肾炎
D. 急性肾炎　E. 急性肾盂肾炎

15. 男性，39 岁，因高热 3 入院。血常规检查显示红细胞计数 4.5×10^{12}/L，血红蛋白 140g/L，白细胞 13.5×10^{9}/L，其中中性粒细胞占 80%，淋巴细胞占 20%。应考虑：

A. 真菌感染　B. 急性细菌感染　C. 急性病毒感染
D. 急性白血病　E. 恶性肿瘤早期

16. 尿常规检查的标本采集正确的是：

A. 盛尿的容器不清洁　B. 留取尿量以 200~300ml 为宜
C. 门诊病人可留取随机新鲜尿　D. 女性病人的白带可以混入尿内
E. 月经期取后段尿

17. 正常人尿液可见到：

A. 上皮细胞管型　B. 透明管型　C. 粒管型
D. 脂肪管型　E. 蜡样管型

18. 尿中查见红细胞管型提示：

A. 急性肾小球肾炎　B. 肾病综合征　C. 肾小管坏死
D. 间质性肾炎　E. 肾功能衰竭

19. 女性，35 岁，近期出现尿频、尿急、尿痛，尿液检查显示：白细胞 9 个/HP，其结果为：

A. 镜下脓尿　B. 镜下血尿　C. 正常尿液
D. 血红蛋白尿　E. 乳糜尿

20. 大便隐血试验前 3 天内可摄取：

A. 牛奶　B. 瘦肉　C. 动物血
D. 猪肝　E. 维生素

21. 胆道梗阻最常出现：

A. 黏液脓血便　B. 胶冻状便　C. 白陶土样便
D. 柏油样便　E. 细条状便

22. 能较早而敏感地反映肾小球滤过功能损害的试验是：

A. 血尿素氮测定　B. 内生肌酐清除率测定
C. 酚红排泄试验　D. 浓缩-稀释试验
E. 血肌酐测定

第八章　心电图检查

学习目标

1. 掌握心电图导联连接方法。
2. 掌握心电图各波段的组成与命名。
3. 掌握正常心电图的波形特点和正常范围。
4. 熟悉临床常见异常心电图特征。
5. 了解心电轴概念。

第一节　心电图基本知识

心脏机械收缩之前，心肌首先发生电激动。心肌电激动所产生的微小电流可经人体组织传到体表，在体表的不同部位产生电位差。心电图就是利用心电图机从体表记录每一心动周期所产生电活动变化的曲线图形。

知识链接

心电图机的发展

随着科学的进步，新型心电图机已不断地应用于临床，主要反映在：①12导同步记录心电图机：对提高心律失常的诊断率、降低心电图测量的变异性、促进标准化参数的建立具有重大意义。②动态心电图（DCG）：又称活动心电图，连续记录24～48小时体表心电图，可弥补常规心电图记录时间短暂的不足，同时可对心律失常的治疗进行客观评价。③心脏BP机：又称电话传递监护，是指心电记录传送装置与医疗监护中心联网，采用先进的计算机及通讯技术由医院进入家庭、个人，包括实时发送、记忆发送等。

一、心电图产生原理

心脏所以能产生生物电，是因为心肌细胞在除极、复极的动态过程中，由于膜内外的离子浓度差不一样，带电离子在细胞膜内外两侧选择性定向流动，细胞膜表面出现电位变化，在已除极与未除极之间形成电位差，产生电流。

细胞只有在除极和复极过程中才能产生电流，描记出波形。就单个细胞而言，除极时探查电极面对除极方向产生向上的波形，背离电极方向产生向下的波形；虽然复极过程中由于电偶的关系，记录时的复极波方向与除极波相反，但对于心室肌整体细胞来说，除极从心内膜向心外膜，而复极则从心外膜向心内膜，故而实际记录到的复极波方向与除极波方向一致。

二、心电图的导联体系

在人体不同部位放置电极，并通过导联线与心电图机的正负极相连，即可构成闭合电路以描记心电图，这种记录心电图的电路连接方法，称为心电图导联（lead）。根据电极放置的部位和连接方法的不同，可以组成多种心电图的导联。目前临床应用最为广泛的是由 Einthoven 创设的国际通用导联体系（lead system），即常规 12 导联体系，包括 6 个肢体导联和 6 个胸导联。

（一）肢体导联

肢体导联的电极放置部位只有 3 个，即右上肢（R）、左上肢（L）和左下肢（F），通过不同的连接方法组成 6 个导联。

1. 标准导联 属于双极肢体导联，反映两个肢体之间的电位差。导线连接方法见表 8－1 和图 8－1。

表 8－1 标准导联连接法

导联	正电极位置	负电极位置
Ⅰ	左上肢	右上肢
Ⅱ	左下肢	右上肢
Ⅲ	左下肢	左上肢

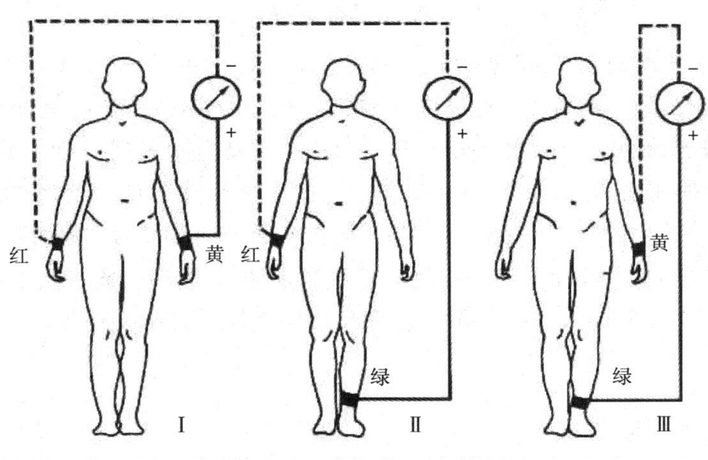

图 8－1 标准肢体导联的连接方法

2. 加压单极肢体导联 属于单极导联，反映正极所在部位的电位变化。将正极连接在人体某一肢体，负极与另两个肢体相连（此点电位接近零，故称无干电极），这样能使波形不变，电压增加50%，以便于观测。这种导联方式即为目前广泛应用的加压单极肢体导联，分别以aVL、aVR和aVF表示。导联线连接方式见表8-2和图8-2。

表8-2 加压单极肢体导联连接法

导联	正电极位置	负电极位置
aVR	右上肢	左上肢+左下肢
aVL	左上肢	右上肢+左下肢
aVF	左下肢	右上肢+左上肢

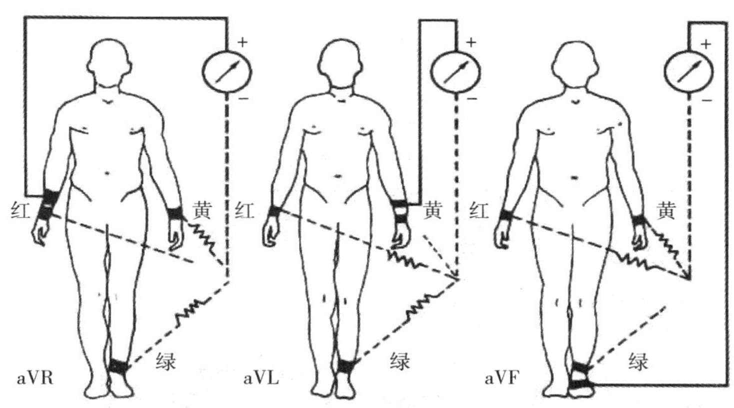

图8-2 加压肢体导联的连接方法

（二）胸导联

胸导联属于单极导联，反映心室不同部位的电位变化。将正极（探查电极）放置于胸前壁不同部位，负极连于中心电端（即无干电极）。常用的V_1~V_6导联的连接方式见表8-3和图8-3。

表8-3 胸导联连接法和临床意义

导联	正极（探查电极）	负极	临床意义
V_1	胸骨右缘第4肋间	中心电端	反映右心室壁的电位变化
V_2	胸骨左缘第4肋间	中心电端	反映右心室壁的电位变化
V_3	V_2与V_4连线的中点	中心电端	反映左、右心室移行处的电位变化
V_4	左锁骨中线与第5肋间相交处	中心电端	反映左、右心室移行处的电位变化
V_5	左腋前线V_4水平处	中心电端	反映左心室壁的电位变化
V_6	左腋中线V_4水平处	中心电端	反映左心室壁的电位变化

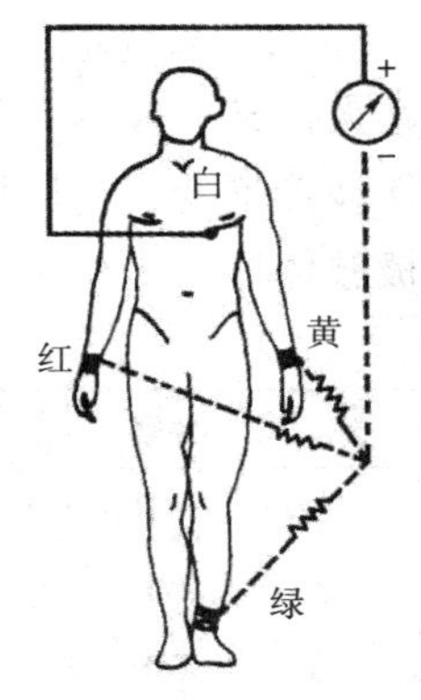

图 8－3 胸导联的连接方法

上述 12 个导联的心电图一般能较全面地了解整个心脏的电活动情况。如果病情需要，可增加某些导联，如疑有后壁心肌梗死，加做 $V_7 \sim V_9$ 导联；疑有右室心肌梗死、右室肥大、右位心，加做 $V_3R \sim V_6R$ 导联。

三、心电图各波段的形成与命名

正常心脏激动始于窦房结，经结间束、房间束、房室结、希氏束、左右束支、浦肯野纤维传导，先后有序地激发心房肌、心室肌，引起一系列电位变化，依次产生具有一定方向和大小的心电向量，在心电图上表现为相应的波、段和间期（图 8－4）。

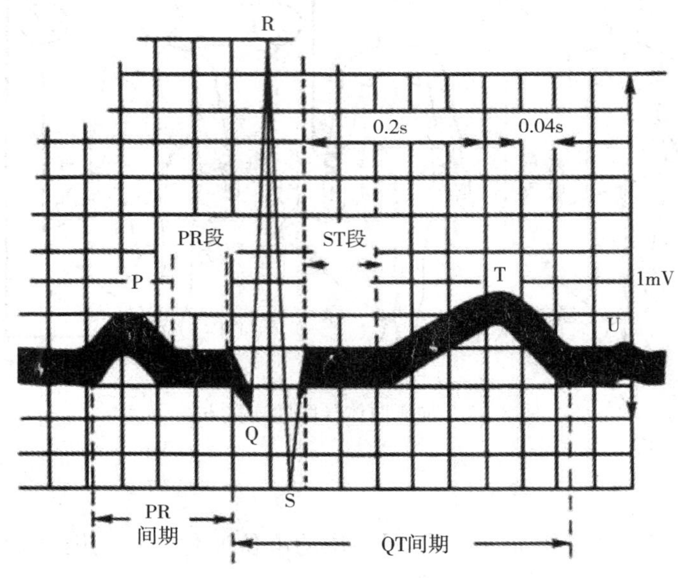

图 8－4 心电图各波、段和间期

1. P 波　为心房除极波，反映心房除极时的电位、时间和方向。

2. PR 间期　为心房开始除极到心室开始除极的时间，即从 P 波起点到 QRS 波群起点。

3. QRS 波群　为心室除极波，反映心室除极时的电位、时间和方向。QRS 波群因探查电极的位置不同可呈多种形态。其命名原则是：P 波之后，在等电位线上，第一个正向波称为 R 波，R 波之前的负向波称为 Q 波，R 波之后的负向波称为 S 波；根据每个波的相对大小分别用大、小写英文字母来命名，如 Rs、Qr、qRs 等（图 8－5）。

4. ST 段　为心室除极结束后缓慢复极的一段时间，为 QRS 波群终点至 T 波起点之间的一段等位线，反映心室早期缓慢复极过程的电位变化。

5. T 波　为心室肌快速复极产生的波。

6. U 波 T 波后的一个小波，其形成可能与心肌后激电位有关。

7. QT 间期 代表心室除极与复极过程的总时间，从 QRS 波群起点至 T 波终点。

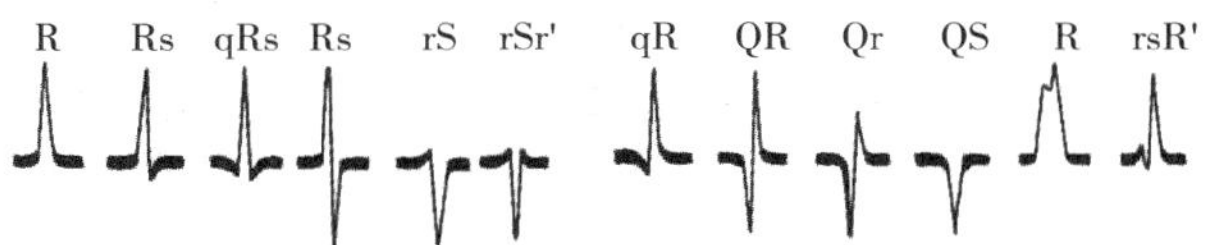

图 8－5 QRS 波群的命名

四、心电图的描记

（一）描记前准备

1. 用物准备

（1）备好心电图机和必要的配件，检查其性能，保证能正常使用。

（2）装好记录纸，配齐导电糊或酒精（盐水）棉球等。

2. 环境准备

（1）检查室温度适宜，避免寒冷引起肌肉颤动，干扰心电。

（2）检查室有一定的私密性，如在病房操作应配置屏风。

（3）检查床舒适、平整，不宜过窄。

3. 评估者准备

（1）按检查单核对评估对象姓名。

（2）向评估对象解释检查的安全性，消除其紧张情绪。

4. 评估对象准备

（1）除急诊外，应避免在饱餐、吸烟、饮酒、运动或情绪激动时做检查。

（2）取下金属饰品、手表等。

（3）安静休息 3～5 分钟。

（4）评估对象取平卧位进行检查，四肢平放，肌肉松弛。描记过程中避免移动躯干和四肢，肢体勿接触铁床。

（5）评估对象暴露两上肢腕关节屈侧 5cm 处、两下肢内踝上方 10cm 处及胸前安置电极的部位。拭去放置电极部位皮肤上的汗渍和污垢，用导电糊、酒精或盐水棉球涂擦，并将电极板紧贴皮肤固定，松紧适度。

（二）描记步骤

1. 接线调试预热 接通电源线及地线，检查有无漏电和短路；打开电源开关，预热机件 1～2 分钟后暂时关闭。

2. 连接导联线 为了避免心电图机导联线接错，人为规定了导联线的颜色，连接方式如下：肢体导联导联线红色接右上肢；黄色接左上肢；绿色接左下肢；黑色接右下肢。胸导联导联线末端接电极处的颜色依次为红、黄、绿、褐、黑、紫，通常分别代表

$V_1 \sim V_6$ 导联。但它们也可以任意记录各胸前导联心电图，关键取决于其电极板放置的部位。

3. 校准定准电压和走纸速度　开启电源开关，将描记笔调至记录纸中间，调节灵敏度控制器及抗干扰开关，校准定准电压和走纸速度。一般选择走纸速度25mm/s，定准电压1mV＝10mm。

4. 记录心电图　调拨导联选择开关，依次描记Ⅰ、Ⅱ、Ⅲ、aVR、aVL、aVF、$V_1 \sim V_6$ 各导联的心电图，一般每导联记录3～5个心动周期即可。心律失常的可适当加长 V_1 或Ⅱ导联。每当转换导联时，应保持图形基线平稳。

5. 机件复原　操作完毕后，将导联选择开关回至“0”点，关闭电源开关，取下电极线、板。

（三）描记后护理

1. 评估对象安置　取下电极后，将评估对象局部皮肤擦拭干净，帮助其整衣下床，适当休息。

2. 贴图及记录　将描记好的心电图纸取下，注明姓名、性别、年龄、时间、病区及床号等，而后按描记导联顺序将心电图剪贴于心电图报告单上，如有加做的导联应放在最后。每一导联下面均需用文字标明。用特殊定准电压描记的导联应在该心电图波形下注明。

3. 初步分析报告　遇明显异常心电图须及时报告主管医师做诊断和处理。

4. 整理用物　机件复原，注意保养。

知识链接

何时做心电图最好

做心电图检查一要有针对性，二要掌握好做检查的最佳时期。换句话说，不适合做心电图检查的疾病，即使做了心电图也查不出来；适合做心电图检查的疾病，如果错过了最佳检查机会，同样会使人得到“阴性结果”。一般来讲，在病人感觉最痛苦、自觉症状最明显、临床表现最突出的时候进行心电图检查，是最理想的检查时机。

第二节　正常心电图

一、心电图的测量方法

（一）心电图各波段的测量

心电图常描记在特殊的心电图纸上，心电图纸由纵横细线相交的小方格组成，小方格均为 1mm。走纸速度和电压可以根据需要调整，国内一般采用 25mm/s 走纸速度，则横向每小格相当于 0.04s；纵向代表电压，每小格相当于 0.1mV（图 8－6）。

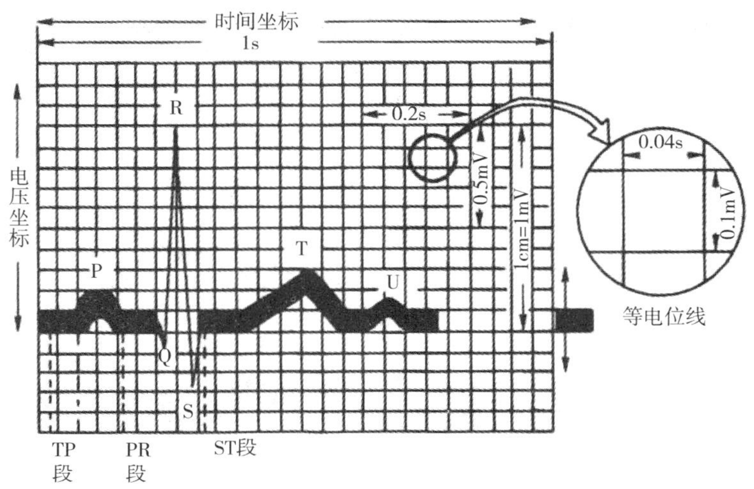

图 8－6　心电图记录纸的组成

（二）心率的计算

1. 对心律规则的测量　每分钟心率（次/分）=60（s）/P－P 或 R－R 间距（s）。也可采用查表法或使用专门的心率测量尺获得。

2. 对心律不规则的测量

（1）测 5 个以上 P－P 或 R－R 间距，算出其平均值，然后代入上述公式计算。

（2）数 6 秒内的 QRS 波群或 P 波个数，乘以 10。计算出的心率应注明是平均心率。

（三）各波段振幅的测量

P 波振幅测量的参考水平应以 P 波起始前的水平线为准。测量 QRS 波群、ST 段、T 和 U 波振幅，统一采用 QRS 起始部水平线作为参考水平。如果 QRS 起始部为一斜段，则以 QRS 波起点作为测量参考点。测量正向波形的高度时，应以参考水平线上缘垂直地测量到波的顶端；测量负向波形的深度时，应以参考水平线下缘垂直地测量到波的底端（图 8－7）。

（四）各波段时间的测量

测量各波的时间时应自该波起始部的内缘测量至波形终末部分的内缘。正向波的时间从基线下缘测量，负向波的时间从基线上缘测量。测量时应选择波形清晰的导联。

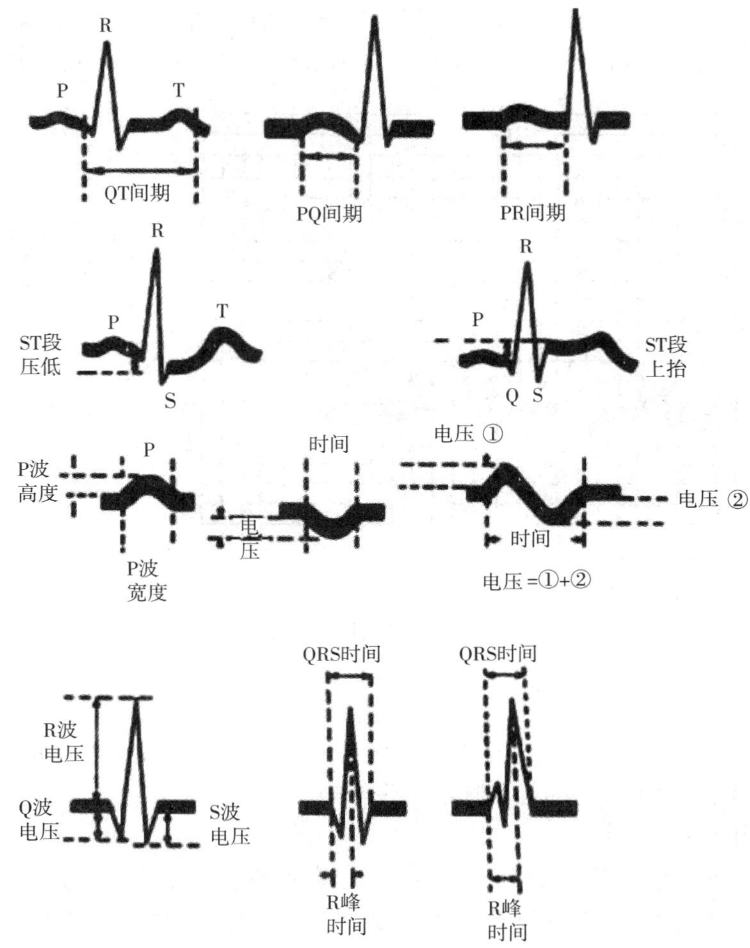

图 8－7　心电图的各波、段及间期的测量

（五）平均心电轴

1. 概念　心脏激动过程中形成的全部瞬间心电向量综合成一个总的向量，称为平均心电轴。临床心电图的心电轴习惯是指额面 QRS 向量环的心电轴（平均额面 QRS 心电轴），并采用心电轴与Ⅰ导联正侧构成的夹角来表示其角度，规定Ⅰ导联正侧端为 0°，负侧为 ±180°，循 0°的顺时针的角度为正，逆时针者为负。正常心电轴的范围在 －30° ～ ＋90°之间，＋90° ～ ＋180°范围为心电轴右偏（右心室肥大等），－30° ～ －90°范围为心电轴左偏（左心室肥大等）（图 8－8）。

2. 测定方法　测量方法有目测法、振幅法和查表法等，本教材仅介绍目测法。用Ⅰ导联和Ⅲ导联 QRS 波群的主波方向来初步判定心电轴有无偏移：Ⅰ、Ⅲ导联 QRS 波群主波均向上，表示心电轴不偏移；Ⅰ导联主波向上，Ⅲ导联主波向下，表示心电轴左偏（口对口，向左走）；Ⅰ导联主波向下，Ⅲ导联主波向上，表示心电轴右偏（尖对尖，向右偏）（图 8－9）。

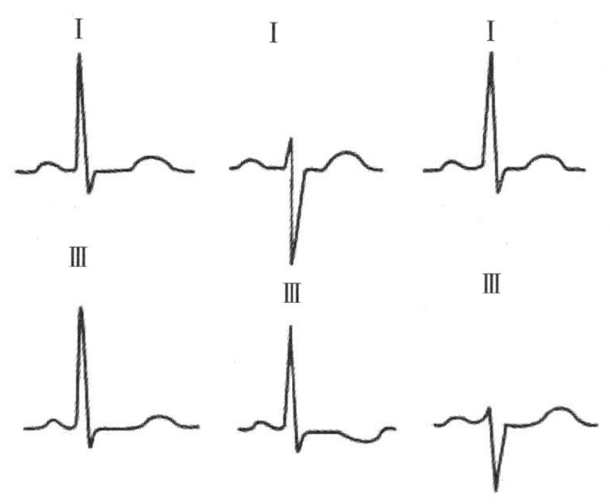

图 8-8 心电轴的正常范围与偏移

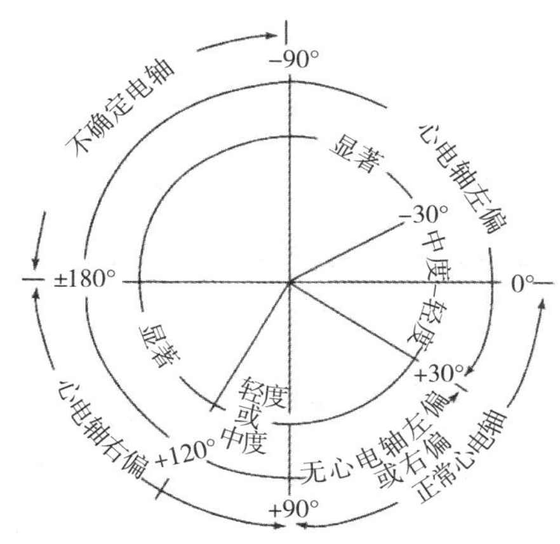

图 8-9 心电轴目测法

二、正常心电图波形特点与正常值

（一）P 波

1. 形态 大部分导联中的 P 波形态圆钝，可有轻度切迹；Ⅰ、Ⅱ、aVF 与 $V_4 \sim V_6$ 导联直立，aVR 导联倒置，其余导联可双向、低平或倒置。

2. 时间 小于 0.12s。

3. 电压 肢体导联小于 0.25mV，胸导联小于 0.2mV。

（二）PR 间期

成人正常窦性心律时，PR 间期为 0.12～0.2s。PR 间期随年龄、心率变化，年龄愈大或心率愈慢，PR 间期愈长，但不应超过 0.22s。

（三）QRS 波群

1. 时间 正常成人 QRS 时间小于 0.12s，多为 0.06～0.1s。

2. 波形与振幅

（1）胸导联 QRS 形态变化较有规律，即 V_1 至 V_5 导联 R 波逐渐增高，S 波逐渐变小。V_1、V_2 多呈 rS，V_1 导联的 R 波不超过 1mV；V_5、V_6 导联 R/S 大于 1，可呈 Qr、qRs、Rs 或 R 型，但 R 波振幅不超过 2.5mV；V_3 导联 R/S 大致等于 1。

（2）肢体导联 QRS 形态变化较大：①标准导联中主波一般向上，Ⅰ导联的 R 波小于 1.5mV。②加压肢体导联中，aVR 导联主波向下，可呈 QS、rSr、rS 或 Qr 型，R 波不超过 0.5mV；aVL、aVF 导联变化较多，可呈 qR、Rs、R 或 rs 型，aVL 的 R 波小于 1.2mv，aVF 的 R 波小于 2mV。

（3）R 峰时间 又称室壁激动时间，指 QRS 起点至 R 波顶端垂直线的间距。如有 R′波，则应测量至 R 峰；如 R 峰呈切迹，应测量至切迹第二峰。正常成人 R 峰时间在 V_1、V_2 导联不超过 0.04s，在 V_5、V_6 导联不超过 0.05s。

(4) Q波　在主波向上的导联中，Q波电压应小于同导联R波的1/4，时间小于0.04s。

(四) J点

J点是QRS波群终末与ST段起始的交接点，多在基线上，可随ST段移位而偏移。

(五) ST段

正常的ST段为一等电位线，可向上或向下有轻度偏移。但是在任何导联，ST段的向下偏移均不应超过0.05mV；ST段向上偏移，在肢体导联以及胸导联$V_4 \sim V_6$均不应超过0.1mV，在V_1、V_2导联不应超过0.3mV，V_3导联不超过0.5mV。

(六) T波

1. 形态　T波圆钝，从等电位线开始缓慢上升，而后则较快下降，前后肢不对称。T波方向多与QRS波群主波方向一致，即Ⅰ、Ⅱ、aVF与$V_4 \sim V_6$导联直立，aVR导联倒置，其余导联可双向、低平或倒置。如果V_1导联直立，则$V_2 \sim V_6$导联T波均应直立。
2. 振幅　在以R波为主的导联中，T波电压不应低于R波的1/10，胸导联的T波可以达到1.2~1.5mV。

(七) QT间期

QT间期的长短与心率快慢相关，心率快则QT间期短，反之则长。正常心率时，QT间期0.32~0.44s之间。由于QT间期受心率的影响很大，所以常用校正的QT间期：$QTc = QT/\sqrt{RR}$（QTc就是RR间期为1s时的QT间期，QTc正常值的上限一般为0.44s）。一般女性的QT间期较男性略长。

(八) U波

U波在T波之后0.02~0.04s出现，很小，肢体导联一般小于0.05mV，胸导联可达0.2~0.3mV；方向多与T波一致。U波明显增高见于血钾过低。

三、心电图的分析方法与临床应用

(一) 心电图的分析

1. 初步分析　将各导联按Ⅰ、Ⅱ、Ⅲ、aVR、aVL、aVF、V_1、V_2、V_3、V_4、V_5、V_6的顺序排列，首先检查各导联心电图标记有无错误，有无伪差，导联有无接错，定准电压是否正确，有无个别导联电压减半或加倍，纸速如何，有无基线不稳和交流电干扰等。
2. 确定心律　根据P波的有无、形态、顺序及与QRS波群的关系，确定基本心律是窦性心律还是异位心律。

3. 观察与测量 观察各导联 P、QRS、T、U 波的电压、形态、方向，ST 段有无移位；测定 PP 或 RR 间距、PR 间期、QT 间期、P 波及 QRS 波群的时间。

4. 判定心电轴 根据Ⅰ、Ⅲ导联 QRS 波群主波方向，大致判定心电轴的偏移情况。

5. 综合分析 综合心电图所见，结合评估对象的年龄、性别、病史、体征、临床诊断、用药情况、其他器械检查结果以及过去心电图检查等资料，判断心电图是否正常，作出心电图诊断。

（二）心电图检查的临床应用

1. 心电图的临床应用与价值 ①分析和鉴别各种心律失常，到目前为止还没有其他方法能代替心电图在这方面的作用。②确定心肌缺血的有无、部位及持续时间，尤其对心肌梗死的定性、定位、范围、演变及分期有极为重要的价值。③判定有无心房、心室肥大，从而协助诊断某些心脏病。④协助诊断慢性冠状动脉供血不足、心肌炎、心肌病、心包疾病等。⑤观察某些药物（如强心甙、抗心律失常药）对心肌的影响，为临床用药提供依据。⑥观察某些电解质紊乱，如血钾、血钙的过高或过低。⑦心电监护广泛应用于心脏外科手术、心导管检查、人工心脏起搏、电击复律、心脏复苏及其他危重病人的抢救。⑧描记心电图时同步描记心音图、超声心动图、阻抗血流图等，可以进行心脏功能的测定。

2. 心电图检查的局限性 ①某些心电图改变并无特异性，故只能提供诊断参考，如左心室肥大可见于高血压心脏病、主动脉瓣疾病、二尖瓣关闭不全、心肌病，亦可见于冠心病。②心电图正常不能排除心脏病存在，如轻度心脏瓣膜病变或某些心血管疾病的早期心电图可正常，双侧心室肥大因电位互相抵消而心电图正常。③心电图不正常也不能肯定有心脏病，因为影响心电图改变的原因很多，如内分泌失调、电解质紊乱、药物作用等都可引起心电图异常，偶发早搏亦常见于健康人。④心电图对心脏病的病因不能作出诊断，亦不能反映心脏的储备功能。

第三节 常见异常心电图

一、心房、心室肥大

（一）心房肥大

左右心房除极形成 P 波，右房激动在先，形成 P 波的前、中部分；左房激动在后，形成 P 波的中、后部分。心房肥大时，心电图上主要表现为 P 波振幅增大、时间延长及形态改变。

1. 右心房肥大 ①P 波时间正常。②P 波高尖，肢体导联振幅≥0.25mV，以Ⅱ、Ⅲ、aVF 导联最为突出；V_1 导联 P 波直立时，电压≥0.15mV。右心房肥大见于肺源性心脏病、肺动脉高压等，故该 P 波常被称为“肺型 P 波”（图 8－10）。

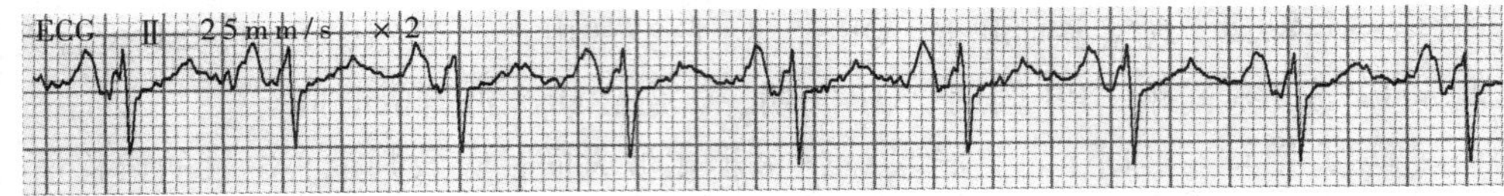

图 8－10 右心房肥大心电图

2. 左心房肥大 P 波时间延长，超过 0.12s，常呈双峰状，双峰间距≥0.04s，以Ⅰ、Ⅱ、aVL 导联明显。左心房肥大多见于风湿性心脏病二尖瓣狭窄，故该 P 波又常被称为“二尖瓣型 P 波”（图 8－11）。

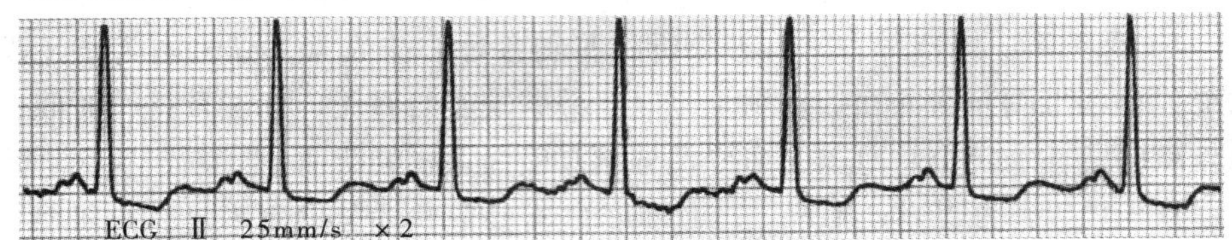

图 8－11 左心房肥大心电图

3. 双侧心房肥大 P 波时间与电压均超过正常范围。

（二）心室肥大

心电图对心室肥大的临床诊断价值不及超声心动图，但由于操作简便，费用低，仍是常用检查手段。心室肥大主要表现为 QRS 波群的电压增高、心电轴偏移及时间延长等变化。由于心室肥大常伴劳损，故而同时往往有 ST－T 改变。

1. 左心室肥大

（1）QRS 波群电压增高：①胸导联：V_5 或 V_6 导联的 R 波 >2.5mV，$RV_5+SV_1>$ 4mV（女性 >3.5mV）。②肢体导联：$R_{Ⅰ}>1.5$mV，$R_{aVL}>1.2$mV，$R_{aVF}>2$mV，$R_{Ⅰ}+S_{Ⅲ}>2.5$mV。

（2）心电轴左偏。

（3）QRS 波群时间延长：至 0.1～0.11s。

（4）ST－T 改变：在以 R 波为主的导联中，ST 段下移达 0.05mV 以上，T 波低平、双向或倒置；在以 S 波为主的导联中，T 波直立。

上述诊断标准中，以电压增高为最重要，是不可或缺的条件。左心室肥大多见于高血压、主动脉狭窄、主动脉瓣关闭不全、先天性心脏病（图 8－12）。

2. 右心室肥大

（1）QRS 波群电压增高：①胸导联：V_1 导联 R/S≥1，重者呈 qR 型（除心肌梗死外）；V_5 导联 S 波加深或 R/S≤1；$R_{V_1}+S_{V_5}>1$mV。②肢体导联：aVR 导联的 R/q 或 R/S≥1，或 R 波 >0.5mV。

（2）心电轴右偏。

（3）ST－T 改变：V_1、V_2 导联 ST 段压低，T 波双向、倒置。

心电图对诊断右心室肥大敏感性较低，但准确性较高。右心室肥大见于肺源性心脏

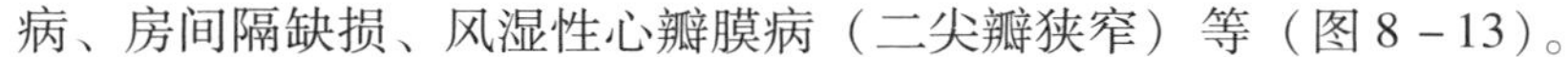
病、房间隔缺损、风湿性心瓣膜病（二尖瓣狭窄）等（图 8－13）。

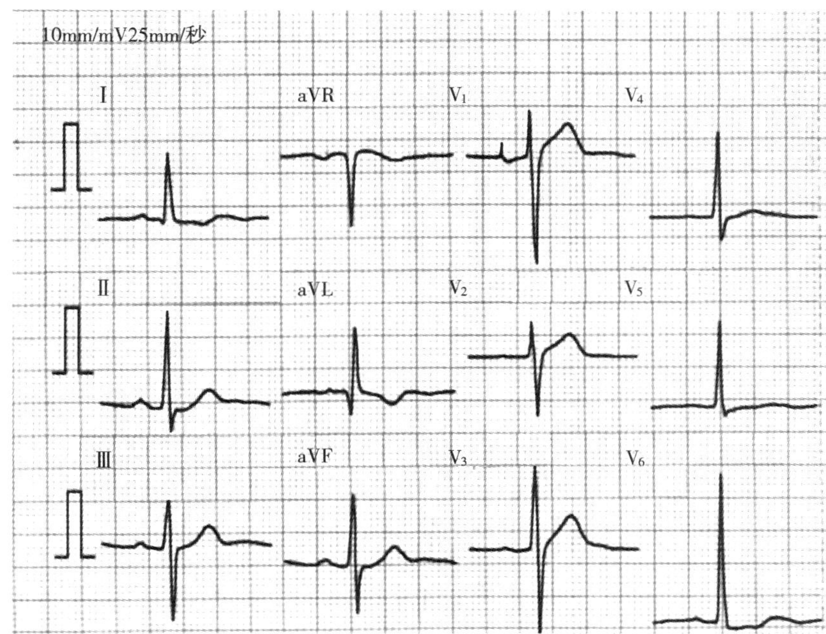

图 8－12　左心室肥大心电图

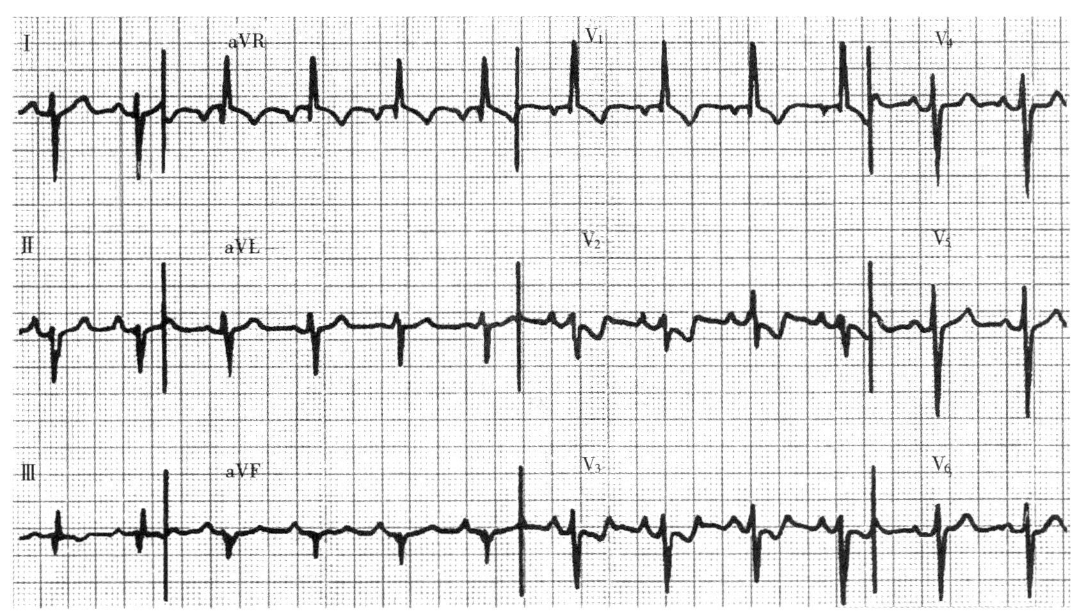

图 8－13　右心室肥大心电图

3. 双侧心室肥大　双侧心室肥大的心电图可呈以下几种表现：①大致正常的心电图，这是因为左、右心室均增大相互抵消之故。②一侧（多为左侧）心室肥大的心电图。③兼有双侧心室肥大的心电图。

二、心肌缺血与心肌梗死

（一）心肌缺血

心肌缺血常发生于冠状动脉粥样硬化。当某一部位的心肌血供下降时，心肌的复极受到影响，因而在缺血部位相关导联的心电图上呈现 ST－T 异常改变（图 8－14）。

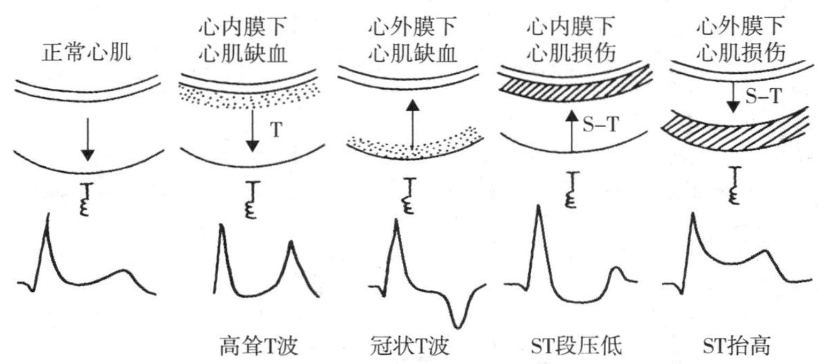

图 8－14　心肌缺血和损伤所致 ST－T 异常

1．心肌缺血的心电图类型

（1）T 波改变　大多情况下，心肌缺血表现为 T 波改变，即心内膜下缺血 T 波高大直立；心外膜下缺血 T 波倒置。

（2）S－T 段改变　表现为：心内膜下心肌损伤 ST 段压低；心外膜下心肌损伤 ST 抬高。

2．临床意义　心肌缺血的心电图可仅仅表现为 T 改变或 S－T 段改变，也可以同时出现 ST－T 改变；心绞痛发作时可出现 ST－T 改变加重，而变异型心绞痛发作时，多表现为暂时性 S－T 段抬高，常伴 T 波高大；如果 S－T 段持续抬高，提示可能发生心肌梗死。

（二）心肌梗死

心肌梗死（myocardial infarction）多是在冠状动脉粥样硬化基础上发生的完全性或不完全性血管闭塞，导致局部心肌严重持久地缺血、损伤和坏死（图 8－15）。

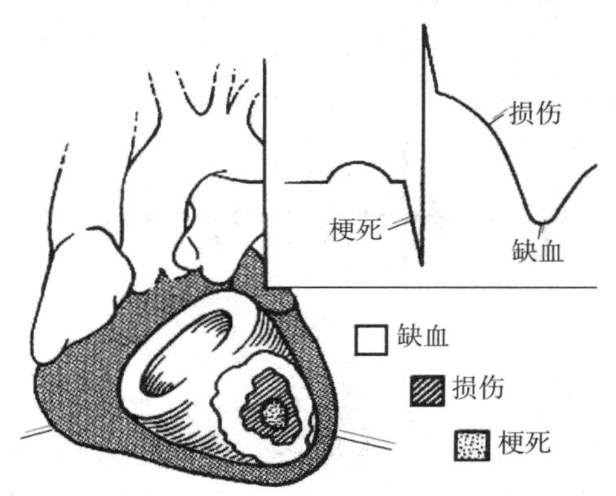

图 8－15　心肌梗死模拟图

1．基本图形

（1）“缺血型”改变　主要为 T 波改变，其特征与心肌缺血的心电图改变相似。

（2）“损伤型”改变　随着缺血时间延长，程度加重，心肌细胞损伤。主要表现为面向损伤心肌的导联 ST 段抬高。

（3）“坏死型”改变　损伤进一步加重，心肌细胞变性坏死，主要表现为面向坏死区的导联出现病理性 Q 波（Q 波宽度≥0.04s 或 Q 波振幅大于同导联 R 波的 1/4）。

2. 心肌梗死的图形演变及分期　根据临床、病理等特征，把心肌梗死分为进展期、急性期、愈合期和陈旧期，ST 段抬高与病理性 Q 波是典型心电图表现（图 8－16）。

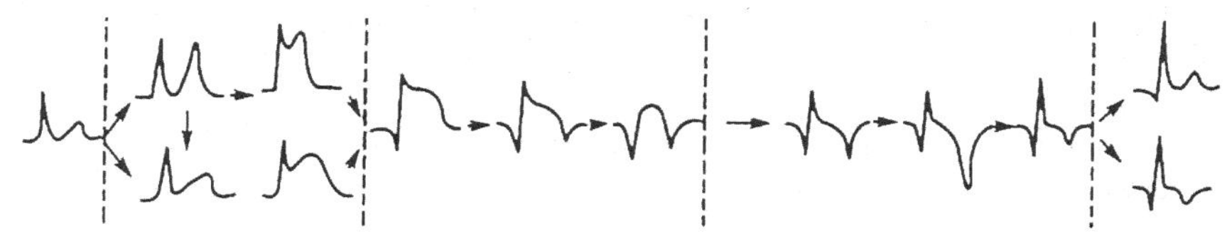

图 8－16　典型心肌梗死的图形演变

（1）进展期　发生急性心肌梗死数分钟后。首先产生高大的 T 波，继之迅速出现 ST 段斜形抬高，与直立 T 波融合成单向曲线；可有 QRS 波群电压增高，时间轻度延长。

（2）急性期　心肌梗死后数小时或数日，可持续数周。ST 段先继续抬高，呈弓背向上型，可与 T 波形成单向曲线，后逐渐下降；在高耸的 T 波开始降低后即可出现异常 Q 波，直立 T 波开始倒置并逐渐加深。异常 Q 波、ST 段弓背向上型抬高和 T 波倒置可在此期并存。

（3）愈合期　心肌梗死后数周至数月，抬高的 ST 段逐渐降至基线，倒置的 T 波逐渐变浅或长时间不变；坏死型 Q 波继续存在。

（4）陈旧期　急性心肌梗死 3～6 个月后，ST 段恢复正常，T 波正常或持续倒置、低平；Q 波可终身存在（图 8－17）。

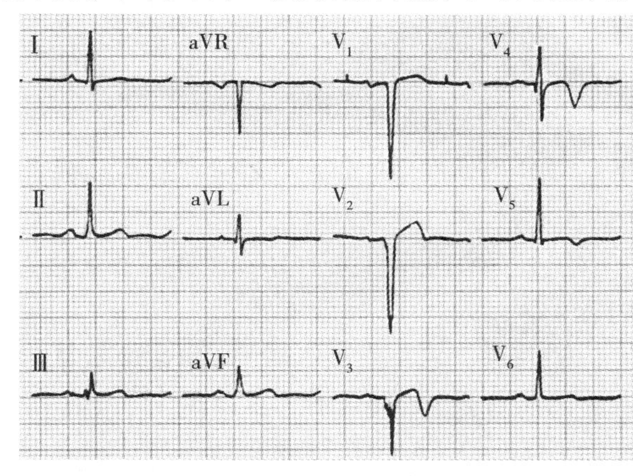

图 8－17　陈旧性前间壁心肌梗死心电图

由于现代诊疗技术（溶栓、抗栓或介入性治疗等）的有效实施，心肌梗死的病程大大缩短，故而其心电图表现可不再呈现典型的演变过程。

3. 心肌梗死的定位诊断　所谓心肌梗死的定位诊断，是根据出现异常 Q 波等特征性心电图改变的导联来判断心肌梗死的部位（表 8－4）。

表 8－4　心肌梗死的定位诊断

梗死部位	I	II	III	aVR	aVL	aVF	V_1	V_2	V_3	V_4	V_5	V_6
前间壁							+	+	+			
前壁									+	+		
前侧壁											+	+
高侧壁	+				+							
广泛前壁							+	+	+	+	+	+
下壁		+	+			+						

三、心律失常

（一）概述

心律失常（cardiac arrhythmia）是指心脏激动的起源异常或（和）传导异常。

1. 激动起源异常

（1）窦性心律失常 窦房结本身发出的激动出现异常，包括窦性心动过速、窦性心动过缓、窦性心律不齐、窦性停搏等。

（2）异位心律 异位起搏点发出激动引起心脏的兴奋，包括主动性异位心律（过早搏动、心动过速、扑动和颤动）和被动性异位心律（也称之为逸搏）。

2. 激动传导异常

（1）传导阻滞 是指激动传导延缓或传导中断，可以发生于整个传导系统，包括窦房传导阻滞、房内传导阻滞、房室传导阻滞和室内传导阻滞（束支或分支传导阻滞）。

（2）传导途径异常 激动传导通过房室之间一条异常的旁路，如预激综合征。

（二）常见心律失常的心电图表现

1. 窦性心律失常

（1）窦性心动过速 具有窦性心律的特点；心率在100次/分以上，但一般不超过160次/分。

（2）窦性心动过缓 具有窦性心律的特点；心率在60次/分以下，但一般不低于40次/分。

（3）窦性心律不齐 窦性心律快慢不等，在同一导联上PP间期相差 >0.12s。常与呼吸周期有关，即吸气时心率稍快，呼气时心率稍慢（图8－18）。

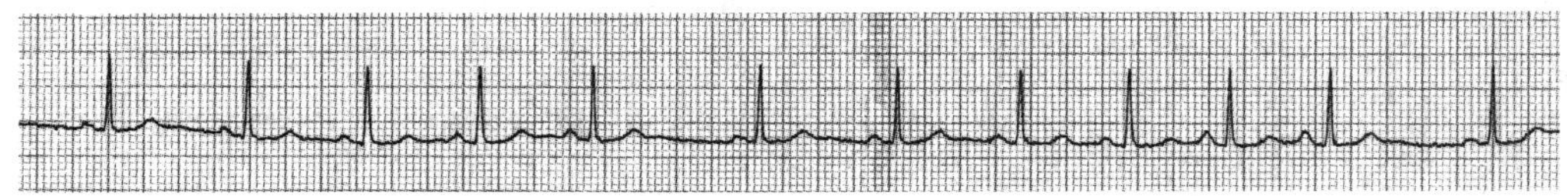

图8－18 窦性心律不齐心电图

2. 期前收缩（早搏）

（1）房性早搏 ①提前出现的P′波，其形态与窦性P波略有不同。②P′R间期 > 0.12s。③QRS波群形态和时间基本正常。④多为不完全性代偿间歇，即期前收缩前后两个窦性P波之间的间距小于正常PP间距的2倍（图8－19）。

（2）房室交界性早搏 ①提前出现的QRS波群，其形态基本正常。②QRS波群之前可无P′波，如有P′波常为逆行性（P′在Ⅱ、Ⅲ、aVF导联倒置，在aVR直立），因异位激动可同时传向心房和心室，逆行P′波可在QRS波形之前（P′－R间期 <0.12s），也可在QRS波群之中或之后（R－P′间期 <0.2s）。③常有完全性的代偿间歇，即期前收缩前后两个窦性P波之间的间距等于正常PP间距的2倍（图8－20）。

（3）室性早搏　①提前出现的 QRS 波群，其前无相应的 P 波。②QRS 波群宽大畸形，时限 >0.12s。③T 波与 QRS 波群主波方向相反。④有完全性的代偿间歇（图 8－21）。

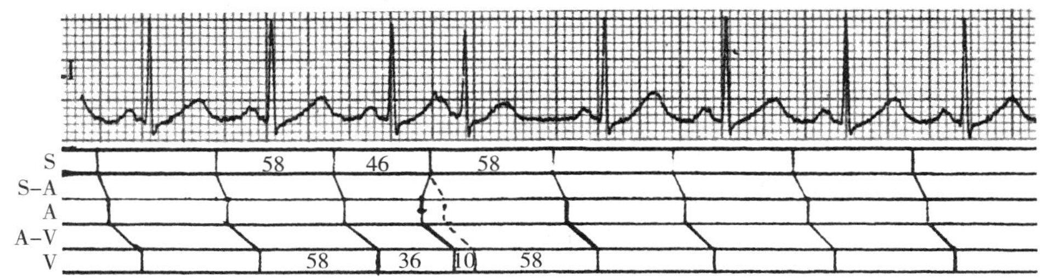

图 8－19　房性早搏心电图

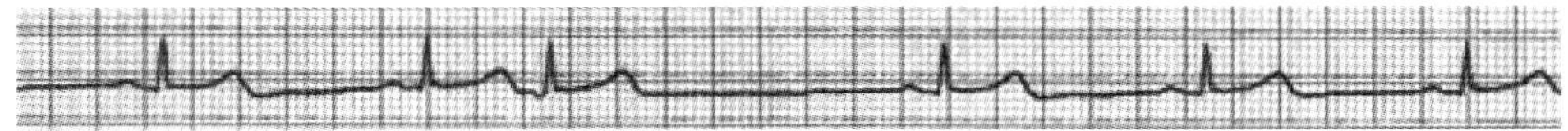

图 8－20　房室交界性早搏心电图

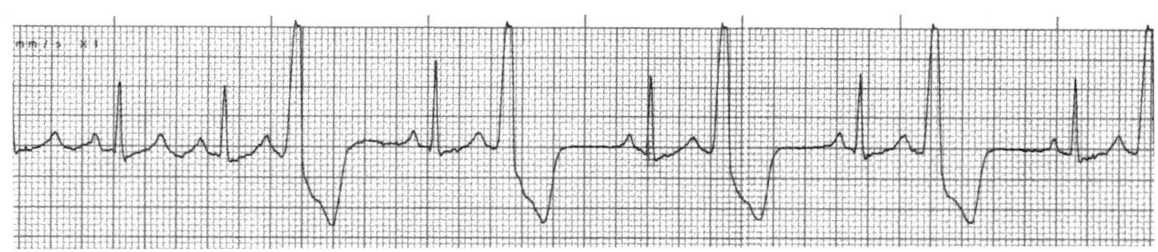

图 8－21　室性早搏心电图

3. 心动过速

（1）阵发性室上性心动过速　①频率一般在 160～250 次/分，节律快而规则。②QRS波群形态一般正常。③常突然发生、突然中止。

（2）室性心动过速　①频率多在 140～200 次/分，节律可稍不齐。②QRS 波群宽大畸形，时间常 >0.12s。③如发现 P 波，P 波频率慢于 QRS 波群，且 P 与 R 之间无固定关系（房室分离）。

4. 心房、心室颤动

（1）心房颤动　①P 波消失，代之以大小不同、形状各异、间隔不等的房颤波（f 波），频率为 350～600 次/分，以 V_1 导联最清楚。②RR 间期绝对不规则。③QRS 波形态和时间大多正常（图 8－22）。

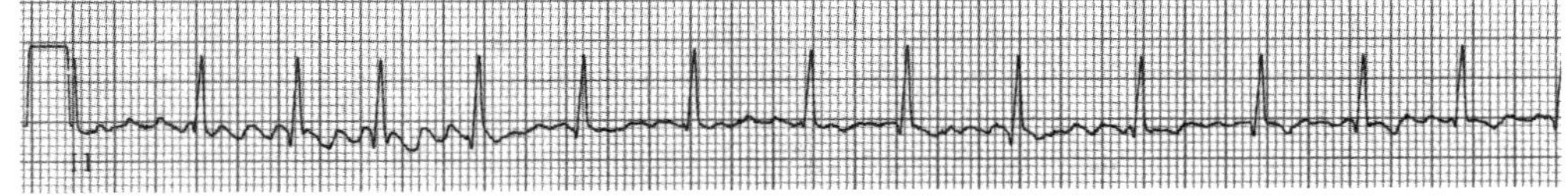

图 8－22　心房颤动心电图

（2）心室颤动　①QRS－T 波群完全消失。②出现形状不一、大小不等、节律不整的基线摆动波形，频率为 200～500 次/分（图 8－23）。

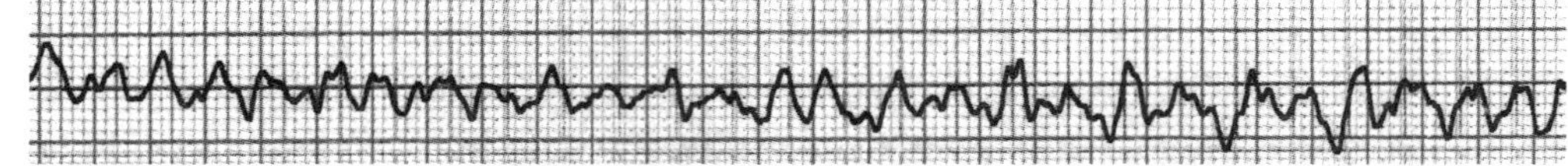

图8－23 心室颤动心电图

5. 房室传导阻滞 房室传导阻滞（atrioventricular block）是指心脏激动传导过程中，发生在心房和心室之间的传导异常，是临床上最常见的一种传导阻滞。房室传导阻滞可发生在房室结、希氏束以及束支等不同部位。根据阻滞程度的不同，可分为一度、二度和三度房室传导阻滞。

（1）一度房室阻滞 激动从心房到心室的传导速度减慢，但每一个激动都能传导至心室。心电图表现为PR间期延长，超过0.2s。

（2）二度房室阻滞 又分为Ⅰ型（文氏或莫氏Ⅰ型）和Ⅱ型（莫氏Ⅱ型）：①二度Ⅰ型：激动传导到心室的时间逐渐延长，直到有一个不能传导到心室而发生脱漏。心电图表现为P波规律性地出现，PR间期逐渐延长，然后发生一次QRS波群脱漏（图8－24）。②二度Ⅱ型：部分激动被阻滞而不能下传到心室。心电图表现为QRS波群的间歇性脱漏（图8－25）。

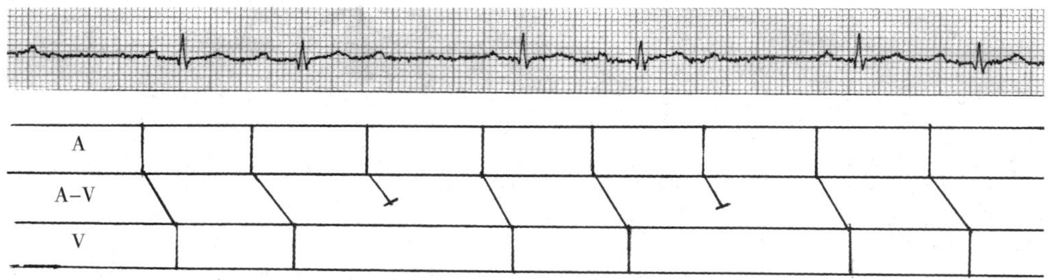

图8－24 二度Ⅰ型房室传导阻滞心电图

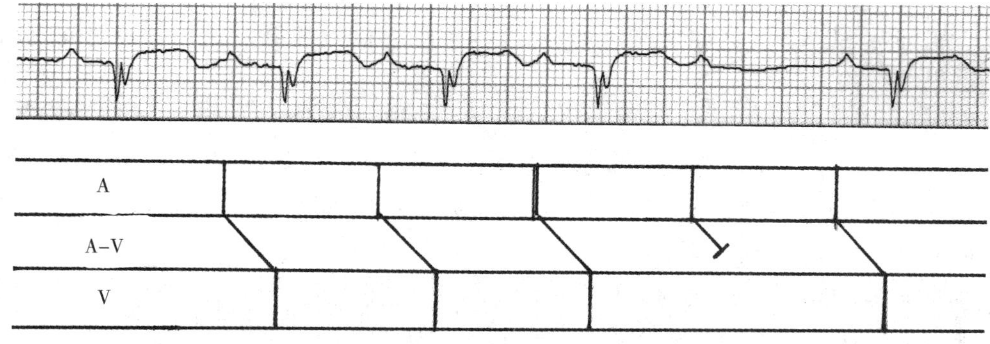

图8－25 二度Ⅱ型房室传导阻滞心电图

（3）三度房室阻滞 又称完全性房室传导阻滞，是指全部的心房冲动都不能传导至心室。其心电图特征为P波与QRS波群毫无关系，且心房率快于心室率（图8－26）。

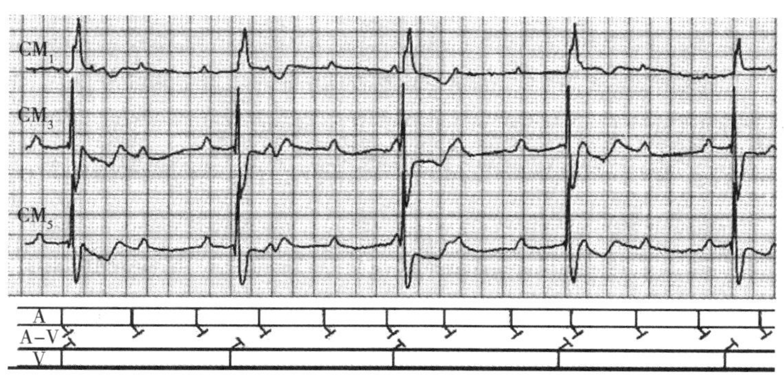

图 8－26　三度房室传导阻滞

四、药物和电解质紊乱对心电图的影响

（一）药物对心电图的影响

1. 洋地黄对心电图的影响　洋地黄直接作用于心室肌，使其动作电位时程缩短。应用洋地黄之后，其心电图呈以下征性：①ST 段斜形压低，ST－T 呈“鱼钩型”。②T 波低平、倒置或双向。③QT 间期缩短。此即所谓的洋地黄效应（digitalis effect）（图 8－27）。

如发生洋地黄中毒（digitalis toxicity），则可出现各种心律失常，常见的有：①频发性二联律或三联律及多源性室性期前收缩。②室性心动过速，甚至室颤。③室上性心动过速。④房室传导阻滞。

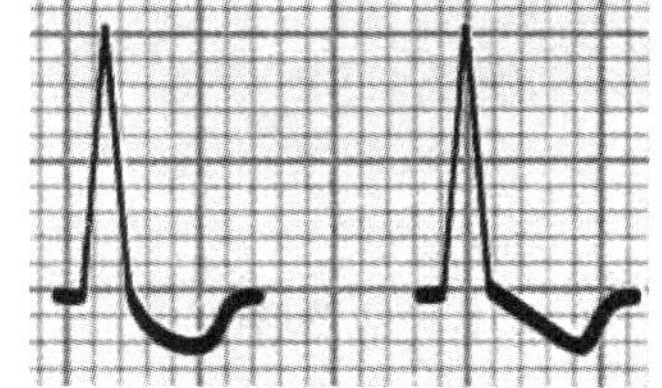

图 8－27　洋地黄效应心电图

2. 奎尼丁对心电图的影响　奎尼丁是常用抗心律失常药物，对心电图的影响较明显。

（1）治疗剂量时的心电图表现　①QT 间期延长。②T 波低平或倒置。③U 波增高。④P 波稍宽可有切迹，PR 间期延长。

（2）奎尼丁中毒的心电图表现　①QT 间期明显延长。②QRS 波群时间明显延长。③各种程度的房室传导阻滞。④各种室性心律失常，严重时可发生室性心动过速，甚至室颤。

3. 胺碘酮对心电图的影响　可使 QT 间期延长，T 波平坦、切迹。

（二）电解质紊乱时的心电图变化

血清电解质浓度的增高与降低，都会影响心肌的除极与复极及激动的传导。心电图虽有助于电解质紊乱的诊断，但由于受其他因素的影响，心电图改变与血清中电解质水平并不完全一致。

1. 血钾变化对心电图的影响

（1）高血钾　血钾浓度超过 5.5mmol/L 称为高血钾（hyperkalemia）。其心电图基本表现为：①QT 间期缩短和 T 波高尖。②心房肌受抑制而无 P 波，称之为“窦室传导”。③严重病例可使 QRS 波群增宽，PR 及 QT 间期延长，R 波电压降低及 S 波加深，

ST 段压低，U 波增高，甚至出现室性心动过速、心室扑动或颤动、心脏停搏。

（2）低血钾　血钾浓度低于 3. 5mmol/L 称为低血钾（hypokalemia）。其典型心电图改变为：①T 波低平或倒置，U 波增高。②QT 间期可轻度延长。③明显的低血钾可使 QRS 波群时间延长，P 波振幅增高，并可引起异位性室性心律。④加重洋地黄的中毒作用。

2. 血钙变化对心电图的影响

（1）高血钙　血钙浓度超过 2. 58mmol/L 称为高血钙（hypercalcemia）。高血钙时的主要心电图改变为：①ST 段缩短或消失，QT 间期缩短。②严重高血钙时，可发生窦性静止、窦房阻滞、室性期前收缩、阵发性室性心动过速等。

（2）低血钙　血钙浓度低于 2. 25mmol/L 称为低血钙（hypocalcemia）。低血钙时的主要心电图改变为：①ST 段明显延长，QT 间期延长，直立 T 波变窄、低平或倒置。②一般很少发生心律失常。

同步训练

1. 心脏的电冲动起源于：

A. 窦房结　B. 房室结　C. 房室束

D. 室间隔　E. 希氏束

2. 窦性心律是正常心率，它起源于：

A. 房室结　B. 心房节律点　C. 心室节律点

D. 室间隔　E. 窦房结

3. 心电图是记录心脏的：

A. 心音声波图形　B. 心脏形态变化　C. 心脏血流速度

D. 心脏压力变化　E. 每一心动周期电活动变化的曲线图形

4. 心电图检查不能作出直接诊断的是：

A. 心律失常　B. 心室肥大　C. 心功能级别

D. 高血钾　E. 心肌缺血

5. 心电图对下列何种疾病最有诊断价值：

A. 心室肥大　B. 心肌梗死　C. 心房肥大

D. 电解质紊乱　E. 慢性心力衰竭

6. 在进行心电图描记时，黄色的导线应接在病人的：

A. 右上肢　B. 左上肢　C. 右下肢

D. 左下肢　E. 胸骨右缘第 4 肋间

7. 心电图检查时，V_2 导联正极应置于：

A. 胸骨右缘第 4 肋间　B. 胸骨左缘第 4 肋间　C. 左腋中线平第 5 肋间

D. 左锁骨中线平第 5 肋间　E. 右锁骨中线平第 5 肋间

8. 正极接左下肢、负极接左上肢的心电图导联为：

A. 标准 I 导联　B. 标准Ⅱ导联　C. 标准Ⅲ导联

D. aVR 导联　E. aVF 导联

9. 正极接左下肢、负极接右上肢的心电图导联为：

A. 标准Ⅰ导联　　B. 标准Ⅱ导联　　C. 标准Ⅲ导联
D. aVR 导联　　E. aVF 导联

10. 在 QRS 波群的命名中，Q 波是指：
A. 第一个向下的波　　B. 第一个向上的波　　C. R 波之前向下的波
D. R 波之后第二个向上的波　　E. R 波之后向下的波

11. 有关心电图各波段的叙述，错误的是：
A. P 波为心房除极波　　B. PR 间期为心房除极时间
C. QRS 波群为心室除极波　　D. 心室复极晚期的心电图变化表现为 T 波
E. QT 间期为心室除极和复极时间之和

12. 不是由心室电活动引起的是：
A. P 波　　B. T 波　　C. QRS 波群
D. U 波　　E. ST 段

13. P 波代表：
A. 左心房肥大　　B. 房间隔兴奋　　C. 室间隔兴奋
D. 心室除极　　E. 心房除极

14. 心电图上代表房室传导的时间是：
A. P 波　　B. QRS 波群　　C. T 波
D. PR 间期　　E. QT 间期

15. 心室除极形成心电图上的：
A. P 波　　B. QRS 波群　　C. T 波
D. PR 间期　　E. U 波

16. T 波代表：
A. 心房除极波　　B. 心室除极波　　C. 心房复极波
D. 心室复极波　　E. 心室晚电位

17. ST 段和 T 波的形成是：
A. 心室除极全过程　　B. 心室的缓慢和快速复极
C. 心房除极的全过程　　D. 心房复极的全过程
E. 一个心动周期的全部电生理过程

18. QRS 波群的终末与 ST 段起始的交接点是：
A. J 点　　B. R 峰　　C. 心房除极开始的标志
D. 心室除极开始的标志　　E. U 波

19. 心电图上代表心室开始激动至复极结束所需的时间是：
A. RR 间距　　B. PP 间距　　C. ST 段
D. QT 间期　　E. PR 间期

20. Ⅰ、Ⅲ导联，QRS 波群主波方向都向上，则心电轴：
A. 不偏　　B. 轻度左偏　　C. 轻度右偏
D. 重度左偏　　E. 重度右偏

21. 做心电图检查时，国内一般采用的纸速为：
A. 15mm/s　　B. 25mm/s　　C. 50mm/s
D. 75mm/s　　E. 100mm/s

22. 正常心电图，P 波一定倒置的导联是：

A. Ⅰ导联　　B. aVL 导联　　C. Ⅱ导联
D. 胸导联　　E. aVR 导联

23. 心率正常时，成人的 PR 间期为：
A. 0.12～0.22s　　B. 0.2～0.22s　　C. 0.12～0.2s
D. 0.2～0.3s　　E. 0.32～0.44s

24. 关于正常 ST 段的偏移范围，不正确的是：
A. ST 段下降在胸导联不超过 0.05mV
B. ST 段抬高在 V_1 导联不超过 0.3mV
C. ST 段抬高在 V_3 导联不超过 0.3mV
D. ST 段抬高在 V_5 导联不超过 0.1mV
E. ST 段下降在肢体导联不超过 0.1mV

25. 可肯定为病理性 Q 波的是：
A. aVR 导联呈 QS 型
B. aVF 导联 Q 波时限 0.02s
C. Ⅱ导联 Q 波振幅等于同导联 R 波的 1/6
D. V_5 导联呈 qRs 型
E. V_1～V_3 导联呈 Qr 型，时限 0.06s

26. 正常心电图下列哪项描述错误：
A. P 波在肢体导联中均倒置，在胸导联中直立
B. PR 间期为 0.12～0.2s
C. P 波频率为 60～100 次/分
D. QRS 波群时间为 0.06～0.1s
E. QT 间期时间为 0.33～0.42s

27. 窦性心律的心电图特征是：
A. P 波规律出现，频率 60～100 次/分，Ⅰ、Ⅱ、aVF、V_4～V_6 直立，aVR 倒置
B. P 波规律出现，频率 70～90 次/分，P 波在 V_1、V_2 导联最清楚
C. P 波规律出现，频率 60～80 次/分，P 波在肢体导联最清楚
D. P 波规律出现，频率 80～100 次/分，P 波在胸导联最清楚
E. P 波规律出现，频率 90～120 次/分，Ⅰ、Ⅱ、aVF、V_4～V_6 直立，aVR 倒置

28. 高尖 P 波见于：
A. 左心房肥大　　B. 右心房肥大　　C. 左心室肥大
D. 右心室肥大　　E. 双心室肥大

29. 对急性心肌梗死诊断价值最大的心电图特征是：
A. 单纯 ST 段抬高
B. 单纯异常 Q 波
C. 异常 Q 波，ST 段弓背抬高同时出现
D. 冠状 T 波
E. ST 段压低 0.1mV

30. 心电图出现 U 波增高，ST 段压低，T 波低平，应考虑：
A. 高血钙　　B. 低血钙　　C. 高血钠
D. 低血钾　　E. 高血钙

31. 诊断陈旧性心肌梗死的心电图可靠依据是：
A. 异常 Q 波　　B. T 波倒置　　C. ST－T 段继发性改变
D. QRS 波群时限延长　　E. 右心室高电压
32. 关于房性期前收缩的心电图特征，不正确的是：
A. 有提早出现的 P 波　　B. PR 间期 >0.12s
C. P′波与窦性 P 波形态常不同　　D. 代偿间歇不完全
E. 多数 P′波后的 QRS 波群宽大畸形
33. 提示心电图上有房室交界性期前收缩的是：
A. 提前出现宽大畸形 QRS 波群　　B. 提前出现逆行 P′波
C. 提前出现 P－QRS－T 波群　　D. 代偿间歇完全
E. T 波与 QRS 波群主波方向相反
34. 关于室性期前收缩心电图表现，错误的是：
A. 有提前出现的宽大畸形的 QRS 波群
B. T 波方向与 QRS 主波方向相反
C. QRS 波群前出现倒置 P 波
D. 代偿间歇完全
E. 可出现室性融合波
35. 不符合阵发性室性心动过速心电图特点的是：
A. 连续 3 次以上的室早　　B. 心室率超过 100 次/分
C. P 波与 QRS 波群常有关　　D. 可见室性融合波
E. QRS 波群宽大畸形
36. 关于阵发性室性心动过速的心电图特点，不正确的是：
A. QRS 波群宽大畸形　　B. 心室率一般为 150～200 次/分
C. 心室律略有不整　　D. P 波与 QRS 波有固定关系
E. 可有心室夺获和室性融合波
37. 心室律绝对不规则常见于：
A. 心房扑动　　B. 心房颤动　　C. 房性心动过速
D. 室性心动过速　　E. 偶发期前收缩（早搏）
38. PR 间期延长不恒定的二度房室传导阻滞是：
A. 文氏现象　　B. 莫氏Ⅱ型
C. 有 QRS 波群脱漏且心率缓慢　　D. 有 QRS 波群脱漏但心率快
E. 有 QRS 波群脱漏且心律不规则
39. 二度Ⅰ型房室传导阻滞最主要的诊断依据是：
A. P 波与 QRS 波群无关　　B. 有心室漏搏　　C. PP 间期逐次延长
D. RR 间距逐次缩短　　E. PR 间期逐次延长加漏搏
40. 三度房室传导阻滞时心电图表现是：
A. 心房率快于心室率，P 与 QRS 波群无关
B. 心房率慢于心室率，P 与 QRS 波群无关
C. 心房率快于心室率，P 与 QRS 波群有时有关
D. 心房率慢于心室率，P 与 QRS 波群有时有关
E. 心房率快于心室率，P 与 QRS 波群关系不定

第九章　影像学检查

学习目标

1. 掌握X线检查前、超声检查前护理。
2. 熟悉X线检查、超声检查原理。
3. 了解计算机体层成像、磁共振检查原理与临床应用。

影像学检查是以影像方式显现人体内部组织器官的形态和功能信息，以达到临床诊断和治疗的目的。现代医学影像学起源于X线诊断。1895年1月5日，德国物理学家威廉·康纳德·伦琴发现X线，他因此于1901年获诺贝尔物理学奖。X线在医学领域的应用形成了独立的X线学。随着对比剂和造影检查的发展，逐渐形成了放射学。20世纪70年代以来，超声检查（ultrasonography，USG）、X线计算机体层成像（X-ray computed tomography，X-ray CT或CT）、磁共振成像（magnetic resonance imaging，MRI）、发射体层成像（emission computed tomography，ECT）等新的成像技术的临床应用，形成了影像诊断学。医学影像诊断学作为一门重要的临床医学学科，促进了临床医学的发展。

知识链接

X线的发现

X线的发现是一个偶然。1895年，当威廉·康纳德·伦琴正在观看克氏管放电现象时，发现一种看不见的射线穿透了人的手指，并且在显示屏上出现了骨骼的影像。后来，他用照相用的胶片对这种射线进行继续的研究和记录。至此，科学家们开始研究X线并发现：X线实际上是一种电磁波。波长比可见光线短，界于紫外线和伽马线之间，是在高粒子电子互相碰撞时产生的。

第一节　X 线检查

一、X 线的特性及成像原理

1895 年，德国科学家伦琴发现了具有高能量，肉眼看不见，但能穿透不同物质，能使荧光物质发光的射线。因为当时对这种射线的性质还不了解，因此称之为 X 射线。为了纪念发现者，后来也称伦琴射线，简称为 X 线（X－ray）。

（一）X 线的特性

X 线是波长很短的电磁波。波长范围为 0.0006～50nm，用于诊断的 X 线波长为 0.008～0.031nm（相当于 40～150kV 时）。其波长比可见光短，肉眼看不到。X 线成像和 X 线相关检查的特性有：

1. 穿透性　X 线波长短，具有强穿透力，能穿透可见光不能穿透的物体，并且在穿透过程中有一定的衰减。X 线的穿透力与 X 线管电压密切相关，电压愈高，所产生的 X 线波长愈短，穿透力也愈强；反之，穿透力愈弱。此外，X 线穿透物体的程度与物体的密度和厚度相关。X 线穿透性是 X 线成像的基础。

2. 荧光效应　X 线能激发荧光物质（如硫化锌镉及钨酸钙等），使之产生肉眼可见的荧光。X 线的荧光效应是进行透视检查的基础。

3. 摄影效应　X 线通过照射可使涂有溴化银的胶片感光，产生潜影，经过处理，感光的溴化银中的银离子（Ag^+）被还原成金属银（Ag），并沉淀于胶片的胶膜内。此金属银的微粒，在胶片上呈黑色。而未感光的溴化银，在定影及冲洗过程中，从 X 线胶片上被洗掉，因而显出胶片片基的透明本色。依金属银沉淀的多少，便产生了黑和白的影像。X 线摄影效应，是 X 线摄影的基础。

4. 电离效应　X 线通过任何物质都可产生电离效应。X 线进入人体，也产生电离作用，使人体产生生物学方面的改变，即生物效应。X 线电离效应是放射防护学和放射治疗学的基础。

（二）X 线的成像原理

X 线之所以能使人体在荧光屏上或 X 线胶片上形成影像，一方面是基于 X 线的特性，即其穿透性、荧光效应和摄像效应，另一方面是基于人体的组织有密度和厚度的差别。由于存在这种差别，当 X 线通过人体各种不同组织结构时，它被吸收的程度不同，所以荧光屏或 X 线片上的 X 线量即有差异，这样荧光屏或 X 线片上才能显示黑白对比不同影像。

1. 自然对比　利用人体组织和器官本身密度的差异来形成对比清楚的影像，称为自然对比。人体组织按密度高低依次可分为骨骼、软组织（包含体液）、脂肪组织和含气组织 4 类。它们在荧光屏或 X 线片上所显示的阴影见表 9－1。

表 9－1 人体组织密度差异和 X 线影像关系表

组织	密度	吸收 X 线量	透过的 X 线量	X 线影像	
				透视	照片
骨、钙化灶	高	多	少	暗	白
软组织、液体	稍低	稍少	稍多	较暗	灰
脂肪	更低	更少	更多	较亮	深灰
气体	最低	最少	最多	最亮	黑

（1）骨骼　骨骼含有约 68% 钙质，在人体组织中密度最高，吸收 X 线亦最多，与其他三种组织都可形成明显对比。

（2）软组织和体液　软组织包括皮肤、肌肉、结缔组织、内脏组织及软骨等。体液则包括血液、淋巴液、脑脊液及分泌液（如胃液、尿、胆汁）等，它们的密度以及 X 线的吸收率与水相近，介于高密度的骨骼与低密度的含气组织之间，所以可与两者形成明显的对比。

（3）脂肪组织　脂肪是软组织的一种，比起其他软组织来，它的密度较低，如果投照条件适当，可与软组织形成对比。

（4）含气组织　气体的密度最低，吸收 X 线最少，因此与其他组织都能形成明显对比。在人体的各部位中，以胸部及肢体的各种组织的自然对比最为明显。

2. 人工对比　对于人体内缺乏自然对比的组织或器官，尤其是中等密度的组织或器官，可以用人为的方法，引入一定量的、在密度上高于或低于它的物质，使之产生对比，称之为人工对比。这种方法称为造影，引入物质为造影剂。造影剂的广泛应用，使 X 线检查的范围显著扩大。

二、X 线的检查方法与临床应用

（一）普通检查

X 线普通检查包括透视和摄片：

1. 透视　使 X 线透过人体被检查部位并在荧光屏上形成影像，称为透视。透视一般在暗室内进行，检查前必须做好暗适应，带深色眼镜并在暗室内适应一段时间。透视的优点是经济、操作简便，能看到心脏、横膈及胃肠等活动情况，同时还可转动病人体位，做多方面观察，以显示病变及其特征，便于分析病变的性质，多用于胸部及胃肠检查。缺点是荧光影像较暗，细微病变（如粟粒型肺结核等）和密度、厚度较大的部位（如头颅、脊椎等）看不太清楚，而且透视仅有书写记录，病人下次复查时不易做精确的比较。

2. 摄片　X 线透过人体被检查的部位并在胶片上形成影像，称为 X 线摄片。摄片所见影像比透视清楚，适用于头颅、脊椎及腹部等部位检查。摄片还可留作永久记录，便于分析对比、集体讨论和复查比较。但摄片不能显示脏器活动状态。一张照片只反映一个体位（体位即照相位置）的 X 线征象，根据病情和部位，有时需要选定多个投照体位。

（二）特殊检查

1. 体层摄影　普通 X 线照片显示的影像是各层组织前后重叠的复合影，而体层摄影是利用一种特殊装置使人体内深部的任何一层组织在 X 线片上显影，而同时使其他各层组织阴影模糊不清，以达到诊断目的的 X 线检查方法。

体层摄影常用于确定肺部有无空洞，了解气管、支气管有无狭窄、阻塞或扩张，以及研究实质性病变的详细情况，鉴别诊断骨骼病灶内部结构、边缘是否锐利以及病变的确切部位及范围、密度等情况，配合造影检查。

2. 软线摄影　用能发射软 X 线的钼靶球管，用以检查软组织，如乳腺等。

3. 床旁摄影　为抢救危重病人用，将 X 线机推到急诊室、手术室或病房给病人摄影，该摄片因病人卧位，机器性能低，故影像不甚清晰。

4. 高千伏 X 线摄影　可使人体各种组织及器官结构显影清晰，多用于肺部病变检查。

5. 间接摄影（荧光摄影）　用照相机将荧光屏上的影像拍摄成小照片，多用于集体检查。

6. CT　该设备提高了对阴影的分辨能力，可以识别组织内的细微病变，提高了 X 线定位和定性诊断的正确性。

7. 计波摄影　采用特殊装置以波形的方式记录心脏大血管的搏动、膈及胃肠道的运动和蠕动。

（三）造影检查

造影剂可分两类：高密度造影剂（如碘剂、硫酸钡等）、低密度造影剂（如空气、氧气、二氧化碳等）。临床常用造影检查引入途径可分为直接引入法与生理积聚两种形式：

1. 直接引入法　直接引入法又分为两种途径：其一是经自然通道引入造影剂至相应的器官，如从口腔或肛门引入钡剂行胃肠钡餐或钡剂灌肠检查；经鼻腔（或口腔）插管至气管注射碘油行支气管造影；经尿道逆行插管注射碘水至尿道或/和膀胱行尿道或/和膀胱造影，需要时可将导管再引入输尿管做逆行肾盂造影；经阴道插管至子宫腔内注射碘剂称为子宫输卵管造影；还有经病变或手术形成瘘道引入造影剂，为瘘道造影或术后胆管造影等。其二是经皮肤穿刺，自针管或连接导管注射造影剂，引入与外界隔离的腔道或器官内，如各种血管造影、心脏造影、气脑造影及脑室造影等。

2. 生理积聚或生理排泄法　经口服或静脉注射造影剂，利用该造影剂具有选择性经某脏器生理聚积或排泄，暂时停留于管道或内腔使之显影，如口服胆囊造影，静脉肾盂造影等。

三、X 线检查前、后的护理

（一）透视检查

应简单向病人说明检查的目的和需要配合的姿势，以消除病人进入暗室的恐惧心理。尽量除去透视部位的厚层衣物及影响 X 线穿透的物品，如发夹、金属饰物、膏药、敷料等，以免干扰检查结果，影响诊断治疗。

（二）摄片检查

应向病人解释摄片的目的、方法、注意事项，如充分暴露投照部位、摄片时需屏气等，使病人在摄片时合作。除急腹症外，腹部摄片前应先清理肠道，以免气体或粪便影响摄片质量。创伤病人摄片时，应尽量少搬动，危重病人摄片必须有临床医护人员监护。

（三）造影检查

应向病人做必要的解释，以取得合作。一定要了解病人有无造影的禁忌证，如严重心、肾疾病或过敏体质等。对接受含碘造影剂检查的病人需做碘过敏试验，其方法可用 35% 的碘造影剂滴入眼球结合膜，于 15 分钟后观察有无充血反应；也可用同剂型的碘造影剂 1ml 做缓慢的静脉注射，于 15 分钟内观察病人有无胸闷、心慌、恶心、呕吐、呼吸急促、头晕、头痛、荨麻疹等不良反应。应备齐各种急救药物与用品，掌握严重反应的急救方法。

（四）胃肠钡餐检查

检查前 3 天禁服影响胃肠道功能的药物和含钾、镁、钙等重金属药物；禁食 10 小时以上；有幽门梗阻者检查前应先抽出胃内滞留物。

（五）钡剂灌肠检查

检查前 1 天进少渣半流质饮食，下午至晚上饮水 1000ml 左右；如做双重造影，检查前 1 日晚需服用番泻叶导泻；检查当日禁早餐；检查前 2 小时做彻底清洁灌肠。

知识链接

什么叫 CR

CR 又称计算机 X 线成像，是把传统的 X 线照片改变为数字化照相，是用影像板取代近 100 年来沿用的增感屏和胶片，用计算机获取、处理、存储和传输图像。计算机 X 线成像目前已在国内外现代化医院广泛应用。

CR 应用范围与过去传统的 X 线照片相同，其特点和优点较传统的 X 线照片有明显优势：

1. 检查速度快，提高工作效率。
2. 检查质量高，图像清晰。
3. 具有后处理功能，因此没有废片，既节约胶片又可避免病人重复检查。
4. 减少 X 线辐射量，有利于保护病人的健康。
5. 图像可以光盘存储，可以避免传统的 X 线照片保存的许多缺点。
6. 图像数字化，可以传输到病房、手术室，以及可以远程诊断、教学等。

第二节　超声检查

超声波是声波的一种，是机械振动在弹性介质中的传播。频率在 16 ~ 20000Hz（赫兹）的声波人耳可以听到，称为可闻声波；频率高于 20000Hz 的声波，人耳听不到，称为超声波。超声检查是指运用超声波的物理特性和人体器官组织声学性质上的差异，以波形、曲线或图像的形式显示记录，从而对人体组织的物理特征、形态结构、功能状态作出判断而进行疾病诊断的一种方法。随着电子技术的发展，尤其是电子计算机技术应用于超声诊断仪，使超声检查水平迅速提高，并广泛应用于临床，包括肝、胆、脾、胰、肾、膀胱、前列腺、颅脑、眼、甲状腺、乳腺、肾上腺、卵巢、子宫、心脏等脏器和软组织的部分疾病诊断及产科领域。其具有操作简便易行、安全无损伤、无特殊禁忌证、能及时获得结论、可多次重复检查等优点。超声与 X 线（CT）及核素扫描已成为现代化医学的三大影像技术。

一、超声检查的基本原理和知识

（一）超声波的传播特点

1. 指向性　超声波在一定的距离内可沿直线传播，具有较强的方向性。

2. 反射与折射　当一束超声波入射到比自身波长大很多倍的两种介质交界面上时，就会产生反射与折射现象。超声波的反射与折射分别遵循反射定律和折射定律。主要与两种因素有关：与入射角有关，入射角越大，反射角越大；与声阻抗有关，声阻抗越大，反射越强，折射越弱，反之亦然。

3. 散射和绕射　当超声波在与直径小于其波长的微粒作用时，大部分超声能量继续向前传播，小部分超声能量被吸收后再向四面八方辐射声波，这种现象称为散射。散射时微粒成为新的声源，如果物体的界面大小与波长相接近，超声波将绕过障碍物而传播，称为绕射。人体组织内细微结构对超声波的散射和反射回声是超声波成像的基础。

4. 衰减　超声波在介质中传播时入射声波能随传播距离的增加而减少的现象称为衰减，其原因有反射、折射、扩散及吸收。

（二）超声波检查分类及方法

1. A 型（amplitude modulation mode）超声检查　A 型超声检查即幅度调制型超声，当超声波束在人体组织中传播遇到不同声阻抗的两层邻近介质界面时，在该界面上就产生反射回声，在示波器的屏幕上以波的形式显示。截面两侧介质的声阻抗差愈大，其回声的波幅愈高。该法主要用于测量组织界面的距离，器官的经线及病变的范围。A 超是国内早期最普及最基本的一类超声诊断仪，目前已基本淘汰。

2. B 型（brightness modulation mode）超声检查　B 型超声检查为辉度调制型超声，原理与 A 型相同，不同点有：①回声脉冲电信号放大后送到显示器上，显示的亮度随信号的大小而变化。②多声束连续扫描，构成二维切面图像。③回声图像与人体解剖结构极其相似，能直观显示脏器的大小、形态、内部结构，并能区分液性、实性或含气组织。

3. M 型（motion mode）超声检查　M 型超声检查为活动显示型。横坐标为光点慢扫描时间，纵坐标为扫描时间，代表回声界面至探头的距离，即被测人体组织结构的深度、位置。主要用于心脏、大血管检查，因此又称 M 型超声心动图。

4. D 型（doppler mode）超声检查　D 型超声检查又称多普勒检查。声源与接收器做相对运动时，声波的频率会发生变化，向接收器运动时频率增加；背向接收器运动时频率减低，这种原理称为多普勒效应。D 型超声检查是利用多普勒效应的原理，以频谱的形式或扬声器将其以一定声调信号显示出来的检查方法。人体内多普勒效应是血液中的红细胞散射超声波通过多普勒系统接收和显示。D 型超声检查可分为两大类型：

（1）频谱多普勒　频谱多普勒超声心动图分为脉冲多普勒（pulsedwave doppler，PW）和连续多普勒（continuouswave doppler，CW）两种。PW 有定位测量血流速度的功能，但不能测量高速血流；CW 有测量高速血流的功能，但不能定位测量。频谱多普勒对血流的探测不是直观的，通过频谱的变化进而表达血流的改变，对血流的定量测定来说，频谱多普勒是必备的工具。

（2）彩色多普勒血流显像（color doppler flow imaging，CDFI）　彩色多普勒把所得血流信息经相位检测，自相关处理，彩色灰阶编码，把平均血流资料以彩色显示，靠近的物体反射波的频率会增强，用红色表示；远离的物体反射波的频率会减弱，用蓝色表示，并将其组合、叠加显示。在医学上常用来反映心脏、颅脑及内脏（如肝、肾）血流情况，对检查各种先天性心脏病、心脏瓣膜病、血管病变等有重要价值。

（三）超声图像基本特点

不同类型的超声仪有不同的图像特点，因 B 型超声是最重要的诊断方法，故在此对其图像回声描述做以下介绍：

1. 回声强弱的描述　根据图像中不同声学特性将回声信号分为强回声、等回声、低回声和无回声。而回声强弱或高低的标准一般以该脏器正常回声为标准或将病变部位回声与周围正常脏器回声强度的比较来确定。如液体为无回声，结石气体或钙化为强回声等。正常人体软组织的内部回声由强到弱排列如下：肾窦 > 胎盘 > 胰腺 > 肝脏 > 脾脏 > 肾皮质 > 皮下脂肪 > 肾髓质 > 脑 > 静脉血 > 胆液和尿液。

2. 回声分布的描述　按图像中光点的分布情况分为均匀或不均匀，密集或稀疏。在病灶部的回声分布可用“均质”或“非均匀”表述。

3. 回声形态的描述　对回声形态的描述主要有以下几种：①光团：回声光点聚集呈明亮的结团状，有一定的边界。②光斑：回声光点聚集呈明亮的小片状，边界清楚。③光点：回声呈细小点状。④光环：显示圆形或类圆形的回声环。⑤光带：显示形状似条带样回声。

4. 某些特殊征象的描述　即将某些病变声像图形象化地命名为某征，用以强调这些征象，常用的有“靶环”征、“牛眼”征、“驼峰”征、“双筒枪”征等。

（四）超声检查的临床应用

超声检查目前已广泛应用于各临床学科，其主要临床应用范围有：

1. 检查实质性脏器的大小、形态及物理特性。
2. 检查囊性器官的大小、形态、走向及某些功能状态。
3. 检测心脏、大血管及外周血管的结构、功能与血流动力学状态。
4. 鉴定脏器内占位性病变的物理特性，部分可鉴别良性、恶性。
5. 检测积液存在与否，并对积液作出初步估计。
6. 随访经药物或手术治疗后各种病变的动态变化。
7. 引导穿刺、活检或导管置入，进行辅助诊断及某些治疗。

二、超声检查前的护理

（一）常规肝、胆囊、胆道及胰腺检查

通常需要空腹检查。胃的检查需饮水及服胃造影剂，显示胃黏膜及胃腔。如要显示胰腺、腹膜后血管结构，需饮水 400 ~ 500ml，使胃充盈作为声窗。

（二）早孕、妇科、膀胱及前列腺检查

病人于检查前 2 小时饮水 400 ~ 500ml 以充盈膀胱。

（三）腹部检查

检查 2 日内应避免行胃肠道钡剂造影和胆系造影，因钡剂可能干扰超声检查。

（四）婴幼儿及检查不合作者

病人于检查前可预用水合氯醛灌肠，待安静后再检查。

（五）其他

心脏大血管及外周血管、浅表器官及组织、颅脑检查一般不需要特殊准备。

知识链接

孕妇和超声波检查

和X线检查不同，超声检查在妊娠期也可以安全使用，而不会对孕妇和胎儿造成任何的伤害。

孕妇通常在妊娠8到12周时进行第一次超声检查。正常情况下，检查师可以查到胎儿心率（以闪光出现在屏幕上）。医师可以通过超声确定胎儿的胎位，以指导胎儿的娩出。

有时，超声波还可以检查出胎儿的生长发育情况。通过超声检查，可以显示胎儿是否停止生长，有无胎儿的妊娠囊发育，是否出现流产。在妊娠晚期，可以显示胎儿的胎位，是臀位还是足位，或者任何可能引起难产的体位。

第三节　计算机体层成像和磁共振成像检查

一、计算机体层成像

计算机体层成像（computed tomography，CT）是Hounsfield 1969年设计成功，1972年公之于世的。CT不同于X线成像，它是用X线束对人体层面进行扫描，取得信息，经计算机处理而获得的重建图像。其所显示的是断面解剖图像，相对于X线图像，其密度分辨力明显提高。CT大大促进了医学影像学的发展。由于这一贡献，Hounsfield获得了1979年的诺贝尔奖。

CT是用X线束对人体某部位一定厚度的层面进行扫描，由探测器接收透过该层面的X线，转变为可见光后，由光电转换变为电信号，再经模拟/数字转换器转为数字，输入计算机处理。图像形成的处理是将选定层面分成若干个体积相同的长方体，称之为体素。扫描所得信息经计算而获得每个体素的X线衰减系数或吸收系数，再排列成矩阵，即数字矩阵。数字矩阵可存贮于磁盘或光盘中。经数字/模拟转换器把数字矩阵中的每个数字转为由黑到白不等灰度的小方块，即像素，并按矩阵排列，即构成CT图像。所以，CT图像是重建图像。

（一）CT的检查方法

CT检查分平扫、造影增强扫描和造影扫描。

1. 平扫　平扫是指不用造影增强或造影的普通扫描。一般都是先做平扫。

2. 造影增强扫描　经静脉注入水溶性有机碘剂，如60%～76%泛影葡胺60ml后再行扫描的方法称为造影增强扫描。血内碘浓度增高后，器官与病变内碘的浓度可产生差别，形成密度差，可能使病变显影更为清楚。方法有团注法、静滴法、静注法几种。

3. 造影扫描 造影扫描是先做器官或结构的造影，然后再行扫描的方法。例如向脑池内注入碘曲仑 8～10ml 或注入空气 4～6ml 行脑池造影再行扫描，称之为脑池造影 CT 扫描，可清楚显示脑池及其中的小肿瘤。

（二）CT 的临床应用

CT 诊断由于它的特殊诊断价值，已广泛应用于临床。但 CT 设备比较昂贵，检查费用偏高，某些部位的检查、诊断价值，尤其是定性诊断，还有一定限度，所以不宜将 CT 检查视为常规诊断手段，应在了解其优势的基础上合理地选择应用。CT 诊断应用于各系统疾病有以下特点及优势：

CT 检查对中枢神经系统疾病的诊断价值较高，应用普遍。对颅内肿瘤、脓肿与肉芽肿、寄生虫病、外伤性血肿与脑损伤、脑梗死与脑出血以及椎管内肿瘤与椎间盘脱出等病诊断效果好，诊断较为可靠。因此，脑的 X 线造影除脑血管造影仍用于诊断颅内动脉瘤、血管发育异常和脑血管闭塞以及了解脑瘤的供血动脉以外，其他如气脑、脑室造影等均已少用。螺旋 CT 扫描，可以获得比较精细和清晰的血管重建图像，即 CTA，而且可以做到三维实时显示，有希望取代常规的脑血管造影。

CT 对头颈部疾病的诊断也很有价值。例如，对眶内占位病变、鼻窦早期癌、中耳小胆脂瘤、听骨破坏与脱位、内耳骨迷路的轻微破坏、耳先天发育异常以及鼻咽癌的早期发现等。但明显病变，X 线平片已可确诊者则无需 CT 检查。

对胸部疾病的诊断，CT 检查随着高分辨力 CT 的应用，日益显示出它的优越性。通常采用造影增强扫描以明确纵隔和肺门有无肿块或淋巴结增大、支气管有无狭窄或阻塞，对原发和转移性纵隔肿瘤、淋巴结结核、中心型肺癌等的诊断，均很有帮助。肺内间质、实质性病变也可以得到较好地显示。

心及大血管的 CT 检查，尤其是后者，具有重要意义。心脏方面主要是心包病变的诊断。心腔及心壁的显示，由于扫描时间一般长于心动周期，影响图像的清晰度，诊断价值有限。但冠状动脉和心瓣膜的钙化、大血管壁的钙化及动脉瘤改变等，CT 检查可以很好地显示。

腹部及盆部疾病的 CT 检查应用日益广泛，主要用于肝、胆、胰、脾、腹膜腔及腹膜后间隙以及泌尿和生殖系统的疾病诊断。尤其是占位性病变、炎症性和外伤性病变等。胃肠病变向腔外侵犯以及邻近和远处转移等，CT 检查也有很大价值。当然，胃肠管腔内病变情况主要仍依赖于钡剂造影和内镜检查及病理活检。

骨关节疾病，多数情况可通过简便、经济的常规 X 线检查确诊，因此使用 CT 检查相对较少。

（三）CT 检查前准备

CT 扫描时经常使用静脉注入碘造影剂增强，因此扫描前应禁食，并做碘过敏试验。做腹部 CT 扫描时，扫描前不应做其他造影检查，尤其是钡剂消化道造影。因为肠腔内残留的造影剂可形成伪影，严重影响 CT 图像的质量。另外，在 CT 扫描前还应完成其他各项检查，如头部扫描时，应先摄头颅平片和断层；肝、胆、胰 CT 扫描前应先行各项实验室检查、腹部平片、胆道造影和超声扫描；肾脏 CT 扫描前，应做肾盂造影和 B 型超声检查；胸部 CT 扫描前应行胸部平片和断层；脊柱 CT 扫描前，应行脊椎正、侧、斜位摄片。这样做的目的是为选择最佳的扫描方式和最合理的扫描范围。

二、磁共振成像检查

磁共振成像是利用原子核在磁场内共振所产生信号经重建成像的一种成像技术。核磁共振（nuclear magnetic resonance，NMR）是一种核物理现象。早在 1946 年 Block 与 Purcell 就报道了这种现象并应用于波谱学。Lauterbur1973 年发表了 MR 成像技术，使核磁共振不仅用于物理学和化学，也应用于临床医学领域。近年来，核磁共振成像技术发展十分迅速，已日臻成熟完善。检查范围基本上覆盖了全身各系统，并在世界范围内推广应用。为了准确反映其成像基础，避免与核素成像混淆，现改称为磁共振成像（magnetic resonance imaging，MRI）。

知识链接

MRI 的优点

1. 最明显的优势是无电离辐射。
2. 像素高，分辨率高。
3. 断面成像可以对人体各方位进行检查。
4. 最大的优势是不会对人体造成任何的损害。

（一）MRI 的临床应用

MRI 是多方位、多参数成像，能更清晰显示病变解剖结构和病变性质，现已广泛应用于神经系统、头颈部、胸腹部及关节等部位疾病的检查。但是，MRI 设备昂贵，检查费用高，检查所需时间长，对某些器官和疾病的检查还有限度，因此需要严格掌握适应证。

1. MRI 在神经系统应用较为成熟，三维成像和流空效应使病变定位诊断更为准确，并可观察病变与血管的关系。对脑干、幕下区、枕大孔区、脊髓与椎间盘的显示明显优于 CT。对脑脱髓鞘疾病、多发性硬化、脑梗死、脑与脊髓肿瘤、血肿、脊髓先天异常与脊髓空洞症的诊断有较高价值。

2. MRI 检查纵隔、脂肪与血管形成良好对比，易于观察纵隔肿瘤及其与血管间的解剖关系。对肺门淋巴结与中心型肺癌的诊断，帮助也较大。

3. 心脏大血管在 MRI 上因可显示其内腔，所以心脏大血管的形态学与动力学的研究可在无创伤的检查中完成。

4. 对腹部与盆部器官，如肝、肾、膀胱、前列腺和子宫、颈部和乳腺，MRI 检查也有相当价值。在恶性肿瘤的早期显示，对血管的侵犯以及肿瘤的分期方面优于 CT。

5. 骨髓在 MRI 上表现为高信号区，侵及骨髓的病变，如肿瘤、感染及代谢疾病，MRI 上可清楚显示。在显示关节内病变及软组织方面也有其优势。

6. MRI 还有望于对血流量、生物化学和代谢功能方面进行研究，对恶性肿瘤的早期诊断也带来希望。但 MRI 在显示骨骼和胃肠方面受到限制。

（二）MRI 检查前的准备

1. 因扫描室内为强磁场，所以凡带有心脏起搏器、神经刺激器者不能进入室内，因此医护人员应详细询问病人的病史及既往史。

2. 嘱病人在进入扫描室前取出身上的一切金属物品，如手表、首饰及带有金属拉链或扣子的衣裤等。

3. 女性带有金属节育环者，检查前 1 周应取出。

4. 凡危重病人应密切注意监护，因心电监护仪、人工呼吸机、心脏起搏器等抢救设备不能进入扫描室。

5. 对于小儿、烦躁不安等不能配合检查的病人应遵医嘱给予镇静剂。

6. 心理护理：检查前病人常有恐惧、紧张不安等心理表现，医护人员应耐心解释检查的过程及扫描时的情景，使病人消除恐惧，配合检查。

7. 嘱病人排空大小便后进入扫描室。

同步训练

1. 伦琴发现 X 线是在：

A. 1895 年　　B. 1795 年　　C. 1695 年

D. 1885 年　　E. 1875 年

2. 指出与 X 线诊断和治疗无关的特性：

A. 穿透性　　B. 荧光作用　　C. 摄影作用

D. 电离作用　　E. 以上均不是

3. 下列哪项表述是错误的：

A. X 线不是电磁波

B. X 线波长范围为 0. 0006 ~ 50nm

C. X 线能还原溴化银中的银离子成金属银

D. X 线比可见光的波长短

E. X 线具有强穿透力

4. 人体组织的自然对比，密度由高到低排列，下面组正确的是：

A. 骨骼、脂肪、软组织、体液、气体

B. 骨骼、脂肪、体液、软组织、气体

C. 骨骼、体液、软组织、气体、脂肪

D. 骨骼、体液、脂肪、软组织、气体

E. 骨骼、软组织、体液、脂肪、气体

5. X 线透视法的优点，下列叙述不正确的是：

A. 可直接观察器官的活动功能

B. 可任意旋转病人体位，从不同角度进行观察

C. 可观察身体厚密组织的细微变化

D. 操作简单，立即可得结果

E. 费用低廉

6. 下列属于低密度造影剂的是：

A. 碘剂　B. 硫酸钡　C. 碘番酸

D. 泛影葡胺　E. 二氧化碳

7. 医学影像学除传统的 X 线诊断外，不包括：

A. CT 扫描　B. MRI　C. B 型超声

D. 心电图　E. 单光子发射体层成像（SPECT）

8. 使用碘对比剂时，注意事项错误的是：

A. 了解病人有无禁忌证　B. 做好解释工作　C. 行对比剂过敏试验

D. 备好抢救药品与器械　E. 遇到严重反应应快速检查完毕

9. 盆腔超声检查前让受检者饮水达到的目的是：

A. 防止受检者口渴　B. 避免胃肠道胀气　C. 使胃充盈作为声窗

D. 减少便秘　E. 保持膀胱充盈

10. 装有心脏起搏器的病人不能进行的检查是：

A. MRI　B. CT　C. X 线平片

D. SPECT　E. B 超

第十章　护理病历书写

学习目标

1. 掌握护理评估单的书写方法与基本要求。
2. 熟悉常用护理评估单种类。

护理病历是护理人员在医疗、护理活动过程中形成的文字、符号、图标等资料的总称，是护士记录病人的病情变化、治疗情况和所采取的护理措施，是护士运用护理程序为病人解决实际问题与其过程的具体体现及凭证，是对护理对象的健康状况、护理诊断、预期目标、护理措施及其效果评价等护理活动的系统记录。因此，护理病历的书写要求详细记录、突出重点、主次分明、符合逻辑、文字清晰及正确应用医学术语。

知识链接

电子病历

目前许多医院使用电子病历（electrical cases history）去处理医嘱，由医生直接将医嘱输入电脑，保证了医嘱的原始性和正确性，很大程度上减少了传统病历使用过程中护士对医嘱的转抄和整理，有效减少了中间环节导致的差错，提高了工作效率，但对电脑硬件配置和办公软件的要求也更高。虽然各医院使用处理医嘱的软件不同，在操作方法上有所差异，但处理和执行医嘱的基本原则不变。

第一节　护理评估单概述

一、护理评估单书写的意义

1. **提供病人的信息资料**　病案是对病人疾病的发生、发展、康复或死亡全过程的客观、全面、系统的科学记载，为医护人员进行正确诊断、抉择治疗和实施护理提供了科学依据。

2. **提供教学与科研资料**　完整的医疗和护理资料是医学教学的最好教材，可为教学提供病例讨论和个案分析的素材，也是进行疾病调查、开展科研的原始材料。

3. **提供法律依据** 各种医疗与护理文件是具有法律效应的文件，是法律认可的证据，可作为医疗纠纷、人身伤害、保险索赔、犯罪刑事案件及遗嘱查验的证明。

4. **提供评价依据** 医疗与护理文件反映了医院的医疗护理质量，是衡量医院工作和科学管理水平的重要标志之一。同时可作为医院等级评定、医护人员考核评定的参考资料。

二、护理评估单的书写方法与基本要求

护理文件记录的基本原则是及时、准确、完整、清晰、简要。

1. **及时** 各种病案应及时完成。如因抢救危急病人未及时记录的，应在抢救结束后6小时内据实补记，并注明抢救完成的时间。

2. **准确** 记录内容必须真实、无误，尤其对病人的主诉和行为应进行详细、真实、客观的描述，不应是护理人员的主观解释和有偏见的资料，而应是临床病人病情进展的科学记录。记录者必须是执行者。

3. **完整** 眉栏、页码填写完整。各项记录，尤其护理表格应按要求逐项填写，避免遗漏。记录应连续，不留空白。每项记录后签全名，以示负责。

4. **清晰** 按要求分别使用红、蓝墨水笔书写。一般白班用蓝墨水笔，夜班用红墨水笔记录。字体清楚、端正，记录过程中出现错字时，应当用双线画在错字上，不得采用刮、黏、涂等方法抹去原来的痕迹。

5. **简要** 记录内容应尽量简洁、流畅、重点突出。使用医学术语和公认的缩写，避免笼统、含糊不清或过多修辞。

知识链接

淳于意：第一个病历书写者

淳于意是西汉初期临淄人，著名的医学家。淳于意在行医时，非常注意诊疗过程的记录，其内容涉及病人的姓名、年龄、性别、职业、籍贯、病状、病名、诊断、病因、治疗、疗效、预后等。这就是最早的病历。他编撰的《诊籍》开创了中国病历书写历史的先河。

第二节 常用护理评估单的种类

常用的护理评估单包括入院评估单、出院评估单、护理计划单和护理记录单。

一、入院评估单

用于对新入院病人进行初步的护理评估，主要内容为病人的一般情况、简要病史、护理体检、生活状况及自理程度、心理、社会方面状态等。入院评估一般在病人入院2小时内完成，入院评估记录应在24小时内完成。

入院评估单的格式是以相应的护理理论框架为指导而设计的。目前应用较多的有戈登的功能性健康型态（表10－1）、马斯洛的需要层次理论、人的生理－心理－社会模式、人类健康反应型态、奥瑞姆的自理模式等。

入院护理评估单的记录方式有填写式、表格式、混合式，其中以混合式最常用。表格可以帮助护士全面收集资料，避免漏项，同时还可以减少文字记录的时间，使护士有更多的时间为病人提供直接护理。

表10－1　入院评估单

科别：　　　　　　姓名：　　　　　　床号：　　　　　　住院号：

<table>
<tr><td colspan="2">一般资料</td></tr>
<tr><td colspan="2">姓名：　　　性别：　　　年龄：　　　职业：　　　婚姻：　　　民族：</td></tr>
<tr><td colspan="2">籍贯：　　　文化程度：　　　医疗费用支付形式：</td></tr>
<tr><td colspan="2">住址：　　　　　　　　　　联系电话：</td></tr>
<tr><td colspan="2">入院时间：　　　入院诊断：</td></tr>
<tr><td colspan="2">资料收集时间：　　　资料来源：　　　资料可靠程度：</td></tr>
<tr><td colspan="2">入院类型：□门诊　□急诊　□转入（转出医院或科室：　　　　）</td></tr>
<tr><td colspan="2">入院方式：□步行　□扶走　□轮椅　□平车　□其他</td></tr>
<tr><td colspan="2">入院处置：□沐浴　□更衣　□未处置</td></tr>
<tr><td colspan="2">入院介绍：□住院须知　□对症宣教　□饮食　□作息制度　□探陪制度　□其他</td></tr>
<tr><td colspan="2">护理病史</td></tr>
<tr><td colspan="2">主诉：</td></tr>
<tr><td colspan="2">现病史：</td></tr>
<tr><td rowspan="11">健康观念/健康管理型态</td><td>自觉健康状况：□良好　□一般　□较差　□差</td></tr>
<tr><td>既往病史：□无　□有：</td></tr>
<tr><td>家族史：　□无　□有：</td></tr>
<tr><td>过敏史：药物：□无　□不详　□有：
　　　　食物：□无　□不详　□有：</td></tr>
<tr><td>吸烟：□无　□有（　年，平均　支/日。戒烟：□未　□已　年）</td></tr>
<tr><td>饮酒：□无　□有（　年，平均　两/日。戒酒：□未　□已　年）</td></tr>
<tr><td>药物依赖/药瘾/吸毒：□无　□有（名称　，剂量　/日，　年）</td></tr>
<tr><td>环境中危险因素：□无　□有：</td></tr>
<tr><td>遵从医护计划/健康指导：□完全遵从　□部分遵从　□不遵从（原因：　）</td></tr>
<tr><td>寻求促进健康的行为：□无　□有：</td></tr>
<tr><td>对疾病的认识：□完全认识　□部分认识　□不认识</td></tr>
</table>

续表

<table>
<tr><td>营养/代谢型态</td><td>膳食种类：□普通膳食 □软食 □半流质 □流质 □禁食 □治疗膳食
饮食习惯：□偏食： □忌食： □其他：
食欲：□正常 □亢进（ 天） □减退（ 天）
进食方式：□正常 □亢进 □鼻饲 □空肠造瘘 □全静脉营养 □其他
饮水：□正常 □多饮（ ml/日） □限制饮水（ ml/日）
近6个月内体重变化：□无 □增加（ kg） □减少（ kg）
咀嚼困难：□无 □有（原因： ）
吞咽困难：□无 □有（原因： ）</td></tr>
<tr><td rowspan="3">排泄型态</td><td>排便： 次/日 颜色： 性状：
□便秘（1次/ 日） □腹泻（ 次/日） □失禁（ 次/日）
□造瘘（类型 能否自理：□能 □否）
应用泻剂：□无 □有：</td></tr>
<tr><td>排尿： 次/日 颜色： 性状： 量： ml/d
□尿失禁（ 级）□尿潴留 □排尿困难 □尿路刺激征 □留置尿管
□膀胱造瘘</td></tr>
<tr><td>引流：□无 □有（类型： 性状： 量： ml）</td></tr>
<tr><td rowspan="3">活动/运动型态</td><td>生活自理能力：
<table>
<tr><td>项目</td><td>0</td><td>1</td><td>2</td><td>3</td><td>4</td><td rowspan="13">0=能够独立完成
1=需借助辅助用具才能完成
2=需有他人帮助才能完成
3=需有他人帮助，并借助辅助用具才能完成
4=自己不能完成，完全依赖他人帮助</td></tr>
<tr><td>进食/饮水</td><td></td><td></td><td></td><td></td><td></td></tr>
<tr><td>沐浴</td><td></td><td></td><td></td><td></td><td></td></tr>
<tr><td>穿衣/洗漱</td><td></td><td></td><td></td><td></td><td></td></tr>
<tr><td>如厕</td><td></td><td></td><td></td><td></td><td></td></tr>
<tr><td>床上运动</td><td></td><td></td><td></td><td></td><td></td></tr>
<tr><td>转位</td><td></td><td></td><td></td><td></td><td></td></tr>
<tr><td>走动</td><td></td><td></td><td></td><td></td><td></td></tr>
<tr><td>上下楼梯</td><td></td><td></td><td></td><td></td><td></td></tr>
<tr><td>购物</td><td></td><td></td><td></td><td></td><td></td></tr>
<tr><td>烹饪</td><td></td><td></td><td></td><td></td><td></td></tr>
<tr><td>理家</td><td></td><td></td><td></td><td></td><td></td></tr>
</table></td></tr>
<tr><td>辅助用具：□手杖 □拐杖 □轮椅 □助行器 □义肢 □其他</td></tr>
<tr><td>活动耐力：□正常 □容易疲劳 □呼吸困难 □吸氧</td></tr>
</table>

续表

睡眠/休息型态	睡眠：□正常　□入睡困难　□多梦　□早醒　□失眠 午睡：□无　□有（约　小时） 休息后精力是否充沛：□是　□否（原因　） 辅助睡眠：□无　□有（　）
认知/感知型态	疼痛：□无　□有（部位：　；性质：　；程度：　；持续时间：　）
	视力：□正常　□近视　□远视　□失明（□左眼　□右眼）
	听力：　□正常　□耳鸣　□减退（□左耳　□右耳）　耳聋（□左耳　□右耳） □助听器
	味觉：□正常　□减退　□缺失　□其他：
	记忆力：□良好　□减退（□短时记忆　□长时记忆）　□丧失
	注意力：□正常　□分散
	语言能力：□正常　□失语　□构音困难
	定向力：□正常　□障碍
自我概念型态	对自我的看法：□满意　□不满意　□其他：
	情绪：□焦虑　□恐惧　□绝望　□抑郁　□其他：
角色/关系型态	就业情况：
	家庭结构：　家庭关系：□和谐　□紧张
	社会交往情况：□正常　□较少　□回避
	角色适应：□良好　□角色冲突　□角色缺如　□角色强化　□角色消退
	经济状况：□良好　□一般　□较差
性/生殖型态	性生活：□正常　□障碍
	月经：□正常　□紊乱　□痛经　□绝经
	经量：□正常　□一般　□多　持续时间：
	生育史：孕次：　产次：
压力/应对型态	对疾病和住院反应：□否认　□适应　□依赖
	过去一年内重要生活事件：无□　有□（　）
	支持系统：照顾者：□胜任　□勉强　□不胜任
	家庭应对：□忽视　□能满足　□过于关心
价值/信念型态	宗教信仰：□无　□佛教　□基督教　□天主教　□其他：
身体评估	
体温：　℃　脉搏：　次/分　呼吸：　次/分　血压：　mmHg 身高：　cm　体重：　kg	

续表

全身状况：意识状态：□清晰 □嗜睡 □意识模糊 □昏睡 □浅昏迷 □深昏迷 □谵妄 营养：□良好 □中等 □不良 □肥胖 □消瘦 □恶液质 面容：□正常 □病容（类型： ） 体位：□自动体位 □被动体位 □强迫体位（类型： ） 步态：□正常 □异常（类型 ）
皮肤黏膜：颜色：□正常 □发红 □苍白 □发绀 □黄染 □色素沉着 □色素脱失 湿度：□正常 □潮湿 □干燥 温度：□正常 □热 □冷 弹性：□正常 □减退 完整性：□完整 □皮疹 □皮下出血（部位及分布 ） 压疮：□无 □有（描述： ） 水肿：□无 □有（描述： ） 瘙痒：□无 □有（描述： ）
淋巴结：□正常 □肿大（描述： ）
头部：眼睑：□正常 □水肿 结膜：□正常 □水肿 □出血 巩膜：□正常 □黄染 瞳孔：□正常 □异常（描述： ） 对光反射： □正常 □迟钝 □消失 口唇：□红润 □发绀 □苍白 □疱疹 □歪斜 口腔黏膜：□正常 □出血点 □溃疡 □其他（ ） 牙齿：□完好 □缺失（ ） □义齿（ ）
颈部：颈项强直：□无 □有 颈静脉：□正常 □充盈 气管：□居中 □偏移（描述： ） 肝颈静脉反流征：□阴性 □阳性
胸部：呼吸方式：□自主呼吸 □机械呼吸 □简易呼吸器辅助呼吸 呼吸节律：□规则 □不规则（描述： ） 呼吸困难：□无 □轻度 □中度 □重度 □极重度 吸氧：□无 □有（描述： ） 呼吸音：□正常 □异常（描述： ） 啰音：□无 □有（描述： ） 心率： 次/分 心律：□齐 □不齐（描述： ） 杂音：□无 □有（描述： ）
腹部：外形：□正常 □膨隆 □凹陷 □胃型 □肠型 腹肌紧张：□无 □有（描述： ） 压痛：□无 □有（描述： ） 反跳痛：□无 □有（描述： ） 肝肿大：□无 □有（描述： ） 脾肿大：□无 □有（描述： ） 移动性浊音：□阴性 □阳性 肠鸣音：□正常 □亢进 □减弱 □消失

续表

<table>
<tr><td>肛门直肠：□未查　□正常　□异常（描述：　　　　）</td></tr>
<tr><td>生殖器：□未查　□正常　□异常（描述：　　　　）</td></tr>
<tr><td>脊柱四肢：脊柱：□正常　□畸形（描述：　　　　）　□活动：　□正常　□受限
四肢：□正常　□畸形（描述：　　　　）　□活动：　□正常　□受限</td></tr>
<tr><td>神经系统：肌张力：□正常　□增强　□减弱
肢体瘫痪：□无　□有（描述：　　　　）　肌力：　级
Babinski 征：□阴性　□阳性</td></tr>
<tr><td>实验室及其他辅助检查</td></tr>
<tr><td>初步护理诊断

护士签名：</td></tr>
</table>

二、出院评估单

出院评估单是对准备出院的病人进行健康状态的评估，进行出院指导，以保证病人护理的连续性和完整性，帮助病人出院后能继续维护健康。记录的主要内容为病人在住院期间的护理小结和出院指导。针对病人的现状，提出出院后在饮食、服药、休息、功能锻炼和定期复查等方面的注意事项，见表 10－2。

表 10－2　出院评估单

科别__________姓名__________床号__________住院号__________

出院小结（治疗经过、仍然存在的问题、应采取的措施）：____________________

____

____

____

出院教育：

1. 营养：

膳食：摄入　　　　限制

注意

2. 活动与休息：

解说需要受限的活动：____

____

许可的正常活动：____

____

3. 特别指导：____

出院带药物：____

名称　　　　　　剂量　　　　　　服药时间　　　　　　特别指导

____

____

____

____

____

约定专科复查时间：

间隔时间：

其他：

出院指导者签名：__________指导时间_____年_____月_____日

三、护理计划单

护理计划单是护理人员为病人在其住院期间所制定的护理计划及效果评价的系统的记录。根据病人入院护理评估，按先后主次顺序将病人的护理诊断列于计划单上，并设定各自的预期目标，制定相应的护理措施。出现新的护理诊断，应及时作出相应的护理计划并做好记录。其内容包括确立护理诊断的日期、名称、护理目标、护理措施、停止时间、效果评价及护士签名，见表 10－3。

护理计划单在使用过程中存在重复书写大量常规护理措施的问题，因此临床上制定了“标准护理计划”，即制定出每种疾病最常见的护理诊断、护理目标、护理措施等计划，原来的护理计划单也演变为护理诊断项目表。减轻了护理人员的书写负担。

表 10－3　护理计划单

科别：　　姓名：　　床号：　　住院号：　　诊断：

开始日期	护理诊断／问题	护理目标／预期效果	护理措施	签名	停止日期	效果评价	签名

四、护理记录单

是对住院病人实施护理过程中使用的护理表格，是病人从入院到出院全过程的护理记录。护理记录分为一般病人护理记录和危重病人护理记录。

（一）一般病人护理记录

1. 记录内容　一般病人护理记录（表 10－4）是指护士根据医嘱和病情对一般病人住院期间护理过程的客观记录。内容包括病人的姓名、科别、住院病历号、床位号、页码、记录日期和时间、病情观察情况、护理措施和效果、护士签名等。此外，护理记录单也可以采用 PIO 格式进行记录：P 为 problem（问题）的缩写，指护理诊断或合作性问题；I 为 intervention（措施）的缩写，指所执行的护理措施；O 为 outcome（结果）的缩写，指措施实施后病人的反应，即效果评价。

2. 书写要求　①一般病人入院、转入、转出、分娩当日应有记录。②择期手术前 1 日及其他手术当日应有记录。③二级护理病人每周至少记录 2 次。④三级护理病人每周至少记录 1 次。⑤病情变化及护理措施和效果应随时记录。

表 10－4　一般护理记录单

科别：　　姓名：　　床号：　　住院号：　　诊断：

日期	时间	病情、护理措施及效果	签名

（二）危重病人护理记录单

凡危重、大手术后或特殊治疗须严密观察病情的病人，应做好特别护理记录（表 10－5），以便及时了解病情变化，观察治疗或抢救后的效果。

1. 记录内容　记录主要内容为病人的体温、脉搏、呼吸、血压、神志、瞳孔、出入液量、用药、病情动态、给予的各种检查、治疗和护理措施及其效果等。

2. 记录方法 ①用蓝钢笔填写眉栏及页数。②白班用蓝墨水笔填写，中、夜班用红墨水笔填写。③时间记录依24小时，如21:30。午夜12:00写作24:00，午夜十二时五分则写第二天的日期，为0:05。④病情与处理栏内要用医学术语描述其症状、体征、处理、效果等。如果短时间内病情仅有1～2项变化者，可重点描述，其余项可写同前或无变化。⑤各班交班前，应将病人的病情及出入液量，进行简明扼要的小结，并签全名。⑥24小时出入液量应于次晨总结，并用蓝墨水笔填写在体温单相应栏内。⑦要求书写整洁、清晰、及时、真实。

表10－5 危重护理记录单

科别： 姓名： 床号： 住院号： 诊断：

日期时间	生命体征				入量		出量		病情观察情况、护理措施及效果	签名
	体温（℃）	呼吸（次/分）	脉搏（次/分）	血压（mmHg）	名称	ml	名称	ml		

同步训练

1. 以下哪项不是护理评估单书写的意义：
A. 提供病人的信息资料　B. 提供教学与科研资料
C. 提供法律依据　D. 提供医院的基本资料
E. 提供评价依据

2. 以下关于护理评估单的书写要求，不正确的是：
A. 各种病案应及时完成　B. 记录内容必须真实、无误
C. 眉栏、页码填写完整　D. 一般白班用红墨水笔，夜班用蓝墨水笔记录
E. 记录内容应尽量简洁、流畅、重点突出，使用医学术语

3. 抢救危急病人未及时记录的，应在抢救结束后多长时间内补写抢救记录：
A. 6小时　B. 8小时　C. 12小时
D. 24小时　E. 48小时

4. 对入院病人进行护理评估，不包括：
A. 病人的一般情况　B. 病人的简要病史、护理体检
C. 生活状况及自理程度　D. 心理、社会状况
E. 病人的婚恋史

5. 入院护理评估单最晚应在入院后多长时间内完成：
A. 6小时　B. 8小时　C. 12小时
D. 24小时　E. 48小时

6. 护理记录单的记录格式是：

A. PSE　　B. PSO　　C. POI

D. PIS　　E. PIO

7. 护理记录格式中字母 I 的含义是：

A. 健康问题　　B. 护理措施　　C. 结果评价

D. 护理结果　　E. 护理问题

8. 护生小秦，正为一住院病人整理病案，其中不属于护理病案的一项是：

A. 入院护理评估单　　B. 病程记录单　　C. 护理计划单

D. 出院护理评估单　　E. 护理记录单

9. 危重病人护理记录单记录的内容不包括下面哪项：

A. 体温　　B. 体重　　C. 血压

D. 用药　　E. 出入液量

10. 关于危重病人护理记录单记录方法错误的是：

A. 书写要整洁、清晰、及时、真实

B. 眉栏用蓝墨水笔填写

C. 中班用蓝墨水笔填写

D. 病情书写时尽量使用医学术语

E. 24 小时出入液量应于次晨总结，并用红钢笔填写在体温单相应栏内

第十一章　资料分析与护理诊断

学习目标

1. 掌握资料分析整理方法。
2. 掌握护理诊断概念、分类与组成。

资料收集的方法有交谈、观察、护理体检、实验室检查等，是护理评估的主要内容，是进行护理诊断、制定目标、实施护理计划和评价护理效果的依据，如果资料收集不准确、不全面，将影响护理程序的制定和执行。因此，要保证资料的准确性，就要对所收集的资料进行综合分析和评价。

护理诊断是对病人现有的或潜在的身心健康问题的描述，这些问题是在护理工作范围内，护士有责任、有能力进行处理的。具体地说，护理诊断就是指护士询问、察看、检查病人后，通过对病人的病情、心理、家庭和社会状况的了解，判断出需要采用护理手段解决的核心问题，据此作出的结论。自20世纪70年代美国护理界提出并确立护理诊断以来，护理诊断的发展非常迅速。2000年4月，北美护理诊断协会（NANDA）第14次会议召开，确定护理诊断有155项（见附：155项护理诊断一览表），其分类系统也在不断完善并日趋成熟。目前我国广为使用的护理诊断多为NANDA认可的护理诊断。

第一节　资料分析

一、资料的评价

1. 资料的分类　主要分为主观资料和客观资料，主观资料即病人的主诉，包括对疾病的感觉、态度、愿望以及需要等，如恶心、眩晕、疼痛等为主观资料；客观资料是指护士运用自己的感官，通过望、闻、叩、听、嗅等方法或借助医疗仪器检查而获得有关的病人的症状和体征。如病人的身高、体重、血压等都是客观资料。

2. 资料评价的内容　①资料的全面性评价：即依据某一分类系统（如戈登的功能性健康型态分类法）将资料进行归纳、分类，然后根据分类系统的条目逐项核对，评价资料内容是否完整、全面、具体。②资料的真实性和准确性评价：评估者对所收集资料中某些含糊不清、存有矛盾或疑问的内容做进一步的解释和说明。核实的方法包括澄清、复述、质疑、解析、反问、归纳。③分析判断资料：比较判断，找出异常；找出相关因素或危险因素。

二、资料的归类

资料的归类是指将所收集的病人的资料按照某一分类方法进行组织、编排、整理，以使资料系统化、清晰化的过程。通过资料的归类，可以发现资料有无异常和遗漏，为进一步整理资料和进行护理诊断提供依据。常用的资料归类的方法有马斯洛的需要层次理论、戈登的功能性健康型态、NANDA 分类法Ⅱ的 13 个领域：

（一）按马斯洛的需要层次理论归类

将所收集的资料按 5 个需要层次理论由低到高进行归类，找出病人有哪些需要没有得到满足。这种分类法可提醒护士从人的生理、心理、社会等各方面去收集资料，但其缺点是与护理诊断没有直接的对应关系。

1. 生理需要　生理上的需要是人们最原始、最基本的需要，如吃饭、穿衣、居住、医疗等等。若不满足，则有生命危险。这就是说，它是最强烈的、不可避免的、最底层需要，也是推动人们行动的强大动力。

2. 安全需要　安全需要要求劳动安全、职业安全、生活稳定，希望免于灾难，希望未来有保障等。安全需要比生理需要较高一级，当生理需要得到满足以后就要保障这种需要。每一个在现实中生活的人，都会产生安全感的欲望、自由的欲望、防御的实力的欲望。

3. 爱与归属的需要　是指个人渴望得到家庭、团体、朋友、同事的关怀、爱护、理解，是对友情、信任、温暖、爱情的需要。社交的需要比生理和安全需要更细微、更难捉摸。它与个人性格、经历、生活区域、民族、生活习惯、宗教信仰等都有关系，这种需要是难以察悟、无法度量的。

4. 尊重与被尊重的需要　尊重的需要可分为自尊、他尊和权力欲三类，包括自我尊重、自我评价以及尊重别人。尊重的需要很少能够得到完全的满足，但基本上的满足就可产生推动力。

5. 自我实现的需要　自我实现的需要是最高等级的需要。满足这种需要就要求完成与自己能力相称的工作，最充分地发挥自己的潜在能力，成为所期望的人物。这是一种创造的需要。有自我实现需要的人，似乎在竭尽所能使自己趋于完美。自我实现意味着充分地、活跃地、忘我地、集中全力地、全神贯注地体验生活。

（二）按戈登的功能性健康型态归类

将所收集的资料按 11 个功能型态进行划分，找出病人哪些功能型态发生了改变，哪些功能型态有发生改变的危险。由于每一型态都有其相应的护理诊断，护士在对资料进行分类后，可确定各型态功能是否正常，如果发现异常，只需要从各型态下所属的护理诊断中选择即可。

1. 健康观念/健康管理型态　描述对健康之认知及如何处理其健康。

2. 营养/代谢型态　描述与代谢有关的食物与液体消耗型态及局部营养供给之型态。

3. 排泄型态　描述排泄功能型态。

4. 活动/运动型态　描述运动、活动休闲以及娱乐之型态。

5. 睡眠/休息型态　描述睡眠、休息松弛之型态。

6. 认知/感知型态　描述知觉、感受、认知之型态。

7. 自我概念型态　描述自我概念、自我认知之型态。

8. 角色/关系型态　描述各人的角色扮演及与他人之间人际关系。

9. 性/生殖型态　描述各人对性的态度与生殖功能。

10. 压力/应对型态　描述一般的应对及耐受压力型态（包括对改变的适应，处理危机之态度，找寻协助之方法等）。

11. 价值/信念型态　描述各人的价值信念（包括宗教）及指引选择或决策目标之型态。

（三）按 NANDA 分类法Ⅱ的 13 个领域归类

将所收集的资料按 NANDA 的 13 个领域进行划分，找出病人可能的护理诊断有哪些。NANDA 的 13 个领域分别是健康促进、营养、排泄、活动/休息、感知/认识、自我感知、角色关系、性、应对/应激耐受性、生活准则、安全/防御、舒适、成长/发展。

第二节　护理诊断

一、护理诊断的概念

护理诊断（nursing diagnosis）是关于个人、家庭或社区对现存的、潜在的健康问题或生命过程反应的一种临床判断，是护士为达到预期目标选择护理措施的基础，而预期目标是由护士负责制定的。

二、护理诊断的分类

护理诊断可分为现存的、潜在的、可能的、健康的 4 种护理诊断类型：

1. 现存的　健康资料显示目前存在的健康问题，如“清理呼吸道无效”，“体温过高”。

2. 潜在的　健康资料显示有危害护理对象的因素存在，不采取护理措施将会发生的问题。陈述形式为：“有……危险”，如“有活动无耐力的危险”，“有皮肤完整性受损的危险”。

3. 可能的　有可疑的因素存在，但缺乏有力的资料支持，或有关原因不明。陈述形式为："有……可能"，如"有感染的可能"。

4. 健康的　是对个体、家庭或社区具有向更高健康水平发展潜能的描述。陈述方式为："潜在的……增强"，"执行……有效"，如"母乳喂养有效"。

三、护理诊断的组成

护理诊断由名称、定义、诊断依据、相关因素 4 个部分组成：

1. 名称（label）　以简明扼要的文字描述护理对象的健康状况（现存的或潜在的），它主要以"改变"、"障碍"、"缺失"、"无效"几个特定词语描绘健康状态的变化，但无法表明变化的程度。

2. 定义（definition）　是对名称的一种清晰、正确的表达，为简单明了地表达诊断的意义及与其他诊断的不同处。

3. 诊断依据（defining characteristics）　是作出该诊断的临床判断标准。这些判断标准是一个体征，或是一个症状，或是一群症状及体征，也可能是危险因素，而这些标准是个体或团体主动表达或被观察到的反应。这可以是主观的，也可以是客观的，主观资料、客观资料有主要和次要的两种：主要资料是诊断缺定时必须出现的；次要资料是诊断时可能出现的。

4. 相关因素（related factors）　是指临床或个人所造成的健康状态改变或其他问题产生的情况，是促成护理诊断成立和维持的原因或情景。而这些通常都是"与"护理诊断"有关"的。相关因素可分为：①病理生理因素：如"各组织器官的感染"。②治疗有关的因素：如"特定用药引起的副作用"。③情景性因素：气候不适宜的着衣，剧烈运动。④年龄因素：如"与年龄有关的各方面"。

知识链接

护理诊断内容举例

营养失调：低于机体需要量

【定义】

个体营养素的摄入量不能满足其代谢需要量的状态。

【诊断依据】

1. 主要依据

（1）低于理想体重的 20% 以上。

（2）营养素的摄入量低于膳食推荐量（RDA）。

（3）肱三头肌皮褶厚度、上臂中围均低于正常值。

2. 次要依据

（1）有摄入量不足的因素存在。

（2）典型营养不良的表现有皮肤干燥、弹性差，毛发枯落，肌肉无力，血管脆性增加，情绪不稳定等。

【相关因素】

1. 病理生理因素：①代谢率增加性疾病、肿瘤、感染、甲状腺功能亢进症、外伤等。②消化吸收障碍性疾病。③吞咽、咀嚼困难，如口腔疾病、脑血管疾病等。

2. 治疗因素：口腔手术、药物、放射线治疗的胃肠道不良反应等。

3. 情境因素：①营养知识缺乏。②情绪高度紧张或抑郁引起神经性厌食和呕吐等。③因经济困难、运输障碍或意外导致食物缺乏。④民俗文化的饮食型态摄入量过少。

4. 年龄因素：①婴儿或儿童的父母缺乏喂养知识；生长发育迅速，需要量增加。②青年人有神经性厌食、节食过度。③老年人缺齿、味觉迟钝或缺乏食物等。

四、护理诊断的陈述方法

护理诊断的陈述分为三部分陈述、两部分陈述和一部分陈述 3 种方式：

1. 三部分陈述　即 PES 公式：①P（problem）：问题即护理诊断的名称。②E（etiology）病因即相关因素。③S（symptoms or signs）：症状和体征，包括实验室检查结果。如“低效型呼吸形态、紫绀、呼吸短促与胸部疼痛有关”。

2. 二部分陈述　即 PE 公式。如皮肤完整性受损：与长期卧床有关。PS 用于现存的和潜在的护理诊断。如“有感染的危险：与化疗导致白细胞下降有关”。

3. 一部分陈述　只有 P，用于健康的护理诊断，如“遵守治疗方案有效”。

五、合作性问题的定义及陈述方式

合作性问题是指不能通过护士独立手段解决的，由疾病、治疗、检查所引起的并发症，需要医生和护士共同合作才能处理的。多指因脏器的病理生理改变所致的潜在并发症。但并非所有并发症都是合作性问题，能够通过护理措施干预和处理的，属于护理诊断；不能预防和独立处理的并发症，则属于合作性问题。合作性问题陈述形式为以潜在并发症（PC）开头，其后为潜在并发症的名称，如“潜在并发症：出血”，“潜在并发症：感染”等。

在书写合作性问题时，应注意不要漏掉“潜在并发症”，否则就无法与医疗诊断相区别。一旦诊断了潜在并发症，就是提醒护士病人有发生这种并发症或正在出现这种并发症，应注意监测病情变化，以便及时发现，并尽早与医生配合处理。

六、护理诊断的思维方法和步骤

护理诊断的过程一般包括收集资料、整理资料、分析资料、选择适宜的护理诊断 4 个步骤。

（一）收集资料

收集资料是作出护理诊断的基础。资料收集的重点在于确认病人目前和既往的健康状况、对治疗和护理的反应，潜在的健康问题的危险因素等。

（二）整理资料

1. 核实资料 对资料进行核实，确保收集的资料真实、准确。

（1）核实主观资料 用客观资料对主观资料进行核实，如病人觉得发热，但实际测得的体温在正常范围内，说明可能是衣服穿多了或周围环境温度较高导致的。

（2）澄清模糊不清的资料 如病人主诉“我觉得头晕、血压有点高”，护士需要进一步进行核实，测量血压以确定血压是否正常，头晕是否和血压升高有关等，以进一步确认和补充资料。

2. 资料的分类 在将经问诊、体格检查、实验室和特殊检查所获得的资料进行综合归纳的基础上，将相关资料组合在一起，对资料进行分类。分类方法见本章第一节资料分析。

（三）分析资料

1. 找出异常 可根据所学的基础医学知识、护理学知识、人文及社会学科知识及自己的临床经验，按照评估模式，逐一与正常进行比较，以发现异常。

2. 找出相关因素和危险因素 发现异常后，应进一步找出引起异常的相关因素。如病人自觉头晕、头痛，护士通过检查发现血压180/110mmHg，这样就找到了引起异常的原因。至于危险因素，是指病人目前虽处于正常范围内，但存在着促使其向异常方向转化的因素。找出相关因素和危险因素可指导护士制定护理措施。

（四）选择适宜的护理诊断

经过反复分析、综合、推理，作出恰当的护理诊断，找出明确的相关因素。

知识链接

护理诊断实例解释

病人王某，男性，72岁，咳嗽、咳痰伴气喘20余年，近两个月来因受风寒，咳嗽加剧，痰呈黄色，不易咳出，夜间烦躁不眠。体检：体温38.9℃，心率116次/分，呼吸32次/分，发绀，桶状胸，肺部叩诊过清音，两肺散在哮鸣音，肺底可闻及湿啰音。血气分析显示：动脉血氧分压5.9kPa，二氧化碳分压10.9kPa。

该病人主要的护理诊断如下：

清理呼吸道无效：痰呈黄色，不易咳出，肺底可闻及湿啰音：与痰液黏稠和无效咳嗽有关。

气体交换受损：夜间烦躁不眠，呼吸32次/分，发绀，桶状胸，肺部叩诊过清音，两肺散在哮鸣音，动脉血氧分压5.9kPa，二氧化碳分压10.9kPa：与排痰不畅致气道阻塞和肺内过度充气使有效肺组织减少有关。

体温过高：体温38.9℃：与呼吸系统感染有关。

附：155项护理诊断一览表（2001-2002）

（按NANDA分类法Ⅱ排列）

一、健康促进（health promotion）

1. 执行治疗方案有效。
2. 执行治疗方案无效。
3. 家庭执行治疗方案无效。
4. 社区执行治疗方案无效。
5. 寻求健康行为（具体说明）。
6. 保持健康无效。
7. 持家能力障碍。

二、营养（nutrition）

8. 无效性婴儿喂养型态。
9. 吞咽障碍。
10. 营养失调：低于机体需要量。
11. 营养失调：高于机体需要量。
12. 有营养失调的危险：高于机体需要量。
13. 体液不足。
14. 有体液不足的危险。
15. 体液过多。
16. 有体液失衡的危险。

三、排泄（elimination）

17. 排尿障碍。
18. 尿潴留。
19. 完全性尿失禁。
20. 功能性尿失禁。

21. 压力性尿失禁。
22. 急迫性尿失禁。
23. 反射性尿失禁。
24. 有急迫性尿失禁的危险。
25. 排便失禁。
26. 腹泻。
27. 便秘。
28. 有便秘的危险。
29. 感知性便秘。
30. 气体交换受损。

四、活动/休息（activity/rest）

31. 睡眠型态紊乱。
32. 睡眠剥夺。
33. 有废用综合征的危险。
34. 躯体活动障碍。
35. 床上活动障碍。
36. 借助轮椅活动障碍。
37. 转移能力障碍。
38. 行走障碍。
39. 缺乏娱乐活动。
40. 漫游状态。
41. 穿着/修饰自理缺陷。
42. 沐浴/卫生自理缺陷。
43. 进食自理缺陷。
44. 如厕自理缺陷。
45. 术后康复延缓。
46. 能量场紊乱。
47. 疲乏。
48. 心输出量减少。
49. 自主呼吸受损。
50. 低效性呼吸型态。
51. 活动无耐力。
52. 有活动无耐力的危险。
53. 功能障碍性撤离呼吸机反应。
54. 组织灌注无效（具体说明类型：肾脏、大脑、心、肺、胃肠道、外周）。

五、感知/认识（perception/cognition）

55. 单侧性忽视。
56. 认识环境障碍综合征。
57. 感知紊乱（具体说明：视觉、听觉、运动觉、味觉、触觉、嗅觉）。
58. 知识缺乏。
59. 急性意识障碍。
60. 慢性意识障碍。
61. 记忆受损。
62. 思维过程紊乱。
63. 语言沟通障碍。

六、自我感知（self - perception）

64. 自我认可紊乱。
65. 无能为力感。
66. 有无能为力感的危险。
67. 无望感。
68. 有孤独的危险。
69. 长期自尊低下。
70. 情境性自尊低下。
71. 有情境性自尊低下的危险。
72. 体像紊乱。

七、角色关系（role relationship）

73. 照顾者角色紧张。
74. 有照顾者角色紧张的危险。
75. 父母不称职。
76. 有父母不称职的危险。
77. 家庭运作中断。
78. 家庭运作功能不全（酗酒）。
79. 有亲子依恋受损的危险。
80. 母乳喂养有效。
81. 母乳喂养无效。
82. 母乳喂养中断。
83. 无效性角色行为。
84. 父母角色冲突。
85. 社交障碍。

八、性（sexuality）

86. 性功能障碍。
87. 无效性性生活型态。

九、应对/应激耐受性（coping/stress tolerance）

88. 迁居应激综合征。
89. 有迁居应激综合征的危险。
90. 强暴创伤综合征。
91. 强暴创伤综合征：隐匿性反应。
92. 强暴创伤综合征：复合性反应。
93. 创伤后反应。
94. 有创伤后反应的危险。
95. 恐惧。
96. 焦虑。
97. 对死亡的焦虑。
98. 长期悲伤。
99. 无效性否认。
100. 预感性悲哀。
101. 功能障碍性悲哀。
102. 调节障碍。
103. 应对无效。
104. 无能性家庭应对。
105. 妥协性家庭应对。
106. 防卫性应对。
107. 社区应对无效。
108. 有增强家庭应对趋势。
109. 有增强社区应对趋势。
110. 自主性反射失调。
111. 有自主性反射失调的危险。
112. 婴儿行为紊乱。
113. 有婴儿行为紊乱的危险。
114. 有增强调节婴儿行为的趋势。
115. 颅内适应能力下降。

十、生活准则（life principles）

116. 有增强精神健康的趋势。

117. 精神困扰。
118. 有精神困扰的危险。
119. 抉择冲突。
120. 不依从行为。

十一、安全/防御（safety/protection）

121. 有感染的危险。
122. 口腔黏膜受损。
123. 有受伤的危险。
124. 有围手术期体位性损伤的危险。
125. 有摔倒的危险。
126. 有外伤的危险。
127. 皮肤完整性受损。
128. 有皮肤完整性受损的危险。
129. 组织完整性受损。
130. 牙齿受损。
131. 有窒息的危险。
132. 有误吸的危险。
133. 清理呼吸道无效。
134. 有外周神经血管功能障碍的危险。
135. 防护无效。
136. 自伤。
137. 有自伤的危险。
138. 有对他人施行暴力的危险。
139. 有对自己施行暴力的危险。
140. 有自杀的危险。
141. 有中毒的危险。
142. 乳胶过敏反应。
143. 有乳胶过敏反应的危险。
144. 有体温失调的危险。
145. 体温调节无效。
146. 体温过低。
147. 体温过高。

十二、舒适（comfort）

148. 急性疼痛。
149. 慢性疼痛。

150. 恶心。
151. 社交孤立。

十三、成长/发展（growth/development）

152. 成长发展延缓。
153. 成人身心衰竭。
154. 有发展迟滞的危险。
155. 有成长比例失调的危险。

同步训练

1. 关于病人的主观资料，下列说法正确的是：
A. 病人的主观资料只能来自于病人本身
B. 指病人对自己健康问题的体验和认识
C. 护士对病人健康问题的体验和认识
D. 指护士通过观察、会谈得到的资料
E. 是指通过体格检查和实验等方法得到的有关病人健康状态的资料
2. 属于现存的护理诊断的是：
A. 体液不足　B. 有窒息的危险　C. 母乳喂养有效
D. 有感染的危险　E. 执行治疗方案有效
3. 属于相关因素的是：
A. 皮肤完整性受损　B. 有体液不足的危险
C. 与截瘫有关　D. 焦虑
E. 睡眠型态紊乱
4. 护理诊断能够指出护理方向，目的是：
A. 收集客观资料　B. 制定护理措施　C. 实施护理措施
D. 进行护理评估　E. 修改护理计划
5. 属于客观资料的表现是：
A. 疼痛　B. 面色潮红　C. 恶心
D. 麻木　E. 眩晕
6. 下列不属于客观资料的是：
A. 水肿　B. 肝肿大　C. 疼痛剧烈
D. 体重 68kg　E. 二尖瓣杂音
7. 在护理诊断陈述时常用的字母 S 表示：
A. 相关因素　B. 诊断名称　C. 临床表现
D. 实验室检查　E. 症状和体征
8. 关于护理诊断的陈述，错误的方式是：
A. 问题 + 原因 + 症状　B. 问题 + 原因　C. 原因 + 症状
D. 问题 + 体征　E. 问题 + 体征 + 原因
9. 不恰当的护理诊断是：

A. 便秘：与生活方式改变有关
B. 皮肤完整性受损：与长期卧床有关
C. 眼球突出：与甲亢有关
D. 焦虑：与疾病诊断不明有关
E. 清理呼吸道无效：与咳嗽无力有关

10. 下列属于合作性问题的是：

A. 清理呼吸道无效
B. 有误吸的危险
C. 体温过高
D. 焦虑
E. 潜在并发症：感染

11. 李先生，36岁，因腹痛、腹泻3天，诊断为“肺炎球菌肺炎”，查体：精神萎靡，体温39.8℃，呼吸困难，咳铁锈色痰。该病人护理诊断正确的是：

A. 体温过高：与致病菌引起肺部感染有关
B. 食欲下降：与高热有关
C. 高热
D. 胃肠功能紊乱
E. 肺炎球菌肺炎

12. 护士发现某位哮喘发作的病人缺乏预防哮喘复发的知识，下列陈述正确的是：

A. 知识缺乏
B. 知识缺乏（特定的）
C. 知识缺乏：与哮喘发作有关
D. 知识缺乏：缺乏有关预防哮喘复发的知识
E. 知识缺乏：与缺乏预防哮喘复发的知识有关

13. 李女生，55岁，身体状况良好，刚从某事业单位退休，因一时不能适应退休后的生活，心情较为烦躁，希望能为社区服务做些力所能及的工作，以使生活有意义。社区护士为其确立的护理诊断是“寻求健康行为”，此属：

A. 现存的护理诊断
B. 潜在的护理诊断
C. 可能的护理诊断
D. 医护合作问题
E. 健康的护理诊断

14. 侯女士，40岁，某单位负责人。近来因反复发生偏头痛求医，护士在与其交谈中发现该病人头痛发作的周期性与工作紧张有一定的相关性。在确定护理诊断：“疼痛（头痛）”的相关因素时，首先考虑：

A. 病理生理因素
B. 治疗因素
C. 情景因素
D. 年龄因素
E. 性别因素

实践指导

实践1 健康史采集

【目的】

1. 能良好运用健康史采集方法和沟通技巧，全面采集健康史。
2. 能规范、正确地记录所收集的资料。
3. 在交谈中体现出对评估对象的尊重和关心。

【准备】

1. 用物准备　电化教学设备、护理记录单若干份、笔、记录用纸。

2. 环境准备　实训室环境安静、温度适宜。见习时联系实习医院。

3. 学生准备　课前预习相关内容。实训时仪表端庄，衣帽整齐，戴好口罩，剪短指甲。态度认真、和蔼。

4. 评估对象准备

（1）角色扮演时，以学生为评估对象，课前教师指导学生熟悉角色扮演的内容和要求。

（2）临床见习时，选择有较好沟通能力的病人作为评估对象，并向其说明见习的目的、要求和大致所需的时间，以取得病人的理解、支持和配合。

【方法与步骤】

根据学校具体情况灵活选择下列实训方法：

1. 观看影像资料

（1）观看前提出观看要求和重点注意的问题：①交谈的方法及注意事项。②健康史包括的内容。

（2）观看时认真思考，找出问题的答案。

（3）观看后教师总结、提问，学生分组讨论，回答问题。

2. 角色扮演

（1）教师准备数份病例的基本资料，包括一般资料、主要症状等，分发给各组学生。

（2）由学生扮演评估对象，教师示教健康史采集的全过程。主要内容有：①一般资料。②主诉。③现病史。④既往健康史。⑤用药史。⑥生长发育史。⑦个人史。⑧家族史。⑨系统回顾。

（3）学生每2人1组，交叉模拟评估者和评估对象相互交谈，全面系统地收集健康史。教师巡回指导，及时发现并纠正不妥的交谈语言，以免养成不良习惯。

（4）随机抽取1组学生进行交谈演示，教师和其他学生观察、评价。

（5）教师进行点评、总结。

3. 临床见习

（1）选定若干病人作为评估对象。

（2）带教老师集中讲解本次见习内容、步骤和注意事项。

（3）学生每4～6人1组，选派1名代表和病人交谈，采集健康史资料，其他同学补充。教师或（和）医院带教老师指导，及时发现并纠正问题。

（4）学生以组为单位，对收集的资料进行整理、分析。

（5）教师点评、小结。

【评价】

1. 提问

（1）正式交谈分为哪几个阶段？其中哪一个为主要阶段？

（2）什么叫主诉？如何正确描述？

（3）现病史所包括的内容有哪些？

2. 随机抽查1组学生的现病史采集过程。

3. 书写健康史1份。

实践2　一般状态评估

【目的】

1. 掌握生命体征、发育与体型、意识状态、营养状态、体位、步态的评估方法和内容。

2. 能正确判断成人的发育情况。

3. 能按顺序进行营养状态的评估。

【准备】

1. 用物准备　电化教学设备、体温计、血压计、压舌板、体重计、软尺、计时表。

2. 环境准备　实训室环境安静、温度适宜。见习时联系实习医院。

3. 学生准备　课前预习相关内容。实训时仪表端庄，衣帽整齐，戴好口罩，剪短指甲。态度认真、和蔼。

4. 评估对象准备

（1）角色扮演时，以学生为评估对象，课前教师指导学生熟悉角色扮演的内容和要求。

（2）临床见习时，选择有较好沟通能力的病人作为评估对象，并向其说明见习的目的、要求和大致所需的时间，以取得病人的理解、支持和配合。

【方法与步骤】

根据学校具体情况灵活选择下列实训方法：

1. 观看影像资料

（1）观看前提出观看要求和重点注意的问题：①生命体征的测量方法及注意事项。②营养状态从几个方面进行评估。

（2）观看时认真思考，找出问题的答案。

（3）观看后教师总结、提问，学生分组讨论，回答问题。

2. 角色扮演

（1）由学生扮演评估对象，教师对主要评估内容进行示教。主要内容有：①生命体征：体温、脉搏、呼吸、血压的测量。②发育与体型：测量身高、体重、胸围、坐高及下肢长度。③意识障碍。④营养状态：观察皮肤、毛发、皮下脂肪、肌肉的发育情况，对营养状态的分级，计算标准体重和体重质量指数。

（2）学生每2人1组，交叉模拟评估者和评估对象相互评估，教师巡回指导，及时发现存在的问题并纠正。

（3）随机抽取1组学生进行演示，教师和其他学生观察、评价。

（4）教师进行点评、总结。

3. 临床见习

（1）选定若干病人作为评估对象。

（2）带教老师集中讲解本次见习内容、步骤和注意事项。

（3）学生每4~6人1组，选派1名代表对病人进行评估，其他同学补充。教师或（和）医院带教老师指导，及时发现并纠正问题。

（4）学生以组为单位，对评估的结果进行整理、分析。

（5）教师点评、小结。

【评价】

1. 提问

（1）生命体征的正常值是多少？

（2）根据意识障碍的程度不同，分为几种表现形式？

（3）标准体重如何计算？

2. 随机抽查 1~2组学生进行生命体征的测量。

【注意事项】

1. 爱伤意识。
2. 环境温暖，光线充足。
3. 态度和蔼，动作轻柔。
4. 测血压要在安静状态下进行。

实践3 皮肤和淋巴结评估

【目的】

1. 掌握皮肤颜色、皮疹、压疮、出血、蜘蛛痣及肝掌、水肿的评估方法。

2. 掌握浅表淋巴结的评估方法。

3. 熟悉皮肤其他内容的评估方法。

【准备】

1. 用物准备 电化教学设备、棉签。

2. 环境准备 实训室环境安静、温度适宜。见习时联系实习医院。

3. 学生准备 课前预习相关内容。实训时仪表端庄，衣帽整齐，戴好口罩，剪短指甲。态度认真、和蔼。

4. 评估对象准备

（1）角色扮演时，以学生为评估对象，课前教师指导学生熟悉角色扮演的内容和要求。

（2）临床见习时，选择有较好沟通能力的病人作为评估对象，并向其说明见习的目的、要求和大致所需的时间，以取得病人的理解、支持和配合。

【方法与步骤】

根据学校具体情况灵活选择下列实训方法：

1. 观看影像资料

（1）观看前提出观看要求和重点注意的问题：①皮肤主要的评估内容。②浅表淋巴结的评估方法。

（2）观看时认真思考，找出问题的答案。

（3）观看后教师总结、提问，学生分组讨论，回答问题。

2. 角色扮演

（1）由学生扮演评估对象，教师对主要评估内容进行示教。主要内容有：①皮肤颜色、皮疹、压疮、出血、蜘蛛痣及肝掌、水肿的评估方法。②浅表淋巴结的评估方法。

（2）学生每2人1组，交叉模拟评估者和评估对象相互评估，教师巡回指导，及时发现存在问题并纠正。

（3）随机抽取1组学生进行演示，教师和其他学生观察、评价。

（4）教师进行点评、总结。

3. 临床见习

（1）选定若干病人作为评估对象。

（2）带教老师集中讲解本次见习内容、步骤和注意事项。

（3）学生每4～6人1组，选派1名代表对病人进行评估，其他同学补充。教师或（和）医院带教老师指导，及时发现并纠正问题。

（4）学生以组为单位，对评估的结果进行整理、分析。

（5）教师点评、小结。

【评价】

1. 提问

（1）蜘蛛痣的概念与分布范围是什么？

（2）浅表淋巴结的触诊顺序是什么？

2. 随机抽查 1～2组学生进行头颈部淋巴结和腋窝淋巴结的评估。

【注意事项】

1. 爱伤意识。

2. 环境温暖、光线充足。

3. 充分暴露检查部位，动作轻柔。

4. 淋巴结触诊时要按照顺序进行。

实践4 头颈部评估

【目的】

1. 掌握瞳孔相关内容的评估方法。

2. 掌握气管、甲状腺的评估方法。

3. 熟悉头面部器官、颈部血管的评估方法。

【准备】

1. 用物准备 电化教学设备、软尺、手电筒、视力表、色觉表、音叉、耳镜、鼻镜、压舌板、棉签。

2. 环境准备 实训室环境安静、温度适宜。见习时联系实习医院。

3. 学生准备 课前预习相关内容。实训时仪表端庄，衣帽整齐，戴好口罩，剪短指甲。态度认真、和蔼。

4. 评估对象准备

（1）角色扮演时，以学生为评估对象，课前教师指导学生熟悉角色扮演的内容和要求。

（2）临床见习时，选择有较好沟通能力的病人作为评估对象，并向其说明见习的目的、要求和大致所需的时间，以取得病人的理解、支持和配合。

【方法与步骤】

根据学校具体情况灵活选择下列实训方法：

1. 观看影像资料

（1）观看前提出观看要求和重点注意的问题：①瞳孔的评估内容。②气管、甲状腺的评估方法。

（2）观看时认真思考，找出问题的答案。

（3）观看后教师总结、提问，学生分组讨论，回答问题。

2. 角色扮演

（1）由学生扮演评估对象，教师对主要评估内容进行示教。主要内容有：①头颅：形态、大小、测量头围。②眼：眼睑、结膜、眼球、巩膜、角膜、瞳孔的相关检查。③鼻：鼻外形、颜色、鼻中隔位置、鼻窦。④口：口唇、口腔黏膜、牙齿、牙龈、舌、咽及扁桃体。⑤颈部血管：颈动脉搏动、颈静脉充盈。⑥甲状腺：大小、质地、压痛、结节、震颤。⑦气管位置。

（2）学生每2人1组，交叉模拟评估者和评估对象相互评估，教师巡回指导，及时发现存在问题并纠正。

（3）随机抽取1组学生进行演示，教师和其他学生观察、评价。

（4）教师进行点评、总结。

3. 临床见习

（1）选定若干病人作为评估对象。

（2）带教老师集中讲解本次见习内容、步骤和注意事项。

（3）学生每4~6人1组，选派1名代表对病人进行评估，其他同学补充。教师或（和）医院带教老师指导，及时发现并纠正问题。

（4）学生以组为单位，对评估的结果进行整理、分析。

（5）教师点评、小结。

【评价】

1. 提问

（1）正常瞳孔直径是多少？

（2）扁桃体肿大临床如何分度？

（3）甲状腺肿大临床如何分度？

2. 随机抽查　1~2组学生进行甲状腺和气管的触诊。

【注意事项】

1. 爱伤意识。
2. 环境温暖、光线适宜。
3. 动作轻柔、位置正确。

实践5　肺和胸膜评估

【目的】

1. 能准确辨认胸部体表标志。
2. 能列出肺和胸膜评估的内容。
3. 能规范地进行肺和胸膜的评估的技能操作，并对评估结果正确判断和记录。
4. 能辨别肺和胸膜常见疾病异常体征，并能解释其临床意义。
5. 在评估中体现出对评估对象的尊重和关心。

【准备】

1. 用物准备　自动化心肺触诊、听诊模拟仪，硬尺，三角板，听诊器，笔，记录纸等。

2. 环境准备　实训室环境安静整洁、光线充足、温度适宜。必要时用屏风遮挡。医院见习时联系实习医院。

3. 学生准备　课前预习好肺和胸膜评估的相关内容。实训时仪表端庄，衣帽整齐，戴好口罩，剪短指甲。态度和蔼、动作轻柔。

4. 评估对象准备　技能实训时，学生充当评估对象，课前教师辅导学生熟悉相关内容。临床见习时，向病人说明见习的目的、内容和大致所需的时间，以取得病人的理解和配合。

【方法与步骤】

1. 观看影像资料

（1）观看前提出观看要求和重点注意问题：①胸部重要的体表标志。②肺和胸膜评估的方法和内容。③肺和胸膜评估常见异常体征的识别及其临床意义。

（2）观看时认真思考，找出问题的答案。

（3）观看后教师点评、总结，学生分组讨论，回答问题。

2. 示教和技能实训

（1）以学生为评估对象，教师对肺和胸膜评估的操作过程进行系统的示范和详细讲解。主要内容包括：

1）胸部的体表标志：骨骼标志、自然陷窝和解剖区域、垂直线标志。

2）胸壁和胸廓评估：胸壁静脉、皮下气肿、胸壁压痛、胸廓外形。

3）肺和胸膜评估：①视诊：呼吸运动、呼吸频率和深度、呼吸节律。②触诊：胸廓扩张度、语音震颤、胸膜摩擦感。③叩诊：正常胸部叩诊音、肺界叩诊、肺下界移动度。④听诊：正常呼吸音、异常呼吸音、啰音、语音共振。

（2）教师向学生示范并讲解自动心肺触诊、听诊模拟仪的使用方法。

（3）学生每2人1组，模拟评估者和评估对象相互练习，按要求记录好数据及阳性体征，并适时地应用自动心肺触诊、听诊模拟仪触诊胸膜摩擦感、听诊异常呼吸音和啰音。教师巡回指导，尤其是叩诊手法的指导，及时发现并纠正学生中存在的不正确的操作方法（如叩诊姿势），以免养成不良习惯。

（4）随机抽取1组学生演示上述某一评估项目操作，教师和其他学生观察、评价。

（5）教师结合抽查情况进行点评、小结。

3. 临床见习

（1）选择肺炎、胸腔积液等疾病病人若干作为评估对象。

（2）带教老师集中讲解本次见习内容、步骤和注意事项。

（3）每6～10人为1组，在教师和（或）医院带教老师指导下对病人进行肺和胸膜评估，识别肺炎、胸腔积液等疾病的常见异常体征，如胸廓饱满、胸廓扩张度减弱、语音震颤异常（增强、减弱或消失）、呼吸音减弱或消失、异常支气管呼吸音、湿啰音等。

（4）教师点评、总结。

【评价】

1. 提问

（1）语音震颤异常有何临床意义？

（2）肺和胸膜听诊的注意事项有哪些？

（3）说出三种正常呼吸音的特点和听诊部位。

（4）肺部闻及湿啰音有何临床意义？

2. 抽查下列操作：①指出胸骨角的位置。②触诊语音震颤。③在肩胛线上叩出肺下界。④听诊支气管呼吸音。

3. 书写实训（或见习）报告。

4. 要求每个学生课后对3～5名同学进行心脏听诊，进一步练习肺及胸膜评估技能操作，下次课抽查。

实践6　心脏和血管的评估

【目的】

1. 能列出心脏和血管评估的内容。

2. 能规范地进行心脏和血管评估的技能操作，并对评估结果正确判断和记录。

3. 能辨别循环系统常见疾病主要体征，并能解释其临床意义。

4. 在评估中体现出对评估对象的尊重和关心。

【准备】

1. 用物准备　自动化心肺触诊、听诊模拟仪，血压计，听诊器，笔，记录纸等。

2. 环境准备　实训室环境安静整洁、光线充足、温度适宜。必要时用屏风遮挡。医院见习时联系实习医院。

3. 学生准备　课前预习好心脏和血管评估的相关内容。实训时仪表端庄，衣帽整齐，戴好口罩，剪短指甲。态度和蔼、动作轻柔。

4. 评估对象准备　技能实训时，学生充当评估对象，课前教师辅导学生熟悉相关内容。临床见习时，向病人说明见习的目的、内容和大致所需的时间，以取得病人的理解和配合。

【方法与步骤】

1. 观看影像资料

（1）观看前提出观看要求和重点注意问题：①心脏和血管评估的方法和内容。②心脏和血管评估常见异常体征的识别及其临床意义。

（2）观看时认真思考，找出问题的答案。

（3）观看后教师点评、总结，学生分组讨论，回答问题。

2. 示教和技能实训

（1）以学生为评估对象，教师对心脏和血管评估的操作过程进行系统的示范和详细讲解。主要内容包括：①视诊：心尖搏动。②触诊：心尖搏动、心前区震颤。③叩诊：心脏浊音界的叩诊。④听诊：心音的听诊，有无心音异常及杂音等。⑤周围血管征的检查。

（2）教师向学生示范并讲解自动心肺触诊、听诊模拟仪的使用方法。

（3）学生每2人1组，模拟评估者和评估对象相互练习，按要求记录好数据及阳性体征，并适时地应用自动心肺触诊、听诊模拟仪触诊心包摩擦感，听诊心音、异常心音、杂音及心包摩擦音。教师巡回指导，尤其是叩诊手法的指导，及时发现并纠正学生存在的不正确的操作方法（如叩诊姿势），以免养成不良习惯。

（4）随机抽取1组学生演示上述某一评估项目操作，教师和其他学生观察、评价。

（5）教师结合抽查情况进行点评、小结。

3. 临床见习

（1）选择二尖瓣狭窄、心包积液等疾病病人若干作为评估对象。

（2）带教老师集中讲解本次见习内容、步骤和注意事项。

（3）每6~10人为1组，在教师和（或）医院带教老师指导下对病人进行心脏和血管评估，识别二尖瓣狭窄、心包积液等疾病的常见异常体征。

（4）教师点评、总结。

【评价】

1. 提问

（1）心尖搏动异常有何临床意义？

（2）心脏和血管听诊的注意事项有哪些？

（3）说出 S_1、S_2、S_3 的特点和听诊部位。

（4）心脏杂音有何临床意义？

2. 抽查下列操作：①心尖搏动触诊。②震颤触诊。③心脏相对浊音界的叩诊。④心脏瓣膜听诊区的位置及听诊顺序。⑤周围血管征的检查。

3. 书写实训（或见习）报告。

4. 要求每个学生课后对3~5名同学进行心脏听诊，进一步练习心脏及血管评估技能操作，下次课抽查。

实践7 腹部评估

【目的】

1. 能准确辨认腹部体表标志及分区。

2. 能列出腹部评估的内容。

3. 能规范地进行腹部评估的技能操作，并对评估结果正确判断和记录。

4. 能辨别消化系统常见疾病异常体征，并能解释其临床意义。

5. 在评估中体现出对评估对象的尊重和关心。

【准备】

1. 用物准备　自动化腹部触诊、听诊模拟仪，诊断床，卷尺，听诊器，笔，记录纸等。

2. 环境准备　实训室环境安静整洁、光线充足、温度适宜。必要时用屏风遮挡。医院见习时联系实习医院。

3. 学生准备　课前预习好腹部评估的相关内容。实训时仪表端庄，衣帽整齐，戴好口罩，剪短指甲。态度和蔼、动作轻柔。

4. 评估对象准备　技能实训时，学生充当评估对象，课前教师辅导学生熟悉相关内容。临床见习时，向病人说明见习的目的、内容和大致所需的时间，以取得病人的理解和配合。

【方法与步骤】

1. 观看影像资料

（1）观看前提出观看要求和重点注意问题：①腹部重要的体表标志及分区。②腹部评估的方法和内容。③腹部评估常见异常体征的识别及其临床意义。

（2）观看时认真思考，找出问题的答案。

（3）观看后教师点评、总结，学生分组讨论，回答问题。

2. 示教和技能实训

（1）以学生为评估对象，教师对腹部评估的操作过程进行系统的示范和详细讲解。主要内容包括：

1）腹部的体表标志：肋弓下缘、腹上角、脐、髂前上棘、腹直肌外缘等。

2）腹部分区：四区分法、九区分法。

3）腹部评估：①视诊：腹部外形、呼吸运动、腹壁皮肤。②触诊：腹壁紧张度、压痛、反跳痛，肝脏、脾脏、胆囊、膀胱的触诊。③叩诊：腹部叩诊音、肝脏叩诊、移动性浊音的叩诊。④听诊：肠鸣音、振水音。

（2）教师向学生示范并讲解自动腹部触诊、听诊模拟仪的使用方法。

（3）学生每2人1组，模拟评估者和评估对象相互练习，按要求记录好数据及阳性体征，并适时地应用自动腹部触诊、听诊模拟仪触诊腹壁紧张度、压痛、反跳痛，肝脏、脾脏、胆囊、膀胱等。教师巡回指导，尤其是叩诊手法的指导，及时发现并纠正学生存在的不正确的操作方法（如叩诊姿势），以免养成不良习惯。

（4）随机抽取1组学生演示上述某一评估项目操作，教师和其他学生观察、评价。

（5）教师结合抽查情况进行点评、小结。

3. 临床见习

（1）选择消化性溃疡、肝硬化等疾病病人若干作为评估对象。

（2）带教老师集中讲解本次见习内容、步骤和注意事项。

（3）每6～10人为1组，在教师和（或）医院带教老师指导下对病人进行腹部评估，识别消化性溃疡、肝硬化等疾病的常见异常体征。

（4）教师点评、总结。

【评价】

1. 提问

（1）腹部膨隆、凹陷有何临床意义？

（2）腹部触诊的注意事项有哪些？

（3）说出肝脏、脾脏、胆囊、膀胱触诊的方法及内容。

（4）移动性浊音有何临床意义？

2. 抽查下列操作：①指出髂前上棘的位置。②腹部九区分法。③肝脏、脾脏、胆囊的触诊。④评估腹部静脉血流方向。⑤评估移动性浊音。

3. 书写实训（或见习）报告。

4. 要求每个学生课后对 3 ~ 5 名同学进行腹部触诊，进一步练习腹部评估技能操作，下次课抽查。

实践 8　血糖测定

【目的】

1. 葡萄糖氧化酶 - 过氧化物酶法准确测定和计算出血糖值。

2. 血糖仪测定指血糖值。

3. 所测血糖值是否正常，如有异常能说出其临床意义。

【准备】

1. 学生准备　课前预习相关内容。态度认真、耐心细致。

2. 器材准备　试管、分光光度计、恒温水浴箱、加样器、试管架、血糖仪、血糖检测试纸、采血针、采血笔、消毒液、棉签。

3. 试剂准备　血清、葡萄糖标准应用液、蒸馏水、酶酚混合试剂。

【方法与步骤】

1. 葡萄糖氧化酶 - 过氧化物酶法

（1）取洁净干燥试管 3 支按下表加入试剂：

加入物（ml）	测定管	标准管	空白管
血清	0.02	-	-
葡萄糖标准应用液	-	0.02	-
蒸馏水	-	-	0.02
酶酚混合试剂	3	3	3

（2）将各管混匀，置 37℃水浴中保温 20 分钟。

（3）分光光度计的使用：接通电源，调整波长 505nm，比色杯中加入空白及待测样品，并放入分光光度计中（加入样品量不超过比色杯体积的 2/3）；调模式为“透射比”，对空白对照进行调“0”（开盖）和调“100”（闭盖）。调模式为“吸光度”，将空白对照调“0”。

(4) 冷却至室温后，505nm 处比色。

(5) 比色方法：以空白管调零，读取标准管及测定管的吸光度。

(6) 计算：血清葡萄糖（mmol/L）$=\frac{\text{测定管吸光度}}{\text{标准管吸光度}}\times 5\text{mmol/L}$

2. 血糖仪法

(1) 取出血糖仪、采血笔、采血针、试纸盒、锐器盒，放在干净的桌面上。

(2) 学生 2 人一组互相用消毒液消毒穿刺部位（指腹）后，必须等待完全干净后采血。

(3) 打开试纸盒取出试纸，注意取出后马上盖好盒盖，不得长时间暴露于空气中（有的是一片试纸单独装袋的）。

(4) 把试纸插入血糖仪内，注意插试纸过程中手指不能捏拿吸血口和插头部位，手指温度会影响结果。

(5) 滴血型的试纸要把血滴轻触采样区；吸血型把试纸的吸血口对准血样，血糖仪会自动吸入，待血糖仪发出响声试纸吸满血后把机器拿开。

(6) 读出血糖仪测出的结果。

(7) 拔出试纸自动关机。

【评价】

1. 得出试验结果。

2. 判断结果意义。

实践 9　心电图描记与分析

【目的】

1. 能说出心电图机各部件结构和功能。

2. 能进行心电图导联的连接与描记。

3. 能规范进行心电图报告单的剪贴、标记。

4. 在描记过程中能始终表现出对评估对象的关心、爱心和责任心。

【准备】

1. 用物准备　心电图机、心电图纸、纱布或脱脂棉、生理盐水、笔、心电图报告单等。

2. 环境准备　环境安静、光线充足、温度适宜，有一定的私密性。

3. 学生准备　课前预习相关内容；仪表端庄，衣帽整齐，戴好口罩，剪短指甲；态度认真、耐心细致。

4. 评估对象准备　由学生充当评估对象，示教时向其说明配合方法和要求，并做好解释，以消除其紧张情绪。

【方法与步骤】

1. 教师讲解与演示心电图机各部件结构和功能，并适当提问。

2. 教师讲解与示范心电图描记过程，具体如下：

（1）描记前准备：包括用物准备、环境准备、评估者准备和评估对象准备。

（2）描记步骤：接线调试预热；连接导联线；校准、定准电压和走纸速度；记录心电图；机件复原。

（3）描记后护理：包括评估对象安置、贴图及记录、初步分析报告和整理用物。

3. 根据实训设备情况分组，每组抽出1名学生充当受检者，1名学生对其进行心电图描记，其他同学观摩。根据时间，组内同学依次练习。

4. 教师巡回检查、指导，随时解决学生训练中出现的问题。

5. 随机抽取1组学生进行心电图描记与剪贴过程演示，教师和学生观察、评价。

6. 教师总结、点评。

【评价】

1. 提问　①心电图描记常用的导联有哪些？②心电图描记时一般选择的走纸速度和定准电压是多少？

2. 小测验

（1）肢体导联：导联线连接方式是（根据下边两列之间的关系画连接线）：

红色　　　　左上肢
黄色　　　　左下肢
蓝色　　　　右上肢
黑色　　　　右下肢

（2）胸前导联：导联线连接方式是（根据下边两列之间的关系画连接线）：

V_1　　　　褐
V_2　　　　黑
V_3　　　　黄
V_4　　　　红
V_5　　　　紫

（3）常用胸前导联探查电极板的位置是（填表）：

导联名称	正极（探查电极）位置
V_1	
V_2	
V_3	
V_4	
V_5	
V_6	

实践10　护理病历的书写

【目的】

1. 能准确进行新病人的入院护理评估。

2. 能规范书写护理计划单和护理记录单。

3. 能针对病人的现状，提出出院后在饮食、服药、休息、功能锻炼和定期复查等方面的注意事项，并对评估结果正确记录。

4. 在评估中体现出对评估对象的尊重和关心。

【准备】

1. 用物准备　病人病历、入院护理评估单、护理计划单、护理记录单、出院护理评估单、红墨水笔、蓝墨水笔。

2. 环境准备　实训室环境安静整洁、光线充足、温度适宜。医院见习时联系实习医院。

3. 学生准备　实训时仪表端庄，衣帽整齐，戴好口罩，剪短指甲，态度和蔼。

4. 评估对象准备　技能实训时，学生充当评估对象，课前教师辅导学生熟悉相关内容。临床见习时，向病人说明见习的目的、内容和大致所需的时间，以取得病人的理解和配合。

【方法与步骤】

1. 示教和技能实训

（1）给出一份病人的病历，以学生为评估对象，教师对入院护理评估、出院护理评估过程进行系统的示范和详细讲解，并准确书写护理计划单和护理记录单。

（2）学生每2人1组，模拟评估者和评估对象相互练习，进行护理病历的书写。

（3）教师指导学生准确书写护理病历。

（4）随机抽取1组学生书写的护理病历，让同学进行点评。

（5）教师结合抽查情况进行点评、小结。

2. 临床见习

（1）带教老师集中讲解本次见习内容、步骤和注意事项。

（2）选择不同病人作为评估对象。

（3）每6～10人为1组，在带教老师指导下对新入院病人进行入院护理的评估，对即将出院的病人进行出院的指导，正确书写入院、出院护理评估单。

（4）针对收集到的资料，回去书写一份护理计划单和护理记录单。

（5）教师点评、总结。

【评价】

1. 学生能准确进行新病人的入院护理评估。

2. 学生能规范书写护理计划单和护理记录单。

3. 学生能针对病人的现状，提出出院后在饮食、服药、休息、功能锻炼和定期复查等方面的注意事项，并对评估结果正确记录。

4. 学生在评估中体现出对评估对象的尊重和关心。

同步训练参考答案

第一章

1. A　2. B

第二章

1. A　2. D　3. D　4. D　5. A　6. C　7. E　8. E　9. C　10. D
11. B　12. E　13. D　14. E　15. C　16. C　17. A　18. A　19. D
20. E　21. A　22. A　23. D　24. E　25. B　26. B　27. D　28. E
29. B　30. A　31. D　32. A　33. E　34. A　35. B　36. E　37. B
38. A　39. C　40. C　41. A　42. C　43. D　44. C　45. B　46. A
47. A　48. A　49. A　50. D　51. C　52. A　53. D　54. D　55. D
56. B　57. E　58. D　59. A　60. A　61. C　62. C

第三章

1. B　2. D　3. A　4. B　5. E　6. B　7. E　8. E　9. C

第四章

1. A　2. A　3. C　4. A　5. A　6. E　7. A　8. D　9. E　10. E
11. D　12. E　13. A　14. A　15. A　16. A　17. E

第五章

1. B　2. C　3. B　4. D　5. C　6. D　7. D　8. E　9. E　10. D
11. C

第六章

1. B 2. D 3. E 4. C 5. E 6. B 7. B 8. C 9. B 10. B
11. D 12. A 13. C 14. B 15. D 16. B 17. C 18. C 19. C
20. A 21. A 22. B 23. C 24. D 25. D 26. A 27. D 28. D
29. B 30. B 31. B 32. D 33. D 34. B 35. C 36. A 37. D
38. A 39. E 40. E 41. D 42. E

第七章

1. C 2. D 3. A 4. A 5. C 6. D 7. B 8. C 9. A 10. B
11. E 12. A 13. B 14. E 15. B 16. C 17. B 18. A 19. A
20. E 21. C 22. B

第八章

1. A 2. E 3. E 4. C 5. B 6. B 7. B 8. C 9. B 10. A
11. B 12. A 13. E 14. D 15. B 16. D 17. B 18. A 19. D
20. A 21. B 22. E 23. C 24. A 25. D 26. A 27. A 28. B
29. C 30. D 31. A 32. E 33. B 34. C 35. C 36. D 37. B
38. A 39. E 40. A

第九章

1. A 2. E 3. A 4. E 5. C 6. E 7. D 8. E 9. C 10. A

第十章

1. D 2. D 3. A 4. E 5. D 6. E 7. B 8. B 9. B 10. E

第十一章

1. B 2. A 3. C 4. B 5. B 6. C 7. A 8. D 9. C 10. E
11. A 12. D 13. E 14. C